U0390423

传染病的文化史

历史·文化经典译丛

传染病的文化史

A History of
Infectious Disease and
the Microbial World

［美］洛伊斯·N.玛格纳 著

LOIS N. MAGNER

刘学礼 主译

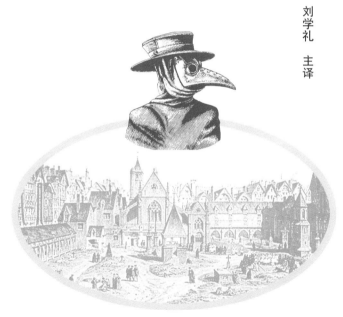

上海人民出版社

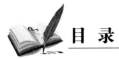

目 录 C O N T E N T S

丛书前言

普雷格(Praeger)丛书:《治愈社会:疾病、医学和历史》由一系列独立的分册组成。这些分册分别探索了三个主题对社会产生的影响,这些主题包括特定的疾病、医疗相关条件或一些具有广泛受众的话题。出版这些书籍的目的,是为了在整合最新的学术解释的同时,为读者提供关于医学和社会历史的特定方面的可靠概述。本系列丛书旨在吸引广大读者,并把医学社会史上的重要却常常被忽视的方面传授给读者。本系列丛书对疾病和残疾对人类历史进程产生重大影响的各个方面进行考察。

在本系列丛书的前三本书中,有两本考察了某种特定疾病的历史,另一本则着重于特定个体在美国公共卫生中的作用。《传染病的文化史》一书涉及的范围比这些书更广泛。如书名所示,洛伊斯·玛格纳(Lois Magner)在总体上考察了传染病的历史,内容从人类早期为了了解传染病的性质和原因而作出的种种尝试开始,一直延续至今,包含了当前对新兴传染病和生物恐怖主义的担忧。作者的分析涵盖了社会与文化因素以及科学与技术因素,而这些科学与技术因素,影响了我们对传染病的理解以及为战胜这些传染病所作出的努力。作者叙述了一个迷人的故事,描绘了困扰人类的所有主要传染病的历史,包括天花、霍乱、疟疾、结核病、脊髓灰质炎、黑死病等等。读者将能了解到疾病理论的发展、微生物学的兴起以及抗击传染病的药物、疫苗和公共卫生措施的发展。

《传染病的文化史》一书会引起历史学家和卫生专业人员的兴趣:传染病如何影响了我们的世界? 社会采取了哪些应对措施? 对这些问题感到好奇的公众也会对本书产生兴趣。此外,作者在书中将有关微生物及其致病机理的基本理论提供给非专业读者。这本书对于修读医学史或公共卫生课程的学生也大有裨益。

——约翰·帕拉斯康多拉(John Parascandola)

致 谢

在本书写作期间,帕拉斯康多拉(John Parascandola)给我提供了宝贵的建议、批评和鼓励。在此,我表示深深的谢意!

序言:欢迎来到微生物世界

现代社会中的人们不再生活在瘟疫的长久威胁之下,而我们祖先曾经对此非常害怕,因为那些瘟疫致命但又不可预测。这种转变的发生主要归功于那些建立疾病细菌学说的科学家们,他们证明了微生物能够引起特定的可传染的流行性疾病。不同于毒素、毒药和化学试剂,即使是微小的量,它们也可能是致命的,引起传染病的各种各样的病原体也能在病人身上繁殖,并从一个人身上传播到另一个人身上。正如我们将看到在传染病和微生物世界之间关系的探索,致病性的病原体包括寄生虫、原生动物、真菌、细菌、病毒、朊粒和类病毒。

在 19 世纪的后 20 年里,科学的细菌理论使医学思想和外科艺术发生了革命性的变化。然而,对病原体(致病微生物)和传染病之间的关系的了解并没有导致治疗迅速改善。在 20 世纪上半叶,医学微生物学促进了药物、抗毒素、抗生素和疫苗的发展,这使得治疗或预防许多重大传染病成为可能。这些工作取得了非常大的成功,以至于许多专家甚至预测我们将攻克传染病。但是到了 20 世纪 80 年代,新的传染病又开始流行了。以前一些不明的疾病侵袭了新的地区,致命的病原体开始对一度强大的抗生素产生耐药性。传染病学家一致认为,新出现的传染病和耐药病原体已成为全世界的主要威胁。

根据现代疾病细菌学说,传染病是由微生物在宿主体内生长和繁殖时侵入和破坏宿主身体造成的。传染病可以直接或间接地从一个生物体传染到另一个生物体。有些疾病具有很强的传染性,这意味着病人可以把疾病传染给许多新的受害者。而其他疾病,即使病人可能咳嗽呕吐,也不会把疾病传染给别人。有些疾病是以带菌状态存在,在这种状态下,个体看似健康,但仍有将疾病传播给他人的能力。因此,微生物学的一个主要目标是识别特定微生物侵入人体并传播到新宿主的机制。

了解各种病原体的性质和特点是了解特定传染病发展、传播和治疗的关键。致病微生物已经进化出复杂的策略逃避宿主的防御机制。如果微生物成功地逃避了免疫反应，它将会导致持续感染和慢性疾病。了解微生物是如何逃避正常的宿主防御机制以及这种机制是如何在规避策略中应用的，这将为治疗和预防疾病的医疗方案提供一种更为深入的解释。微生物引起各种动植物和人类的疾病，但是不同种类的微生物可能会在特定的宿主中引起疾病。例如，原生动物几乎不存在于植物体中，但这一群体的成员在人类和其他动物中会引起疟疾和其他主要疾病。真菌能引起绝大多数植物疾病，而细菌则引起许多人类和其他动物的疾病。

微生物世界包括地球上最古老和最普遍的生命形式。尽管我们对微生物的兴趣主要在于攻克传染病，现代微生物理论为我们提供着对那个在显微镜发明后很长一段时间内仍然保持着不可见、难以想象和未探索的微生物世界一种更为深入的认知。新技术主要是来自分子生物学，这使人们有可能重新评估微生物在自然界中的作用。微生物的存在是不可避免的，它们存在于我们呼吸的空气中，在我们接触的每一个表面上。有数百种不同种类的细菌在人体内繁殖，特别是皮肤、口腔和胃肠道这些地方。那些安静地生活在人类体表或体内的正常无害的微生物具有许多重要的生理功能，它们似乎也具有抑制有害细菌生长的作用。因此，除了了解微生物作为病原体的角色外，更重要的是，要从微生物和人体之间正常的、不可避免的和无害的相互作用的角度来思考微生物世界。

微 生 物 学

尽管在17世纪，先驱们已经利用显微镜首次描述了密布着肉眼不可见实体的新世界，但直到19世纪，微生物学才成为一门科学学科。虽然微生物是一个广义的术语，包括不断增加的分支学科：细菌学、真菌学、原生动物学、藻类学和病毒学，但历史学家以及自然主义者还是经常替换使用"细菌学"和"微生物学"这两个术语。因此，除了被19世纪的科学家们所熟知的微小生物的研究，微生物学现在还包括微观实体的研究，虽然在传统意义上它们能够繁殖、变异并导致疾病，但那些并不是真正的细胞或有机体,这些非细胞的病原体包括病毒和新发现的具有传染性的类病毒和朊粒等(见第四章)。

细菌被认为是原核生物,即没有一个清晰的膜来包围细胞核的单细胞生物。尽管表面上细菌很简单,但细菌在大小、形状、营养需求和运动能力方面都表现出极大的多样性。细菌已经适应了各种各样的环境,包括一些恶劣的极端生存环境。许多细菌可能仍然未被发现,因为它们不能在现有的实验室培养技术下生长。近来,微生物学家对一种被称为古细菌的原核生物很感兴趣,这是最初被发现于极端环境中的居民。这些微生物被称为极端微生物是由于其能够在极热或极冷,酸性或碱性的环境中生活。对原核生物进行分类一直是一个困难且经常引起争议的工作,因为在显微镜下看起来非常相似的微生物在基因序列和生理特性方面可能会有很大的不同。

在20世纪70年代,卡尔·沃斯(Carl R. Woese)提出,原核生物应分为两个不同的组:细菌和古细菌,利用它们的遗传物质中核酸分子序列可以推断出它们的谱系关系。这种方法得出的系谱图,通常被称为分子系统发生学,这与基于形态学的传统分类方式有很大的不同。沃斯认为,所有的生命应该分为三个领域:真核生物、细菌和古细菌。总的来说,虽然古细菌与细菌在显微镜下形态是相似的,但它们在基因序列和生化特性这些方面差异显著。古细菌最初在极端环境中被发现,如深海热井、温泉、碱性或酸性的水域,特别是盐度极高的水域、地下石油矿床和各种动物的消化道中,大到牛的体内,小到白蚁体内。科学家们还发现微生物也生活在距离地球表面许多英里的云层尘埃里。新的极端微生物的发现持续挑战着以前那些关于生命能够在怎样的环境中进化、生存和繁衍的假说。

通过识别微生物的遗传特征来改进检测方法后,古细菌被发现生活在多种多样的环境中,甚至是一些相对舒适的环境中,特别是在海洋中。近期的研究提供了强有力的证据,表明微生物世界的遗传多样性被大大低估了,并且在海洋环境和森林土壤中还可能存在着许多未被培养出来的古细菌。许多古细菌在实验室是很难或不可能被培养的,但其在极端环境中茁壮成长的能力是很有趣的,这不光与地球上生命的进化有关,也和在其他行星的极端环境中发现与古细菌相似的有机体的可能性有关。

与细菌相反,真菌、藻类和原生动物有一个清晰的膜包裹着细胞核,因此被称为真核生物。所有真核生物的细胞,无论它们是单细胞微生物还是多细胞植物和动物,都含有膜包裹的细胞核和细胞器,例如叶绿体和线粒体等。真核细胞的起源目前还不清楚,尽管不同原核祖细胞之间的寄生或共生可能与第一个真核生物的进化有关。的确,亚细胞器现在是植物和动物细胞的基本成分,如线粒体、叶绿体和细胞核,但它们可能是古细菌的后代,它们"殖民"到真核祖细胞中,成为永久"居民"。

尽管了解微生物与传染病的关系是微生物学研究的主要原因之一,但病原菌,即致病微生物在微生物世界中其实只占很小的一部分。微生物在生物圈化学元素的循环利用和植物对大气中氮的利用中起着关键的、不可缺少的作用。微生物降解有机物是污水处理的基础。早在微生物被发现之前,人类就依靠微生物发酵生产啤酒、葡萄酒、面包、奶酪、酸奶和其他食物。随着科学家们开始学习利用微生物的特性,微生物发酵被用于生产抗生素、维生素、酶和各种医药产品。对微生物改变环境能力的认识催生了许多实际的工业应用。微生物已被用作具有高选择性的生物农药以及作为传统化学方法难以或不能进行反应的催化剂,或者作为从低品位矿床和矿山尾矿中提取铜和金的催化剂。可生物降解的塑料已用于外科手术针、缝合线和伤口敷料;作为缓释片、药物、杀虫剂或肥料的组成部分以及用作乳化剂和血浆替代品。微生物已被用来进行有毒物质的加速分解,如废弃物,杀虫剂,溢油和其他污染物,即我们所熟知的生物修复过程。由极端微生物生产出的酶类很有价值,因为它们具有很好的稳定性,不管是在复杂的实验过程中,还是在非常普通的家用产品例如洗涤剂中。

细 菌 学

现代细菌的祖先可能是地球上的第一种生命形式,大约在 35 亿年前就出现了。这些最初生物体的证据已在叠层石中被检测出,那些叠层石在古沉积岩中被发现。研究人员对来自南极洲的至少 10 万年前的冰样本进行了检测,发现了能够在有利条件下恢复生长和繁殖的细菌。这些发现表明,如果南极的冰由于全球变暖而融化,长期休眠的细菌可能成为海洋微生物种群的一部分。将古代微生物引入现代种群,以及已经隔离数千年的基因的混合,可能会以不可预知的方式改变所谓的海洋基因组。

因为细菌在现代微生物学的创建工作中占有很重要的地位,所以值得特别的关注。"细菌学"这一术语早在19世纪80年代早期就被提出来了,当时它主要是指新医学致力于致病菌的研究。显微镜在疾病的致病原研究中一直有着很重要的作用,"细菌"这一术语是从希腊语"小杆"中来的,意为从显微镜中观察到的许多小实体的形状。细菌学对于疾病的细菌理论的发展至关重要,这个统一的理论,使得医学、外科学和公共卫生政策都发生了革命性的变化。也就是说,细菌的研究使了解传染病和术后感染成为可能。鉴定细菌的时候,科学家和医学专家们仍然依赖于19世纪建立的标准:形态、染色特性、生理学及血清学特征。汉斯·克里斯蒂安·革兰(Hans Christian Gram)于1884年发明的革兰氏染色法将大多数原核生物分为两类:革兰氏阳性菌和革兰氏阴性菌。革兰氏阳性菌和革兰氏阴性菌在细胞壁结构和化学组分方面是不同的,这往往决定了它们对抗生素的敏感性。

尽管细菌学的历史与医学史有着密切的联系,但是19世纪的科学家们研究细菌却有许多不同的原因。从一个非常实际的观点出发,了解细菌在发酵过程中的作用能够改进和规范葡萄酒、啤酒、醋和奶酪等生产。细菌在自然发生和生命起源的争论以及围绕达尔文(Charles Robert Darwin)进化论的争论中引起了人们的兴趣。农业和土壤科学家对细菌的固氮作用和分解有机物来增长土壤肥力的过程很感兴趣,博物学家则是对分类鉴定这些缤纷复杂的微生物很感兴趣。

对了解地球上生命形式多样性感兴趣的科学家指出,可能存在成百上千甚至数百万种不同种类的细菌。细菌学家发现并描述了的只是现存细菌的一小部分,甚至还没有完全探索清楚已知物种的全部特性。最初科学家分类细菌是通过它们的形态和染色表型,但现代的分类系统一般都是基于分子生物学,而不是形态学。也就是说,科学家越来越多地将细菌的核酸序列信息作为一种新分类体系的基本根据。1995年,流感嗜血杆菌的全基因组序列被首次发表。10年后,至少有150个细菌基因组的测序已经完成,还有超过250个正在研究之中。尽管收集和统计来自脱氧核糖核酸(DNA)和核糖核酸(RNA)序列数据的技术日趋成熟和高效,但微生物的分类仍然是一个复杂、混乱和充满争议的领域。

罗伯特·科赫(Robert Koch)和其他微生物学先驱们致力于培养单克隆的微生物,以证明特定疾病是由特定细菌引起的。医学微生物学家仍然依靠分离、纯化和特性描述细菌单个种群的手段来阐明病原体与疾病的关系。细菌在疾病中扮演的角色仍然是微生物学关注的一个主要焦点,但科学家们越来越关心细菌的一些本质特点,例如生理、代谢、遗传、进化以及在自然界中的地位等基本问题。一般来说,微生物学家仍旧致力于微生物的纯化培养,但他们也渐渐对更接近自然条件下的微生物行为开始感兴趣。例如,细菌在纯实验室培养中的生长速度与在自然环境和种群中的生长速度有很大不同。在最佳实验室条件下,大肠杆菌大约在20分钟内可增加一倍,但在肠道中一般12小时左右才可以增加一倍。

因为自然环境与实验室培养环境是截然不同的,细菌可能与其他微生物发生相互作用、交流和交换遗传物质。微生物不是作为独立的个体存在,而是可以在液体培养基中泳动或被拨乱,进而形成大型、复杂的群落,也就是细菌生物黏膜。这种生物黏膜能够黏着到固体表面,比如牙齿、手术器械和医疗植入材料,就像藤壶黏着在桥墩、码头和船底,而不是作为独立的个体存在。细菌生物黏膜可能会使病原体免受杀菌剂和抗生素的伤害。

在试图探索微生物群落如何控制或协调它们对彼此、环境和可用的资源的反应时,一个令人惊喜的关于细菌之间交流的过程被发现了,这个过程被称为群体感应。细菌似乎是利用化学信号与同一物种的成员以及其他物种的成员进行交流,主要是为了响应种群密度的变化。我们所知道的化学物质,例如毒素或抗生素,可能已经逐渐变成了微生物交流中所使用的信号。了解微生物之间的交流可能会产生新的治疗方法,这些方法也许可以阻止致命微生物毒素的释放或者抑制传染病的进程。

真菌学:真菌的研究

真菌学是研究真菌、真核微生物的一个科学分支。真核微生物与植物的相似之处是都有坚硬的细胞壁,不同之处是真核微生物缺乏叶绿素。据真菌学家估计,可能有超过100万种的真菌存在,包括霉菌和酵母菌。这些真菌很难被分类,因为它们可以呈现许多不同的形态。霉菌通常生活在称为菌丝的复杂丝状网络中。相比之下,酵母菌则是以独立的、单细胞的状态存在。一些真菌能够在霉菌和酵母菌的形态之间交替存在,这主要取决于环境状况。真菌网络通常能够穿透和利用固体基质,而细菌则透不过这些固体基质。在流行用法和医学文献中,真菌和霉菌这两个术语可以互换使用。真菌主要被发现生活在腐烂的有机物中,而不是干旱沙漠或热带森林的环境中。真菌在有机物的分解和循环中起着至关重要的作用,包括植物残渣中的纤维素和木质素以及动物遗骸中的几丁质和角蛋白。

真菌通常是无害的,但有些可以产生致幻剂和致命的毒素,甚至有些还可以在植物、动物和人类中造成严重的疾病。真菌造成的植物病害导致农作物在收获前和收获后数十亿美元的损失。美国榆树和美国栗树就曾因真菌病原体濒临灭绝。荷兰榆树病早在20世纪初就出现在欧洲,在20世纪20年代被带入美国。最初榆树树皮甲虫是疾病的载体,但是后来真菌感染也可从树根传到邻近的榆树根。板栗疫病是由可在空气中传播的真菌引起的,这种真菌来自从中国引进的板栗树,但中国板栗树对该真菌有很强的抵抗力。

在某些情况下,通常无害的真菌及其孢子也会引起呼吸道疾病、过敏、皮肤感染,甚至危及生命的系统性感染。事实上,疾病细菌理论的一些早期证据已经涉及了霉菌和人类皮肤病之间的关系。真菌(皮肤癣菌)会引起寻常的皮肤感染麻烦,例如脚气,但当真菌从开放的伤口进入人体时会产生严重的病情。当肺部受到真菌感染或吸入孢子时可能发生严重的系统性疾病。组织胞浆菌病是由鸟粪中常见的真菌造成的,可以从无症状到危及生命。粗球孢子菌可以造成球孢子菌病,这是一种危及生命的疾病,是美国西南地区特有的。副球孢子菌病通常发现在中美洲和南美洲,它引起的疾病症状类似于结核病。奔马性赭粉菌是一种可以感染人类大脑和神经系统的真菌,是从温泉中分离出来的。当患者免疫系统受损时会发生机会性感染,造成系统性真菌病。卡氏肺囊虫是众所周知的造成一种罕见肺炎的原因,对它的研究导致人们在20世纪80年代开始认识到艾滋病毒和艾滋病。

霉菌及其孢子通常由于广为人知的各种病态建筑综合征而备受指责。那些把疾病归咎于家中或工作场所的霉菌的人认为,霉菌的侵扰使得他们记忆丧失、脑癫痛发作、呼吸困难、剧烈的咳嗽、胃痛、腹泻。在20世纪90年代,一个产毒素的霉菌——纸葡萄穗霉,因在被它污染的房屋内有数人死亡而被指责。但是在许多情况下,霉菌和疾病之间的因果关系是模糊的。尽管如此,关于霉菌导致严重疾病的报道却被大众媒体广泛传播,这导致业主对建筑承包商提起了诉讼,声称水渍和霉菌的侵扰导致了严重的疾病。针对大众对霉菌及其毒素造成的公共健康威胁的普遍担忧,美国疾病控制和预防中心的官员要求医学研究所召集一个由流行病学家、毒理学家和医生组成的小组来研究这个问题。在2004年,医学研究所发表了一项名为《潮湿室内空间与健康》的研究成果。该项研究成果表明,产毒霉菌引起健康问题的传闻已经被大量媒体关注,但很少有相对可靠和科学的证据表明霉菌侵扰与病态建筑综合征之间有联系。鉴于人们对室内霉菌毒性的普遍担心,小组建议对室内霉菌的影响进行更严格的研究。

寄 生 虫 学

寄生虫是生活在另一个有机体上的生物,以消耗宿主细胞来获得生存。虽然致病微生物符合这个定义,但在建立了科学的细菌学说之后,寄生虫这个术语很少用于与细菌、真菌或病毒相关的方面。19世纪的进化生物学家经常把寄生虫描述为退化的生命形式,但寄生虫通常有复杂的生命周期,而且通常无法在实验室中用细菌培养的方法培养。微生物学和寄生虫学逐渐分道扬镳,因为最受关注的富裕的工业化国家中的传染病是由细菌和病毒引起的。然而,欧洲国家则对寄生虫感兴趣,因为它影响了他们控制的殖民地的人和动物。因此,寄生虫主要与热带医学、殖民地的医生、兽医和昆虫学家们有关,它也变成了生物医学科学的边缘学科。在大部分西方国家中主要的寄生虫疾病几乎被人遗忘,但寄生虫疾病仍广泛存在,如恰加斯病,它能够从它们特有的地区逃离出去。

到20世纪末期,科学家们开始认真思考是什么显著的适应性和特性使得致病寄生虫能够如此持续和成功地存活。从分子生物学和基因组学中获得的技术使得研究复杂寄生虫生命周期的棘手问题成为可能,并探索新的方法来预防和治疗寄生虫引起的破坏性疾病。科学家们特别感兴趣的是,有证据表明某些寄生虫,特别是那些生命周期复杂、需要不同物种宿主的寄生虫,它们可以通过改变宿主的行为增加寄生虫传播到新宿主的可能性。

微生物生态学与微生物学的未来

自 20 世纪 90 年代以来,微生物生态学领域的先驱们一直在探索自然生态系统中复杂的微生物种群。微生物学家现在知道致病菌只是复杂的微生物世界中一个很小的组成部分。然而,他们猜测这些无形的、基本上不为人知的生物体的集体活动可能会对我们的环境和我们的健康与幸福产生深远的影响。因此,熟悉微生物世界对于理解全球疾病、贫穷、健康和繁荣的模式,以及最终寻求治愈社会的探索都是至关重要的。

缩写词

AHF AIDS Healthcare Foundation
艾滋病保健基金会

AIDS acquired immune deficiency syndrome
艾滋病(获得性免疫缺陷综合征)

ATCC American Type Culture Collection
美国菌种保藏中心

AZT azidothymidine
叠氮胸苷

BCG Bacille Calmette-Guérin
卡介苗(结核杆菌活菌疫苗)

BSE bovine spongiform encephalopathy(commonly known as mad cow disease)
牛海绵状脑病(俗称疯牛病)

CDC Centers for Disease Control and Prevention(an agency of the U.S. Public Health Service)
美国疾病控制和预防中心

CJD　Creutzfeldt-Jakob disease
克雅氏病

CMV　cyto megalo virus
巨细胞病毒

CRS　congenital rubella syndrome
先天性风疹综合征

DDT　dichloro diphenyl trichloroethane
滴滴涕（双对氯苯基三氯乙烷）

DHF　dengue hemorrhagic fever
登革热出血型发热

DNA　deoxyribo nucleic acid
脱氧核糖核酸

DPT　diphtheria, pertussis, and tetanus vaccine
白百破三联疫苗（白喉、百日咳和破伤风联合疫苗）

DSS　dengue shock syndrome
登革休克综合征

EBV　Epstein-Barr virus
爱泼斯坦-巴尔病毒（EB病毒）

FBI   Federal Bureau of Investigation (an agency of the U. S. Department of Justice)
美国联邦调查局

FDA   U.S. Food and Drug Administration
美国食品和药品管理局

FMD   foot-and-mouth disease
口蹄疫

HFRS   hemorrhagic fevers with renal syndrome
肾病综合征出血热

HIV   human immunodeficiency virus
人免疫缺陷病毒

HPV   human papilloma virus
人乳头瘤病毒

HTLV   human T-lymphotropic virus
人 T 细胞白血病

MDR-TB   multidrug-resistant tuberculosis
多重耐药结核

MDT   multi drug therapy
多药物疗法

MMR   measles, mumps, and rubella vaccine
麻腮风三联疫苗(麻疹、腮腺炎和风疹联合疫苗)

MRSA   methicillin-resistant Staphylococcus aureus
耐甲氧西林金黄葡萄球菌

NAS   National Academy of Sciences
美国国家科学院

NIH   National Institutes of Health(an agency of the U.S. Department of Health and Human Services)
美国国立卫生研究院

PCR   polymerase chain reaction
聚合酶链反应

RNA   ribonucleic acid
核糖核酸

RSV   Rous sarcoma virus
劳斯肉瘤病毒

SARS   severe acute respiratory syndrome
重症急性呼吸综合征

SIDS   sudden infant death syndrome
婴儿猝死综合征

SIV   simian immunodeficiency virus
猴免疫缺陷病毒

STD   sexually transmitted disease
性传播疾病

TMV   tobacco mosaic virus
烟草花叶病毒

United Nations AIDS Program
联合国艾滋病计划

USSR   Union of Soviet Socialist Republics
苏联（苏维埃社会主义共和国联盟）

vCJD   variant Creutzfeldt-Jakob disease
变异型克雅氏病

VD   venereal disease
性传播疾病

WHO   World Health Organization
世界卫生组织

XDR-TB   extremely drug-resistant tuberculosis
严重耐药性结核

第一章　传染病与历史

传染病以复杂而微妙的方式影响了人类的演化和历史。地方性的疾病和流行性的疾病可能决定了人口的密度、族群的分布以及基因的传递，同时也可能决定了战争、侵略、移民和殖民的成功与否。传染病可以被视作人类进化过程的反映，特别是当我们着眼于微生物是如何适应新环境，并利用出现的机会接近新宿主时。除了解释人类传染病的自然历史外，近来的研究也给人类进化早期的移民路径、动植物的驯化，以及现在和未来的人类和微生物的关系提供了新的视角。

导致传染病的细菌家族早在人类起源之前就已经繁荣昌盛。但是对于需要大规模人口密度来进行传染的流行性疾病，其对应的致病菌则是相对来说新近才有的。许多病菌具有特定的感染物种，但人类历史上的一些主要流行病，比如黑死病、疟疾、黄热病以及肺结核，都能感染其他动物。野生动物或者家禽常常以极大的密度营群居生活，它们同时也成了向人类直接或通过携带有病菌的昆虫传播病菌的源头。

如具有特定的感染物种的病菌的存活与其造成的疾病的严重程度、宿主群体的大小及密度、宿主免疫系统的反应及病菌寻找新宿主的能力相关。某些病菌只能在急性期进行传播，因为感染因子会随着宿主的痊愈或死亡而消失。当这样的病菌被带入一个小族群时，整个族群将受到感染，最后要么全部死去，要么全部痊愈。这样的病菌并不能在小的人类族群中长期留存。然而，大群野生动物往往携带着多种可以传播给人的病菌。驯养家禽、大规模聚居、构建永久的村落、城镇带来的代价之一就是新的疾病。

无论是停留在处于恢复期的宿主体内，还是慢性病变中，或是长期留存于携带者体内的致病菌，即便是在很小的人群中也有几率找到新宿主。一些疾病是共生细菌带来的，它们无害地生活在宿主体内，直到特定的干扰触发了它们的致病机理。共生通常会意味着双方长期的互相适应，故而这样的疾病也可能是最古老的。突变的基因带来的变种蛋白质，如镰刀形细胞血红蛋白，或许反映了人们受制于如疟疾般的古老灾害的进化适应。

人们常常认为，现代人和所谓的原始人之间存在对疾病的易感染性和抵抗力差异。然而，对"现代人"和"原始人"死亡率的对比极有可能带来误导。流行病肆虐期间的死亡率受到两种因素的影响，即是否对此种传染病有过先前的接触经验，以及对病人的关怀。倘若传染病暴发在一个小的孤立人群中，可能就不会有幸免于难的成年人来照顾孩子和病人。那些可能存活的人也会因为缺乏食物、饮水和起码的照顾而死去。

人类行为和技术的改变给致病的微生物媒介带来了新的挑战和机遇。几千年的狩猎、觅食、烹饪，以及动植物的驯化和永久居住地的形成，改变了人类和微生物的关系。在更近的历史中，农业、畜牧业、商业、居住、旅行、交通、性关系，以及注射、输血、组织器官移植等医疗技术的使用，都给传染病的传播带来了前所未有的机会。

通过远古时期人类与动物遗物来解释疾病的古病理学研究表明，传染病比人类更为年长，同时在其他物种中也同样流行。对远古化石、博物馆中的骨骼、动物园中的动物以及野生动物的研究都表明了传染病历史久远。古病理学可以提供有关古代人口健康、疾病、死亡、环境以及文化的信息。因为远古人类疾病的直接证据十分有限，科学家必须使用间接手段来得到史前时期的暂时认知。比方说对我们近亲大猩猩和猴子的研究就表明：野生灵长类动物也受到诸如关节炎、黄热病和寄生虫等病症的折磨。现在科学家相信，人类从猿类中分离出来的时间在500万到800万年前的非洲。我们的祖先，第一只"裸猿"说不定就受到现代灵长类动物同样病症的困扰。

在旧石器时代，人类学会如何制作石头工具，建造庇护所以及创造独特的人类社会结构。一般来说，他们是机会性杂食动物，扮演着清道夫和猎人采集者的角色,通常仅会以为数几十进行小团体活动。而与动物尸体接触的清道夫和猎人采集者往往暴露在寄生虫、病原体或是带病的载体前。直到人类习得生火来制作熟食之前,食用生肉或是腐肉一直是人类生活中极大的健康威胁。为了食用野生动物的肉类,整个狩猎、剥皮、宰割到简单加工和最后的食用过程,都让人类与各种不同的寄生虫和病原体接触。

大多数关于史前人类疾病的证据都来自对骨骼遗体的研究。人的骨组织并非一成不变,相反,人体会一直改进骨组织来应对发育的刺激以及生理和病理的压力。很多因素,如年龄、性别、营养及疾病都影响骨组织,特别是在发育期,饥饿、严重的营养不良和严重的传染性疾病都可能在骨和牙齿中留下可供诊断的线索。比如若是婴儿发生了严重腹泻,其骨骼和牙齿的发育就会受到干扰。大多数传染性疾病都只影响软组织而不是骨组织,但某些如结核、雅司病、麻风、梅毒以及真菌感染一类的疾病就会在骨组织中留下蛛丝马迹。

某些条件对于有机物的保存具有得天独厚的优势,于是就有可能在史前的居所遗址周围找到人类的粪化石,那些遗址多半是远古人类便池一类的所在。由于动植物的某些部分对于人类来说有点难以消化,所以如果能仔细分析其中的物质,诸如花粉粒、炭化物、昆虫及其虫卵,我们就有机会从粪化石中窥知关于饮食、疾病以及食物处理技巧等信息。在极少数情况下,由于有利的埋葬条件或各种保存技术的特意使用,史前遗体柔软的部分会保存至今。木乃伊化的人类遗骸可以提供传染病和寄生虫感染的证据。在西半球,天然木乃伊化比人工方法更为常见,但被称为"制篮者"(Basket-Makers)的史前人们会故意将尸体风干,并将其塞进大篮子。这种木乃伊为哥伦比亚前美洲人的结核病、钩虫病和其他疾病的存在提供了证据。

从旧石器时代的生活方式转变为以农牧业为主的新型社会格局的过程,被称为新石器革命。近来对农业起源的研究表明,农业生活几乎在 12 000 年前就被普遍接受。与作物种植、动物驯化以及建立永久定居点有关的深刻变化也导致了人类疾病模式的重大转变。随着人口数量和人口密度的增长,人类成为许多疾病的合适宿主,而这些疾病先前仅仅在大群野生动物中发现过。驯养山羊、绵羊、猪以及牛等家畜改善了古代人的营养状况,但这些动物身上难免藏有病原体和寄生虫,并会吸引许多传染病的传播载体。有些人采取游牧或半游牧半畜牧的方式，在季节性牧场之间放牧，或者跟随动物寻找水和牧场。人们和他们驯养的动物往往非常接近。人、狗、绵羊、山羊、猪或牛的紧密接触，使传染媒介能够攻击新的靶标并与其他微生物混合。当人们被家畜舔、咬、接触，或者通过家畜咳嗽时的空气，以及家畜被屠杀，其身上的一些部位被使用或吃掉时，细菌就可以从动物传播到人类。永久性住宅、花园和田地为昆虫、啮齿动物和其他害虫提供了便利的栖息之地。储存的食物很可能会吸引害虫，并被排泄物、昆虫、细菌、霉菌及其毒素污染。早期农业人口的基本粮食供应可能比狩猎采集者可用的食物供应更可靠，但是已经定居的人口可能受到作物歉收、饥饿和营养不良的影响，这将使他们更容易感染传染病。当地的饥荒可能导致人们对邻近或遥远的人口定居点的侵略，而他们可能将寄生虫和病原体传播给新的领土和人口。

高度传染性疾病不能被狩猎采集者或农民的孤立的群体持续传播，因为没有相当大数量的易感主体生活在非常接近的地方，传播它们的微生物通常无法生存和繁殖。这样的微生物通常会导致短期的疾病，这使得存活下来的宿主产生免疫力。为了维持一系列传播途径，这些微生物必须不断找到易感染的个体，并且它们还能再传播给其他易感主体。大数量的定居人群为病原体从个人到个人以及动物到人类的传播提供了许多机会。连接永久定居点的乡镇网络为传播传染病提供了新的机会。通过使用马匹和骆驼、货车和船只扩大的贸易和旅游网络将微生物携带到新的环境中，在那里可能会找到一系列易感宿主。

一些专家认为，原来感染其他动物的微生物导致了绝大多数人类传染病。感染人类的病原体的最可能来源或许是驯养的狗、绵羊、山羊、牛、猪、马和猫。但是啮齿动物、鸟类、海洋哺乳动物和蝙蝠也将病原体传播给人类和其他灵长类动物。寄生于我们人类或灵长类动物祖先体内的微生物可能仍然伴随着我们，要么作为常见的肠道细菌，有助于消化食物；要么作为病原体如疱疹和肝炎病毒。被称为人畜共患病的动物疾病在其传统宿主中可能相对温和，但在转移到新宿主物种时可能非常致命。虽然微生物最有可能传播给相同或密切相关物种的个体，但一些病原体能够跨越物种障碍并攻击广泛的宿主。微生物可能会使用不同的传播策略来接触到不同的宿主物种。许多疾病可以由动物携带，并在昆虫媒介的帮助下传播给人类,而不必与被感染的动物直接接触。例如,引起昏睡病(锥虫病)的原生动物在马之间作为性病传播,但通过跳蚤和苍蝇传播给老鼠和人类。

人与动物之间关系的改变持续地为病原体提供机会,使其从正常的动物宿主传染到人类,或从人类到其他动物。例如,人类直接或间接地将脊髓灰质炎、结核、疟疾、流感以及肺炎、脑膜炎和麻疹传染给其他灵长类动物。人类也为其家养动物向野生动物传播微生物创造了条件。当欧洲人在19世纪80年代把带有牛瘟病毒的牛带到非洲的时候,这种疾病在非洲家养的牛之间迅速流行,并迅速蔓延到野生动物,包括水牛、角马、长颈鹿和羚羊。

文 明 与 疾 病

可能包含数千人的城镇大概出现在9 000年前,但一般认为,文化或社会能够被称为文明,其决定性特征是大型人口稠密城市的发展。公元前3500—公元前1500年间,在美索不达米亚、埃及、印度河流域和中国北方,复杂的文明开始发展起来。在美洲,独特的文明在随后大量出现。导致第一批文明发展的文化、历史和环境因素仍然存在很大的争议,似乎没有简单明确的答案,但人们已经提出了各种各样与地理、气候和经济因素的可能优势和挑战有关的原因。在有利的条件下,农业技术的掌握导致粮食盈余、人口增长、社会分层、专业化,并且强有力的行政管理人员崛起来管理和组织资源。一项重要成就是写作和记录的发明,这几乎总是与早期文明的发展有关。在古代文明的文献、文物和人类遗骸中保存的碎片化证据,为人们思考健康和疾病的方式提供了一些见解。古代美索不达米亚、埃及、印度和中国的传染病和医学观念尤其显著。

疾病是由神灵、恶魔、鬼魂或邪灵等超自然因素引起的,这种看法在史前社会,以及大约公元前3500年至公元前1500年期间于美索不达米亚、埃及、中国和印度发展起来的卓越文明中是普遍存在的。特别是古代文献揭示了这些早期文明中心独特的学术传统的发展。此外,在印度和中国,古代文献仍为传统医学实践提供了哲学基础。

来自古代美索不达米亚的文献反映了这样一种信念,即疾病和不幸是由魔鬼和邪灵造成的。这些文献还保存了一些证据表明,医生熟悉包括血吸虫病(也称为 bilharzia 或 snail fever)、痢疾、肺炎和各种寄生虫病在内的广泛疾病。虽然来自古埃及的医学文献包含了对与超自然物质有关的疾病的讨论,但医生也将疾病归因于肠道腐败、有害的风、昆虫以及可见和不可见的蠕虫。骨骼、肖像和木乃伊提供了疾病沉重负担的丰富证据,这些疾病包括疟疾、寄生虫和血吸虫病。血吸虫病是由血吸虫这种微小寄生虫引起的疾病,通常反映了农业和卫生习惯。特别是在灌溉的田地中,停滞的水成了一种蜗牛的家,这种蜗牛作为这个寄生蠕虫的中间宿主,生命周期复杂,与人类的活动交织。当人们进入受污染的水体时,幼虫形式的寄生虫渗入皮肤,进入毛细血管和淋巴管,并迁移到内脏器官。严重的侵袭可能造成对肺、肝脏、肠道和尿道的损害。成熟的蠕虫会在 3 年到 5 年的时间里产卵。当虫卵通过人体尿液或粪便排入淡水时,它们孵化,获得在水中自由游动的能力,它们必须在淡水蜗牛中完成其生命周期的下一阶段。改善卫生条件并且消除作为中间宿主的蜗牛可以消灭这种疾病,但流行病学家估计,这种疾病仍然影响到非洲、拉丁美洲、加勒比和东南亚 70 多个国家的约 2 亿人口。

古代印度的医学文献暗示了至少有 1 000 种疾病的存在,但发烧被认为是疾病之王。对间歇性发热和发热发作间隔的强调,可能反映了应对疟疾发热模式的经验。印度教的神话和传说描绘了一个复杂的万神殿和一大群能够引起疾病和瘟疫的恶魔。传说中的治疗师和神祇与导致疾病和瘟疫的恶魔搏斗。根据中医的学术传统,疾病基本上是由造成体内不平衡的因素引起的,所有的治疗都是为了恢复和谐状态。然而,学术型的医生只能关心一小部分人口。大多数人认为恶魔和精神起了导致疾病的作用。中国的记录也为印度、罗马和阿拉伯贸易网络的发展提供了线索,而这一贸易网络可能会促进天花和其他疾病的传播。

西 医 的 起 源

西医的起源可以追溯到希腊哲学家、博物学家和医生所建立的思想传统。归属于希波克拉底(Hippocrates)的著作被认为是西方世俗医学的基础,但即使是希波克拉底医生也将他们的艺术追溯到医学之神阿斯克劳皮乌斯(Asclepius)。尽管如此,希波克拉底医学在仔细观察体征和症状特征的基础上,强调寻求对疾病的自然解释。和其他医学传统一样,治愈的目标是恢复身体的平衡与和谐。无论希波克拉底医生在照顾个别病人方面取得了什么样的成功,当一个城市遭受重大瘟疫袭击时,他的最佳建议是尽快逃离,尽可能地远离,直到瘟疫结束。

在雅典与斯巴达之间进行的伯罗奔尼撒战争期间,公元前431年,雅典遭受的瘟疫表明,医生在面临流行病时几乎什么都做不了。最生动的瘟疫画像不是由医生记录,而是由希腊历史学家修昔底德(Thucydides)记录。修昔底德在与疾病斗争中幸存下来之后,详细解释了其症状和他对瘟疫对其同胞影响的观察。据修昔底德所言,这种疾病突然降临,随之而来的是头痛,发烧,眼睛、喉咙和舌头发炎,打喷嚏,声音嘶哑,咳嗽疼痛,随后出现呕吐,剧烈痉挛,皮肤脓疱和溃疡,腹泻,口渴,精疲力竭,精神沉郁。大多数患者在7天至9天内死亡。只有那些在疾病发作后幸存下来的人才愿意护理病人,因为那些痊愈的人再也没有感染过这种疾病。据估计,这种疾病造成了雅典人近1/3的死亡。尽管修昔底德留下了对疫情的生动描述,现代历史学家和医生也提出了大量猜测,但疫情的具体原因仍不明朗。其中提供的诊断包括斑疹伤寒、猩红热、腺鼠疫、天花、麻疹、炭疽,以及由细菌感染引起并触发中毒性休克综合征的流感。无论雅典的瘟疫是什么,它都是一个鲜明的例子,反映了与战争和疫病有关的社会分裂这个反复出现的主题。

尽管罗马的医学作家普遍采用了希波克拉底的理论,但罗马帝国的许多实践成就对医学和公共卫生史却意义非凡。数百年的战争为整个罗马帝国的细菌和病虫害的迁移提供了新的机会,但是罗马对卫生工程前所未有的关注可能在维持公共卫生方面发挥了重要作用。然而,罗马本身无法完全避免流行病。古罗马最有影响力的医学作家盖伦(Galen)留下了一个在公元165年袭击罗马的致命流行病的描述,这显然是由在东南亚参与冲突的士兵带回来的。根据逃离城市的盖伦的描述,疾病的症状包括发烧、腹泻、咽部炎症和干燥或脓疱的皮肤疹。医生们无法理解,更不用说治愈这种疾病了。

在罗马建筑师兼工程师维特鲁威(Vitruvius)名为《论建筑》(公元前27年)的一书中,可以找到他对于水的纯度和公共卫生间的位置有着令人钦佩的关切。同样令人感兴趣的是马库斯·特伦提乌斯·瓦罗(Marcus Terentius Varro)的见解,他认为有沼泽的地方可能会有极其微小的动物栖息在空气中。据瓦罗说,这些看不见的实体可以通过口鼻进入人体,造成严重的疾病。西西里的迪奥多罗斯(Diodorus)和里维(Livy)写到了让军队靠近沼泽的危险。由于知道沼泽与令人衰弱的发热有关,将军们试图迫使对手在沼泽附近营地或在沼泽地区旅行,这种战术可以被认为是细菌战的原型。卢克莱修(Lucretius)在他的《物性论》诗中提出了这个概念更哲学的版本。他认为世界是由许多种原子组成的。有些对人类生活至关重要,但另一些则造成致命的疾病。与沼泽地区相关的雾气尤其可能含有通过鼻孔、口腔或皮肤进入人体的危险致病原子。对发烧的大量提及,以及对沼泽和间歇性发烧之间的关系的认识,显然反映了地中海地区疟疾的流行程度和严重性。

疟疾被称为人类历史上最凶狠的杀手。刚进入一个地区时,疟疾可能导致迅速的死亡,但在许多地区,它成为地方性疾病,几乎所有的人都受到影响。疟疾不是立即杀害或使其受害者获得免疫力,而是使他们更容易受到进一步的袭击和其他疾病的伤害。希波克拉底医生将疟疾描述为反复发热,并非常关注发烧和发冷发作之间的时间间隔。每3天出现一次的发烧被称为良性四体发烧。那些每隔4天发作的人都被称为"酷热"。直到公元2世纪,这种疾病在北非和小亚细亚的最致命的形式——恶性特斯耳热,在欧洲几乎是未知的。在19世纪90年代发现导致疟疾的原生动物寄生虫后,通过鉴定导致人类疟疾的四种不同种类的寄生虫,明确了不同的疟疾发热模式。

麻风病和鼠疫

作为所有瘟疫疾病中最令人担忧的麻风病和腺鼠疫,厄运般地与欧洲中世纪时代联系在一起,是不可避免的诅咒。事实上,鼠疫继续侵袭着19世纪,在非洲、亚洲和美洲的部分地区,鼠疫仍然广泛性地或区域性地流行。这些被隔开了8个世纪的瘟疫灾难——公元541年的优士丁尼(Justinian)的瘟疫和公元1348年的黑死病,似乎为中世纪病史提供了一个合适的框架。

拜占庭历史学家普罗科皮乌斯(Procopius)在他关于波斯战争的历史叙述中生

动地描述了优士丁尼瘟疫。公元 540 年,君士坦丁堡遭到了可能起源于埃塞俄比亚或埃及的疾病的袭击。在疾病高峰期,这种疾病每天在君士坦丁堡市造成数千人死亡。现代研究表明,这种疾病在世界各地实行陆上和海上传播,但是无法确定这种第一次鼠疫大流行的严重程度。在 14 世纪中叶流行于欧洲、亚洲和中东的大流行病有更详细的记录,但许多不确定因素依然存在。当代人称之为"大死亡",但人们通常将其记为黑死病。从公元 1346 年到 1352 年,黑死病可能造成了欧洲30％至60％人口死亡。瘟疫的幸存者预测,那些没有经历过"大灭亡"的人将永远无法理解这场灾难的严重程度。事实上,现代历史学家仍然对瘟疫造成的死亡率、对中世纪社会的影响,甚至对普遍认为黑死病为鼠疫这一普遍接受的结论提出异议(见图 1.1)。

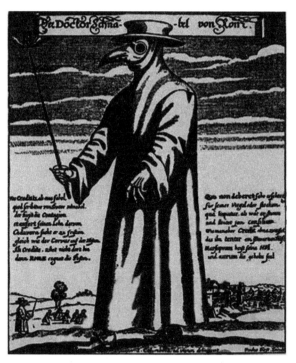

图 1.1 医生试图通过穿着包括长披风、手套和面罩的防护服来保护自己免受瘟疫的侵袭。长棒能够让医生指出诊断的病变,而不用接触病人。面具的长嘴充满了有着强烈气味的草药、异国情调的香料和其他物质,这样被认为可以降低吸入有毒空气的危险。图为 1656年由保罗·福斯特(Paul Fürst)所作的雕刻

资料来源:《医学史》图片

直到 19 世纪末,科学家才能够解释连接老鼠、跳蚤、细菌和人类到鼠疫的灾难性的关系网络。毫不奇怪,中世纪试图通过祈祷和检疫规定来限制疾病的蔓延是没有丝毫效果的。到 15 世纪,意大利的一些城市已经制定了详细的公共卫生措施。不幸的是,由于制定检疫规则的人不了解鼠疫的自然历史,有些措施,如故意屠杀狗猫,事实上是起反作用的。长时间的隔离造成了可怕的困难,促使了蓄意违抗的发生。19 世纪以来,东地中海地区的瘟疫仍然是一个威胁,尽管后来的暴发从未达到黑死病那般规模的流行或急剧的毒性。

19 世纪 90 年代,在香港暴发的一次疫情期间,细菌学家耶尔森(Alexandre Yersin)和北里柴三郎(Shibasaburo Kitasato)独立从该病的受害者身上分离出了鼠疫杆菌。耶尔森和北里柴三郎虽然发现了这个病原体,但他们无法弄清楚其传播的方式。1898 年,保罗-路易斯·西蒙(Paul-Louis Simond)在调查印度瘟疫暴发的同时,发现了这种能够导致跳蚤胃部疾病的杆菌,而跳蚤则生活在受感染的老鼠体表。受感染的跳蚤将鼠疫从老鼠传染给其他老鼠和人类。印度鼠蚤是鼠疫最有效的载体,但其他一些物种可以将鼠疫耶尔森氏菌(鼠疫杆菌)传染给人类。受感染的跳蚤也成为鼠疫杆菌的受害者,因为迅速繁殖的细菌形成堵塞跳蚤胃的塞子。当跳蚤叮咬一个新的受害者时,它与数以万计的鼠疫杆菌一起反刍血液。跳蚤通常对其主要宿主物种相当忠诚,对于印度鼠蚤来说,它的宿主是黑鼠,但当正常寄主死亡时,鼠蚤便会攻击人类。

鼠疫杆菌最初被称为巴斯德氏菌,但为了纪念耶尔森而更名为鼠疫耶尔森氏菌。鼠疫耶尔森氏菌提供了一个有趣的例子,即其中一种特定的微生物可以导致不同的临床疾病模式。在这种情况下,主要的疾病形式被称为腺鼠疫和肺鼠疫。在极少数情况下被称为败血症,鼠疫耶尔森氏菌侵入血液,导致对主要器官的严重损害、出血、坏疽、谵妄或昏迷、死亡。如果鼠疫杆菌通过被感染的跳蚤的咬伤进入人体,由于特征性肿胀(疼痛,发炎的淋巴结肿大)典型地出现在腹股沟、腋窝和颈部,该疾病的模式称为布氏(腺泡)模式。当细菌传播到肺部,造成了被称为继发性肺鼠疫的情况时,受害者可以通过咳嗽和打喷嚏排出的唾液飞沫将疾病传播给他人。如果含有细菌的液滴进入新宿主的呼吸系统,这将是一个致命的情况,被称为原发性肺鼠疫,这是高度传染性的。在没有适当抗生素的情况下,鼠疫的死亡率可能超过 50％,但随之而来的肺炎和败血症却几乎总是致命的。不幸的是,虽然自 19 世纪末以来已经引入了几种疫苗,但这些疫苗并不是非常有效的,尤其是对付肺炎。

如今,已知至少 3 种天然存在的鼠疫耶尔森氏菌。所有这 3 个品种在人类和大多数哺乳动物中可以引起致命性感染。对鼠疫耶尔森氏菌的研究表明,它最早可能出现在 2 万年前,从通常导致轻度肠疾病的假结核耶尔森氏菌分化而来。假结核耶尔森氏菌通过从其他细菌中获得基因,使其能够在更广泛的组织和器官中定植,从而成为致命的致病菌。2001 年对在肺炎性鼠疫患者体内培养的鼠疫耶尔森氏菌的基因组进行了测序。基因组数据可用于鉴定出那些决定鼠疫耶尔森氏菌生命周期、进化历史和毒性的基因。最终,这些研究可能带来改进的治疗药物和更有效的疫苗,但理论上生物恐怖分子可以使用相同的技术来设计出对抗生素有抗药性或者有更致命形式的鼠疫耶尔森氏菌。更原始粗暴的恐怖分子可能试图通过从鼠疫仍在流行的地区收集感染的啮齿动物和他们的跳蚤来传播鼠疫。根据军事史学家的说法,这种方法实际上是在二战期间使用的。

古老的神话、传说和编年史将老鼠与灾难,瘟疫和瘟疫联系起来,但他们很少区分老鼠。黑鼠与鼠疫的关系最为密切,但近 200 种啮齿类动物已被鉴定为鼠疫杆菌的可能携带者。在俄罗斯、中东、亚洲、非洲和南北美洲的野生啮齿动物中,鼠疫仍然是流行的。在 19 世纪 90 年代的鼠疫大流行传播到达加利福尼亚州旧金山后,鼠疫杆菌传播到西部各州的啮齿类动物。科罗拉多州殖民地的草原土拨鼠成为北美主要的瘟疫载体。人类病例较为罕见,但在新墨西哥州、科罗拉多州、亚利桑那州、加利福尼亚州、俄勒冈州和内华达州都有发现,受感染的啮齿类动物甚至能传染动物园的动物。

也许如今鼠疫耶尔森氏菌的最危险的特征是它能够伪装成一个对现代社会没有任何意义的所谓中世纪瘟疫。然而,人类闯入以前不受干扰的野外地区,可能使得他们与携带鼠疫杆菌的动物接触。气候变化或发展引起了瘟疫温床的生态变化,可能会扩大受感染动物的范围。由于人类瘟疫罕见而突兀,零星病例可能被误诊。迅速用抗生素治疗通常是有效的,但未经治疗的鼠疫死亡率仍然高达 50％至 90％,自 20 世纪 90 年代以来,已经检测到鼠疫耶尔森氏菌多重耐药菌株。关于重大流行病疫情的消失,很多都是模糊的,但在动物载体中,瘟疫仍然非常活跃,并很有可能利用任何可能改变啮齿动物、跳蚤和人类之间关系的灾难来进行传播。

一些历史学家对引起这一流行病的疾病(现在称为"黑死病")的身份表示怀疑。怀疑者提出炭疽、斑疹伤寒、流行性感冒、病毒性出血热、不再存在的微生物,或霉菌毒素引起的大规模中毒等。尽管不确定性仍然存在,但大多数流行病学家认为,鼠疫耶尔森氏菌导致了历史上被称为鼠疫的流行病。在不同时间和地点描述瘟疫时,许多含糊不清的地方或许反映了鼠疫耶尔森氏菌感染可能导致的不同临床形式,以及目击者描述他们期望看到的倾向。解决这个争端是很困难的,因为现代社会与 14 世纪甚至 19 世纪的社会非常不同。对提取于 14 世纪被埋葬在法国的一个万人墓里人的牙髓 DNA 分析,提供了鼠疫耶尔森氏菌的证据。研究人员的结论是,这证明黑死病是鼠疫,但怀疑者声称这只是证明了在 14 世纪的法国发生了一些瘟疫病例。

麻风病比任何其他疾病都显示出疾病的生物学性质与病因归因之间的差异。事实上,"麻风病人"这个词仍然常常被用来表示一个被社会所厌恶的人。中世纪对麻风病人的态度是基于《圣经》中有关"麻风病"的一段话,这是一个模糊的术语,从真正的麻风病到牛皮癣(红色,鳞屑)、白癜风(脱色,白色斑块)和皮肤癌都是适用的。根据中世纪对《圣经》的解释,麻风病患者"不洁净",因此是身体和道德污染的危险来源。至少在公元前 1500 年,麻风病在中东可能是地方性的。对于显示由该疾病引起畸形的骨骼遗骸的研究证实,它存在于中世纪的欧洲。麻风病在 12 世纪末显然成为欧洲的一个主要问题。在 13 世纪达到高峰之后,麻风病从欧洲消失了。不断变化的商业模式、战争和朝觐,可能已经打破了麻风病传播到欧洲的传染链,但这些疾病仍然存在,而且仍然是地方性的。尽管如此,在 19 世纪,当微生物学的新科学发展起来时,麻风病在挪威仍然是一个重要的公共问题。

1873 年,挪威卑尔根麻风医院的医师兼研究员格哈德·汉森(Gerhard Hansen)发现了引起麻风病的杆菌——麻风分枝杆菌。为了表彰汉森,以及减少与麻风病相关的污名,这一疾病被重新命名为"汉森氏病"。汉森的导师、岳父丹尼尔·科尼利厄斯·丹尼尔森(Daniel Cornelius Danielssen)与麻风病院的卡尔·威廉·波克(Carl Wilhelm Boeck)共同撰写了一篇题为《论麻风病》(1847)的文章。这是一篇在麻风病研究中具有里程碑意义的论文,它使卑尔根成为麻风病研究的主要中心。作为他广泛研究的一部分,丹尼尔森将从麻风病患者身上取得的少量组织液注入自己及其医疗人员和其他志愿者的体内。这些实验似乎支持了他的观点,即麻风病是遗传性的,而不是直接传播的。在发现棘状皮肤病变中的棒状细菌之后,汉森在人工培养基上进行了许多并不成功的培养菌株的尝试。试图将这种疾病转移到兔子和人类志愿者身上也是失败的,但是证据表明,汉森杆菌是这种疾病的可能原因。

对疾病传染性的公认致使相关法律获得通过,法律要求强制隔离麻风病患者。1875年之前,挪威的麻风病医院的入院是自愿的。汉森的一些实验引起了有关使用人类受试者的有争议的问题。在进行一项实验之前,汉森因未能获得患者的同意而受到审判,在这个实验中,他把从一位患者身上取得的材料接种到另一位病人的眼内,而前者有着这一疾病的不同形式。1880年,汉森在受审后,失去了在卑尔根麻风病医院的住院医师的职位,但他继续担任挪威麻风病的首席医务官。虽然他的同事和挪威当局普遍认为汉森已经进行了人体实验来回答可能导致医学进步的重要科学问题,但他违反了挪威的法律和伦理道德标准。

一般而言,汉森氏病始于皮肤损害,随后是神经损伤,感觉丧失,以及软骨和骨的逐渐破坏,导致畸形。汉森氏病最让人吃惊的是它并不具有很强的传染性。而且,大多数人似乎是免疫的。许多与麻风病患者(如配偶、护士和医生)进行过接触的人不会感染这种疾病。当然,这并不能证明麻风病在过去并没有那么具有传染性,但是这确实使麻风病人对其他人不像以前通常认为的那样危险。的确,人们可能认为,与其说麻风病和汉森氏病代表了不同的疾病,不如说它们代表了不同的概念。想要证明汉森在麻风病患者皮肤碎屑中发现的细菌实际上导致了这种疾病,这是非常困难的。事实上,汉森的一些同事对他的发现提出了异议,并坚持认为麻风病是一种遗传性疾病。没有动物模型可用,细菌学家不能在人工培养基上培养麻风芽孢杆菌。最终科学家们发现麻风分枝杆菌可以感染犰狳和某些猴子,但没有证据表明动物曾经将这种疾病传染给人类。

尽管2001年对麻风分枝杆菌基因组进行了测序,但由其引起的疾病有许多方面仍然是模糊的。细菌似乎主要通过鼻腔分泌物的方式传播,但大多数人能够启动免疫反应,防止慢性感染的发生。在易感人群中,微生物引发炎症反应,损害皮肤和周围神经。人体中,这些生长极其缓慢的细菌生活在被称为巨噬细胞的白血细胞中,这些细胞就像清道夫,被称为施旺细胞,它被周围神经包围和保护。在典型地表明感染建立的皮肤损伤出现之后,周围神经的损伤导致历史上与晚期麻风病相关的特征性畸形。然而,取决于患者的免疫反应,感染可以导致非常广泛的临床表现。传统上临床医生描述了两种分别称为结节性麻风病和麻风性麻风病的不同形式,以及一系列处在两者中间的类型。处于感染和出现症状的麻风病之间的潜伏期范围很广,但是结核性结肠炎的平均时间是 4 年,而瘤状性麻风病的平均时间是 10 年。在能够产生免疫应答来限制杆菌复制的患者体内发生的结核性麻风,导致轻微的神经损伤和皮肤损伤。有着最严重病情——麻风性角结膜瘤的病人,经历严重的皮肤和神经损伤,这可能导致视力下降或失明、肾损伤、贫血、皮肤溃疡、感觉丧失、皮肤和骨的继发性感染,等等。在一些患者中,随着时间的推移发生免疫反应的变化,这导致临床模式的改变。流行病学家曾经预测,艾滋病毒/艾滋病对先前感染汉森氏病的患者尤其致命。令人惊讶的是,虽然汉森氏病伴随艾滋病患者的症状似乎并没有恶化,但用于治疗艾滋病毒/艾滋病的药物导致汉森氏病的潜伏病例变得活跃。

汉森氏病现在被认为是一种热带病,但由于其潜伏期长,受感染的个体可能会在迁徙到另一个国家数年后才出现症状。由于治疗的改进和积极的控制,在 20 世纪的最后几十年中,接受治疗登记的麻风病患者数量从约 1 200 万下降到 80 万左右。尽管如此,公共卫生专家估计,至少有 200 万至 300 万的人口因麻风病仍然有永久性神经损伤,并且每年都有数十万新患者被发现。因此,麻风病几十年来在流行地区可能仍然是一个威胁,零星的病例也可能由于人口流动而出现在其他地区。

自 20 世纪 80 年代以来,麻风病的治疗已经通过多药物疗法(MDT)发生了革命性的变化,即同时使用两种或三种药物,这是一种旨在抵制耐药细菌出现的方法。早期麻风病患者的积极治疗被认为是中断传播链并最终根除这种疾病的关键。这样的治疗可能需要持续 6 个月至 2 年。根据世界卫生组织报告,超过 800 万患者已经成功接受 MDT 治疗。尽管这种方法已改变了麻风病患者的生活并减少了该病的流行,但专家警告说,在该病最常见的地区新的病例检出率并未显著下降。长期而且变化的潜伏期、持续的羞耻感以及试图隐藏疾病使得病例难以被发现和治疗。许多患者仍然认为麻风是一种诅咒,而不是一种可治愈的疾病。

公共卫生专家认为,如果汉森氏病的所有受害者都能得到适当的治疗,麻风病可以在不久的将来彻底根除。与腺鼠疫不同,汉森氏病似乎没有天然的动物携带者。然而,专家估计,在20世纪末,约有1 500万人仍患有这种疾病,只有约20%受到感染的人正在接受治疗。估计已感染的人数很困难,因为汉森氏病常常被误诊或不报告。试图控制贫困地区麻风病的公共卫生专家指出,医疗解决方案无法治愈根本上与贫困和过度拥挤相关的社会经济顽疾。然而,如果有足够的资源用于实现这一目标,汉森氏病就可以根除。

欧洲疾病和美洲历史

美洲传染病的历史与欧洲传染病的历史大不相同,主要是因为美洲直到15世纪仍与欧洲、亚洲和非洲的人类、病原体和有害生物保持基本隔离。流行病学家认为,新世界的人们并没有或至少部分没有经历欧洲发现的流行病,这是由于没有家养动物,而它们正是导致人类传染病的许多病原体的来源。

在欧洲人到达西半球之前的几个世纪,危地马拉、墨西哥和安第斯高原已经形成了先进的文化。如果美洲与欧洲隔绝,就不可能知道他们的发展可能会采取何种模式。欧洲人与阿兹特克人、玛雅人以及印加文明之间接触的后果尤其显著,主要原因是墨西哥和秘鲁在美洲人口密度最高,贸易和交通网络最为广泛。这些因素为高度传染性的欧洲疾病如天花、麻疹和流感的传播提供了理想的条件。

一小群西班牙探险家和士兵对庞大的阿兹特克帝国的迅速、彻底和灾难性的征服是一个重大的历史难题。尽管欧洲武器存在优势,阿兹特克人应该在战士人数、对环境的熟悉和获得物资方面具有优势。尽管已经提出了其他许多可能的因素,但天花、麻疹和其他传染病对美国原住民造成的破坏性影响可能解释了欧洲入侵美洲、亚洲和非洲的截然不同的结果。历史学家估计,早期的天花病毒可能会导致75%至90%患上这种疾病的美洲原住民的死亡。近来的观察显示,这样高的死亡率只有在近来更多地被称为处女地流行病中观察到,即在以前从未遇到过特定病原体的人群中暴发的流行病。1492年美洲人口的估计值以及欧洲入侵后人口崩溃所造成的巨大落差仍然存在疑点。西班牙征服所带来的生物影响非常深远，以至于很难确定特定的疾病和害虫是否在前哥伦布时期的美洲存在。然而，最近对在前哥伦布时期的木乃伊上发现的虱子的研究表明，在欧洲人到达之前，全世界共同的虱子种类同样也在美洲存在。虱子是一些致命疾病的载体，包括斑疹伤寒。在1492年之前，可能是美洲独一无二的传染病包括奥罗亚热、美国利什曼病、南美锥虫病和被称为皮塔病的皮肤病。许多16世纪的医生认为梅毒起源于美洲，但这仍然是一个争议很大的问题。

欧洲对美洲的影响在全球范围内引起波澜，影响到非洲和欧洲。由于征服美洲土著人口后所造成的人口灾难和西班牙定居者对劳工的要求，奴隶贸易的建立将广大非洲人口带到了新世界。因此，美洲成了混合先前相互独立的大陆人们和病菌的地点。黄热病和疟疾被称为从非洲带到美洲的最重大的疾病，但其他可能伴随奴隶贸易而来的疾病包括阿米巴痢疾、钩虫、蛔虫、丝虫病、几内亚蠕虫、沙眼、麻风病、雅司病、伤寒症等等。

第二章　　瘴气、传染和疾病的细菌理论

在欧洲历史上,文艺复兴一直被认为主要是伴随着 14 世纪至 17 世纪之间发生的复杂的社会、政治和思想转变而出现的艺术和科学复兴。在此期间,欧洲经历了中世纪经济和社会模式的解体,商业、城市和贸易的扩张,现代国家的发展。文艺复兴时期恰逢探索和发现的新时代,但这也是一个已知和似乎未知的流行病蓬勃发展的时期。正如文艺复兴时期改变了艺术,美洲的探索改变了已知世界的地图一样,科学革命改变了有关宇宙本质、人类本性、古代文本以及直接观察和实验的权威性。

解剖学和生理学研究对许多古代学说产生了质疑,但关于人体的新观点与古代有关疾病原因和传播的假设共存。古典医学理论一般将流行病归因于腐败、分解物质而产生的对大气有污染的毒蒸气,称为瘴气。危险的瘴气与沼泽和沼泽地区关系密切。根据希波克拉底的观点,健康和疾病取决于环境或大气条件与构成人体的四种体液:黑胆液、黄胆液、黏液和血液之间的相互作用。在《论空气、水和环境》一书中,希波克拉底通过分析个体与环境(包括天气状况和其他当地情况)之间的关系和相互作用来分析疾病。这种观念通常被称为疾病的瘴气理论。其他医学作者推测,瘴气中致病的有毒粒子可能是真实存在的生命实体。这些神秘的小动物、种子、蠕虫或发酵物可能通过空气传播,或者通过直接的身体接触,即通过传染从病人传播给其他人。

瘴气这些有关传染病的古老而原始的想法解决了接触传播病菌的一般观念,但它与现代病菌学说大相径庭。传统的传染观念是化脓、肮脏、腐烂和疾病,正如

热与冷一样直接接触到邻近的物体。流行病经常被归因于出现彗星、日食、洪水、地震或重大的星象上的干扰,据称这些干扰使得空气中带有毒气,但这样的观念并不能掩盖一些疾病的假设,特别是具有高度传染性的麻风病。尽管人们认为疾病有可能是同时通过传染和大气条件传播的,但是直到现代细菌理论——病菌致病理论的出现,疾病理论比任何与之竞争的理论都更有影响力。许多 19 世纪伟大的公共卫生改革者积极地捍卫了瘴气理论,他们认为欧洲迅速发展的工业城市的卫生条件差,污秽物质和有毒空气是导致这些城市流行病猖獗的罪魁祸首。这些改革者在实践中推进了卫生改革,据说可以清除产生毒气或瘴气的污染物,有助于减少城镇流行病的发生。

吉罗拉摩·弗拉卡斯托罗:传染病、梅毒、病菌

吉罗拉摩·弗拉卡斯托罗(Girolamo Fracastoro)是一位诗人、医生和医学作家,他常被称为疾病细菌理论的奠基人,尽管他的观察结论比这一荣誉称号的本意更模糊。从弗拉卡斯托罗的第一部著作《梅毒或者说法国病》(1530)中可以看到他所援引的各种证据和猜测,试图解释疾病的起源、自然史及其治疗。在 1546 年,弗拉卡斯托罗发表了《传染、传染性疾病及其治疗》,这一研究被认为是病菌学理论发展的一个里程碑。弗拉卡斯托罗回顾和批判了当代的疾病观念,分析了瘴气和传染病理论解释以及各种传染病的传播方式。弗拉卡斯托罗被植物、动物和人类所特有的疾病所吸引。他指出,即使在人类群体中,也有一些疾病只影响年轻人或老年人,而有一些则影响男性或女性。一些疾病会侵袭各年龄段的男男女女,但有些个体甚至在大范围暴发的疾病中也毫发无损。

弗拉卡斯托罗将自己的观察纳入对现有疾病理论的一般分析中,推测存在可传播的、每种疾病所特有的并且能够自我复制的活性传染病或种子。不难观测到,像梅毒和狂犬病等疾病只通过直接接触已感染者而传播。其他疾病是通过直接接触和污染的方式传播的,也就是与病人接触,如病人衣服和被褥这类无生命物品。疥疮、麻风病、肺结核和瘟疫等疾病的种子,似乎能够藏在适当的污染物中数月甚至数年,而依然保留其感染新患者的能力。除了利用直接接触和污染外,一些传染

病的种子显然是在没有任何已知的身体接触的情况下,从病人身上传播给新的患者。这些疾病包括流行性发烧、肺结核、某些眼疾和天花。弗拉卡斯托罗把人类疾病的传播诙谐地比作果实间的腐烂传播,但是推动扩散和传播的条件仍然是一个谜。在他看来,只有把感染和腐败归为同一现象才是合乎逻辑的。因此,感染就是腐败从一个人体传到另一个人体。为了解释哪些因素会导致感染和腐败,弗拉卡斯托罗只能想象出腐败的微生物与热量和湿气颗粒之间的一些相互作用。弗拉卡斯托罗的假设十分有趣,但他在文章中也指出了对使用术语如"传染"和"瘴气"常见的混淆。

因此,虽然疾病的细菌理论的建立通常是根据传染理论和瘴气理论之间的冲突而形成,但直到19世纪末,这些术语并没有明确的区分。如果传染病这个术语适用于直接或间接传播的有害物质,那么它与认为瘴气是引起疾病的有害气体这一想法并不矛盾。无论如何,无形的细菌或种子传播疾病这些概念在指导医疗实践和公共卫生措施方面并没有什么用处。传染病理论认为,检疫、隔离和消毒可以阻止疫病的传播,但这些方法的适用性有限,强制施行困难重重引起了不满乃至反抗。公共卫生改革者普遍认为,污染和毒气传播了传染病。有些人口密集的城镇试图改善他们的公共卫生状况,而从源头清理毒气有效减少了这些城镇中的传染病。到19世纪末,细菌学家能够证明与瘴气有关的污物和腐烂通常含有致病细菌。了解这一原则使得建立更有效的公共卫生措施成为可能。

弗拉卡斯托罗在《梅毒或者说法国病》中提供了一个被广泛接受的流行病名称,同时代的人中很多都认为这种流行病只是最近才出现在欧洲。当时,梅毒以许多名字而闻名,法国人称它为那不勒斯病,意大利人称它为法国病,而葡萄牙人称它为卡斯蒂利亚病。在印度和日本,它被称为葡萄牙病、广州病、大痘以及梅毒性病。医学上很早就提出了性病(venereal disease, VDs),但一些16世纪的医生认为梅毒是一个特有的新型疾病。另一些医生认为其实只有一种性病,但它可能呈现出许多不同的形式。弗拉卡斯托罗和16世纪的大多数医生一样,相信梅毒首先出现在欧洲,就在克里斯托弗·哥伦布(Christopher Columbus)和他的船员从历史性的航行返回新大陆之后不久。正如弗拉卡斯托罗解释的那样,梅毒通过非常直接的传染在人与人之间传播,因而可以很好的例证传染病。在书中,弗拉卡斯托罗编造了一个有关梅毒的故事,有个人因为愚蠢地诅咒太阳而受到惩罚,成为这种新疾病的第一个受害者(见图2.1)。

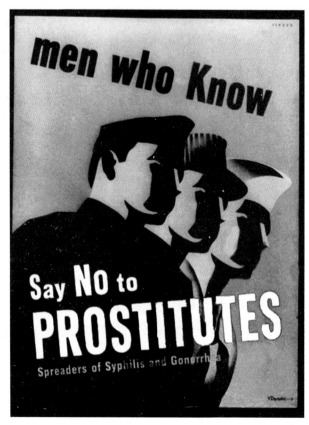

图 2.1　第二次世界大战期间公共卫生海报呼吁军人避开妓女,以防感染梅毒和淋病的危险
资料来源:美国卫生和公共服务部,疾病控制和预防中心,公共卫生图片部

　　"性病"一词来源于古罗马爱情的女神维纳斯,这是性传播疾病的委婉词汇。任何可以通过性接触传播的疾病都可能被认为是性病,例如疥疮和阴虱,它们通过直接接触传播,无论是否性交。更严格的定义认为,只有通过亲密性交才能传播的疾病才是性病。在艾滋病出现之前,梅毒和淋病被列为主要的性病,但原来属于轻微性病的疾病像软下疳、性病淋巴肉芽肿、腹股沟肉芽肿也可能导致严重的并发症。其他性传染疾病的新成员包括生殖器疱疹、毛滴虫病、非淋菌性尿道炎等。

梅毒由于其发展过程中与许多其他疾病相似而被称为伟大的模仿者。梅毒性病变可能与麻风病、肺结核、疥疮、真菌感染和各种皮肤癌相混淆。在引入特定的细菌学和免疫学试验之前,梅毒是对一个医生诊断能力的挑战,据说知梅毒者也就知医学。通常情况下,梅毒始于一个被称作下疳的小伤患,并通过一系列非特异性症状可能包括发烧、头痛、皮肤损伤、淋巴结肿大、骨骼和关节疼痛而进一步发展。梅毒若不去治疗可能最终损害心血管系统以及神经系统,导致瘫痪、痴呆乃至精神错乱。受感染的妇女可能会经历流产、死胎,而存活下来的婴儿可能会有各种缺陷。

引起梅毒的微生物——梅毒螺旋体是密螺旋体组螺旋形细菌螺旋体的成员。梅毒是四种临床表现各不相同的人类梅毒螺旋体之一,其他三种分别被称为品他病、雅司病、贝杰尔病。只有梅毒被列为性传播疾病。微生物学和免疫学检测结果表明,从这些疾病的患者中分离出来的致病微生物几乎是相同的。一些细菌学家认为,引起品他病、雅司病、贝杰尔病和梅毒的细菌亚种是适应不同气候和人类行为模式的同宗螺旋体的变体。在墨西哥和中美洲流行的品他病的特点是轻度至重度皮肤损害。在炎热气候地区中发现的雅司病,会导致组织、关节和骨骼的破坏。贝杰尔病又称非性病梅毒,一般发在生活于温暖干旱地区的农村儿童身上。

许多文艺复兴时期的医生相信,哥伦布和他的船员将梅毒从新世界引入旧世界,但一些学者认为,梅毒可能是一个以前被误诊为麻风病的已知病。对于引起梅毒和雅司病的微生物菌原的认知使人们推测奴隶贸易可能将患有雅司病的非洲人带到了美洲。当气候和服装的变化抑制了雅司病的非性传播时,螺旋体适应了这一挑战,并继续通过成为性传播疾病而找到新的患者。尽管这个假设似乎是合理的,并且为奴隶制的弊端提供了一个合适的教训,但它似乎忽视了欧洲和非洲远在古罗马时期就有交流。

关于梅毒起源的不确定性可能通过对现代梅毒螺旋体的基因研究来解决。基因序列比较分析的治疗方法似乎支持这一假设,即欧洲探险家确实将导致梅毒的微生物从美洲带到欧洲。然而,对现代梅毒螺旋体的分析并不排除在 15 世纪末在欧洲开始的梅毒暴发性流行可能是由一种微生物的变种造成的,这种微生物在美洲的热带地区引起非性病。详细的基因组研究表明,导致梅毒的螺旋体很晚才出现，并且与在圭亚那的儿童中发现的微生物密切相关，它通常在腿上引起皮肤损伤。欧洲人有可能是将这种热带的非性病带回了欧洲，那里首先出现了经性接触传播的微生物变体。在非洲、亚洲、南美洲等地引起广泛的密螺旋体疾病的微生物基因组的进一步研究可以提供详细的进化树。

性病梅毒的起源可能仍然存在疑问，但一些科学家认为，将梅毒螺旋体视为能够利用多种传播途径，产生不同效应的十分古老且适应性很强的生物体应更加合适。换言之，关于起源的争论过分强调所谓离散的微生物亚种的发展，而忽略了这些亚种实际上应该被视为生物连续体的成员。最终，遗传方法可能提供比骨骼研究更可靠的证据，因为最温和的疾病形式不会产生骨病变。古代医学家可能在7 000年前的新大陆中发现了梅毒螺旋体感染的证据，但这些骨骼遗骸的年龄仍然存在不确定性。而且骨头病变不能对引起病变的微生物及其传播方式提供明确的结论。关于欧洲、非洲以及美洲有关密螺旋体疾病的骨骼证据明显早于哥伦布航行，因此仍然存在争议。尽管模棱两可，但是梅毒的历史可以视为新兴疾病早期全球化的一个有趣的例子。

弗拉卡斯托罗认为梅毒可以通过汞，即所谓的水银进行积极治疗而得以治愈，使用一定剂量足以清除身体中汗水和唾液疾病。许多医生喜欢各种形式的发烧疗法，并从南美原住民的树木中获得一种称为愈创木（圣木）的治愈方法。发热疗法的原理在于，高体温是一种人体自然的防御机制，因此对疾病有作用。由于梅毒的不可预测性，病例史可以证明每一种所谓治疗方法的功效，但是大多数这些所谓的治疗方法对病人的危害可能比对螺旋体的危害更大。

一些观察者认为，不接受治疗的患者比那些接受传统汞治疗的患者状态更好。由于淋病和梅毒之间的严重混淆使得评估性病的治疗方法变得复杂。在20世纪初期，引发梅毒微生物的发现和诊断性验血的引入使诊断疾病及其自然史成为可能。1905年，弗里茨·理查·绍丁（Fritz Richard Schaudinn）和保罗·埃利西·霍夫曼（Paul Erich Hoffmann）鉴定了梅毒螺旋体的病原体苍白密螺旋体，后来又重新命名为梅毒螺旋体。一年后，奥古斯特·冯·瓦色尔曼（August von Wassermann）发现了一种针对梅毒的特殊验血方式。日本的野口英史证实了梅毒螺旋体的鉴定，并指出螺旋体存在于死于麻痹性痴呆的病人的脑组织中，这种病在精神病院的患者中十分普遍。1910年,当保罗·埃利希(Paul Ehrlich)证明了一种名为"606"的药物十分有效,对梅毒患者甚至那些晚期疾病的受害者而言就充满了希望。尽管这种含砷药物常有一些副作用,但是606在第二次世界大战后被青霉素所替代之前,一直作为治疗梅毒的标准药物。青霉素作为梅毒的治愈药物十分安全和有效,以至于公共卫生官员曾乐观地预测到20世纪末梅毒将会消失。不幸的是,经过几十年的下降,梅毒的发病率在90年代开始上升。

微生物和显微镜

马库斯·特伦提乌斯·瓦罗和吉罗拉摩·弗拉卡斯托罗都推测微小的种子或动物可能是传染的物理基础,但是这些假想的实体在显微镜发明之前是看不见的。为矫正眼镜的镜片的打磨和抛光工艺,在16世纪当第一台天文望远镜和显微镜被发明时已经很成熟了。即使放大倍数不超过5倍到10倍,第一台显微镜也能显示出肉眼很难见到的昆虫和其他生物引人注目的细节。随着显微镜放大倍率的不断改进,肉眼不可见的全新世界的大门被打开了。通过简单的放大镜和复合显微镜,17世纪的科学家发现了一个密布着之前不可见的实体的新世界,包括原生动物、霉菌、酵母菌和细菌。安东尼·范·列文虎克(Antoni van Leeuwenhoek)是17世纪最杰出的显微镜学家,他给出了一些有关微生物多样形态的早期描述。实际上,他是第一个在显微镜下看到细菌的人。以店主兼商人而非学者的身份,列文虎克自学了制作放大镜的工艺,以观察显微镜所揭示的新世界。像他同时代的人一样,列文虎克研究了动植物细胞、昆虫等等。但是他对"小动物"特别感兴趣,这种"小动物"来源多种多样:口腔、池水、精液以及其他动物。假设移动性是生物的特征,列文虎克认为他在显微镜下观察到的微小移动的东西,包括细菌、原生动物和轮虫都一定是活体生物。一些自然主义者认为纤毛虫类包含各种微观生物的术语,可能是在池水、肉汤和其他营养介质中自发产生的小型动植物,但是列文虎克相当肯定,即使是显微镜显示的最小的生物也一定是像人类一样繁衍出来的。

18世纪的自然主义者承认列文虎克发现的小动物和纤毛虫的存在,但发现他们很难加以描述和分类。18世纪伟大的瑞典分类学家卡尔·冯·林奈(Carl von

Linnaeus)把所有的纤毛类都归入了名为"维尔姆斯"(线虫)的范畴。德国自然主义者克里斯第纳·戈登弗里德·艾伦伯格(Christian Gottfried Ehrenberg)认为,纤毛类是像普通生物一样具有内部器官的一种复杂生物。艾伦伯格同列文虎克一样反对纤毛类是自发产生的观点,但当时使用的粗染方法很难在纤毛类中描述任何个体物种。1856年,威廉·亨利·珀金(William Henry Perkin)在尝试合成治疗疟疾的药物奎宁时发现了第一种苯胺染料。到19世纪60年代,许多不同的苯胺染料被用作生物染料,补充或替代如靛蓝、胭脂红和蓝莓汁的天然染料。

随着显微镜的进步和染色技术的发展,19世纪的科学家试图对令人困惑的微生物世界进行描述和分类。德国植物学家费迪南德·科恩(Ferdinand Cohn)是细菌学的创始者,他认为细菌应该被视为微观植物。然而许多科学家认为细菌太原始,不适合划分到传统的动植物学类别,甚至细菌与无生命物质之间的界限也是不明确的。一些自然学家反对以形态学为特征分化细菌体系,好像它们本身是与动植物完全不同的种类。因为这些微小的实体在各种媒介中生长或者通过自发生长过程出现变化,所以他们认为物种名称不应该用于各种形式的细菌。尽管关于纤毛类性质的辩论悬而未决,在19世纪70年代科恩的工作基本上定义了细菌学领域,细菌可能根据形状和运动性归类。

19世纪显微镜设计的改进以及样品制备和染色新方法的发展,使得区分不同类型的微生物生命成为可能。然而对微生物世界的进一步研究需要高于普通显微镜的放大倍数和分辨率,而普通显微镜不能区分小于光波长的细节。第一台原始电子显微镜是在20世纪30年代制造的。使用电子束而不是普通光的显微镜可以研究越来越小的实体,包括细菌和其他微生物的精细结构,以及曾经被称为隐形过滤病毒的实体。1986年诺贝尔物理学奖授予了为电子显微镜发明作出贡献的恩斯特·鲁斯卡(Ernst Ruska)以及设计扫描隧道显微镜格尔德·宾宁(Gerd Binnig)和海因里希·罗雷尔(Heinrich Rohrer)。

活 体 传 染 病

通过乔凡尼·科西莫·博诺莫(Giovanni Cosimo Bonomo)对所谓的痒螨的研

究,在17世纪人类的传染性疾病可以通过微小寄生虫传播建立实验证据。这种肉眼几乎看不见的小昆虫会引起一种瘙痒的皮肤病疥疮。痒螨可以直接通过人与人或者被感染的人使用的寝具衣物传播。医生们在19世纪40年代就螨和疥疮之间所谓的因果关系进行了辩论,但感染者一直以来都在皮肤底下寻找小虫子,并用针或者别针把它们挑掉,以此来缓解瘙痒。即使医生进行了仔细的实验,似乎证明了螨虫和疥疮之间的因果关系,但怀疑者仍然认为,初期疥疮患者皮肤上的致病物质可能吸引了小虫子。

在19世纪30年代和40年代,还有一些发现帮助建立了微小寄生虫与人类和其他动物疾病之间的关系。一个特别有影响的事情发生在1834年,当时阿戈斯蒂诺·巴斯(Agostino Bassi)证明了一种被称为硬化病的致命性蚕病是由寄生真菌引起的,后来该菌被命名为白僵菌。致病真菌可以通过家蚕直接接触传播,也可以通过受污染的食物间接传播。巴斯预测类似的生物菌原可能会导致其他传染病。他的预言被一种引起头皮病的真菌的出现而证实,这种真菌被称为黄癣,这种蠕虫会引起猪和人的旋毛虫病以及钩虫的寄生蛔虫。18世纪时,博物学家描述了数百种不同的霉菌,但研究得最多的真菌是与植物病有关。马铃薯、小麦、咖啡、谷物、葡萄和葡萄藤、美国甜栗、美洲榆等真菌病导致了饥荒、疾病甚至经济危机。观察到由真菌引起植物病所导致的满目疮痍景象虽然可能与农业本身一样古老,但由于真菌呈现形式多种多样而难以分类。

新的疾病细菌理论

像吉罗拉莫·弗拉斯塔罗托一样,德国的病理学家雅各布·亨勒(Jacob Henle)试图分析和理清有关传染病传播的主流理论。尽管亨勒的"瘴气和传染病"(1840年)同样被认为是疾病细菌学理论史上的一个里程碑,但他们的工作却截然不同。亨勒在19世纪的科学背景下分析了传染和瘴气的旧概念。他回顾有关疾病传播模式的种种迹象,对传染性、糜烂性及其传染病进行了批判性分析。对各种疾病的观察表明疟疾是一种纯粹的血管性疾病,而天花、麻疹、斑疹伤寒、流行性感冒、痢疾、鼠疫等都兼具毒性和传染性。诸如梅毒、淋病和狂犬病等只有通过传染才能获得。亨勒的分析除了讨论疾病传播模式之外,还从显微镜、细胞学说、病理学以及微小寄生虫与特定疾病之间的研究中收集了证据。

根据亨勒的假设,接触传染(生物体)而引起疾病,因为无论疾病的病症是什么,这些微生物都可以在患病个体中增殖。到1840年医生对接种和疫苗接种非常熟悉,医学干预作为降低甚至消除天花威胁的方法已被广泛接受。在这两个过程中,医生从天花或痘痘中取出少量脓液,并将其感染性物质传送给大量的人。这个过程可以重复多次,使用接种疫苗的人长出的脓疱中的物质,使得预防接种基本上无限地进行连锁反应。由于医学文献证实了一个患病的个体可以在之前未患病的群体中引爆疾病,所以可以对其他传染病和流行病进行同样的论证。因此,亨勒总结说,传染必然是在已受到影响的个体内倍增的一种生命实体。显而易见,由于毒物、毒素或其他化学物质无法增加量,只有生物才有自我繁殖的力量,所以天花粉不会由未识别的化学物质引起。小剂量毒药和毒素通常是非常强大甚至是致命的,但是它们的数量始终保持不变无法引发流行病。瘴气传统上被定义为混合并且毒化空气的东西。亨勒指出,由于瘴气的存在从未得到科学的证明,所以不能解释疾病的传播。因为没有证实其他病原体的出现,所以只能假设存在瘴气。

根据所有现有的证据,通过假定活体寄生虫病来解释传染性流行病的模式是合乎逻辑的。当寄生虫数量剧增时,它们可能会通过肺部咳嗽和打喷嚏离开受害者。寄生虫像尘埃一样在空中飞行,即使没有与病人直接接触也可能会遇到新的受害者。如果被肠道排泄的寄生虫进入下水道和水井,这些水井的水帮助寄生虫接触到许多新的受害者。在回顾了最近关于微小寄生虫与特定疾病之间关系的研究之后,亨勒讨论了建立微生物细菌与疾病之间因果关系所需证据的性质。在病人身上找到一些微生物并不能证明它能引发疾病。必须分离和培养药剂,使其没有任何毒素或病变组织痕迹。但在那个时代获得纯净的微生物实际上是不可能的。亨勒认识到疾病的细菌理论缺乏严格的证据,他认为科学家只有在合理的理论指导下才能进行有意义的研究,科学不能等待明确的证据。然而直到19世纪后期,科学家们依旧无法解释导致致病细菌传播的诸多途径。尽管亨勒的理论被同时代人所忽视,但自从微生物学建立以来,他的传染病论文被誉为医学史上的经典贡献。

除了分析疾病传播模式之外，弗拉卡斯托罗和亨勒都提出了另一种了解种子或细菌特征的方法，这些种子或细菌据称引发了传染病。他们都指出：直接研究引起人类疾病的细菌可能是困难甚至不可能的，但是腐败、发酵和传染病的过程似乎与其有共同的基本特征，因此，假如证明这些过程是微生物物质引起了腐败和发酵，就能支持微生物引起疾病的假设。几千年来发酵剂一直被用来生产啤酒、葡萄酒、面包、酸奶等等，但是弗拉卡斯托罗只能推测这些发酵和腐败的活性剂的存在。当亨勒认为生物体引起传染性疾病时，科学家们正在争论在发酵液体中所观察到的微观实体究竟是发酵起因还是发酵产物。在 19 世纪 30 年代，一些科学家曾经提出，酵母细胞的生长可能是发酵的原因。细胞学说创始人之一的西奥多·施旺（Theodor Schwann）认为，酵母菌是独立的活细胞，而发酵则提供了一个能够研究所有动植物细胞的基本活动的系统。在一系列发酵实验中，施旺挑战了自然发生说并提出：微生物引起腐败和发酵属于化学变化，这种假设被当时许多知名化学家所嘲笑。尤斯图斯·冯·李比希（Justus von Liebig）坚持认为发酵是纯粹的化学过程，而且微生物是发酵的产物并非起因。路易·巴斯德（Louis Pasteur）强烈反对李比希的观点，并证明了微生物引起特定的发酵以及腐败和传染病，争论才就此平息。

医学微生物学

就基本概念而言，微生物学与古代传染学说、疾病细菌学说以及 17 世纪显微学家所发现的有关纤毛类争论密切相关。然而 19 世纪下半叶，微生物学才被当作为一门科学。直至 19 世纪 80 年代，主要是通过法国化学家路易·巴斯德和德国医生罗伯特·科赫（Robert Koch）的工作，微生物学和细菌学基本建立。巴斯德的影响力在法国占主导地位，细菌的研究被认为是大型学科微生物学的一部分。而科赫主要在鉴定导致炭疽、结核和霍乱等几种主要的细菌疾病上取得显著成果，所以他更喜欢用细菌学这个词来描述他的工作，毕竟他主要的成就是辨别几种引起细菌性疾病的微生物。法国和德国的微生物学先驱们之间的激烈争议并不罕见，少部分原因是两国之间固有的敌对行为。

微生物学的早期技术极其粗糙,使得纯菌株的鉴定尤为困难、枯燥。巴斯德、科赫和其他人不得不寻找能够使不同细菌生长的媒介和实验动物。最重要的是,他们必须说服同时代的人:疾病是有特定的具体原因的。他们选择葡萄酒和啤酒、蚕和羊、狗和人的疾病作为研究对象,这些疾病都是由有组织的微生物引起的。巴斯德、科赫及其弟子们通过在实验室培养纯菌株,研究各菌株的特性并将其转移到实验动物身上的方式,澄清了细菌与疾病之间的对应关系。巴斯德和科赫将他们的研究发表,确立了微生物学这门新学科的理论、方法和思想基础。但他们的生活、工作和冲突却反映了科学研究、基础科学和应用科学以及科学家所处的政治和社会环境之间的关系。

尽管巴斯德和科赫在研究方法上存在冲突和差异,但却都是病理学说的捍卫者,也就是说他们都相信,如果能追溯产生疾病具体原因就可以更深入地理解防治。而传染性疾病需要有严格的证据表明特定的微生物菌原引起了特定的疾病。基于这些证据,科学家们可以肯定地说,没有这种微生物就不会发生这种疾病,而且每一种疾病都是由特定微生物引起的。自19世纪末以来,主要与微生物相关的病理学主导了医学思想。它引导人们尝试理解、控制和治疗已知和未知的疾病。然而病菌致病理论的创始人也认识到,微生物能否引起疾病涉及许多相互关联的因素,如微生物的特性、个体接触微生物的易感性、微生物生存以及寻找新受害者的环境。

路易·巴斯德

路易·巴斯德并不是认为细菌导致传染病的第一人,但他的工作在证明病菌致病理论与传染病、手术、医院管理、农业和工业相互关联时,显得至关重要。巴斯德常常同时参与几大类别的研究,他对发酵、自然发生、葡萄酒、啤酒、蚕、农场动物和人类的疾病、保护性疫苗的研制和病毒学的研究作出了重大贡献。就人类健康和福利而言,巴斯德在疫苗方面的工作、对生长介质和医疗器械灭菌技术的发展,以及现在称为巴氏灭菌的工序,比任何针对性治疗都挽救了更多的生命。巴斯德的天赋并未局限于选择富有挑战但可行的研究上,更表现在自我推销上,并且非常愿意公开与批评者进行辩论。这些辩论有助于把科学的疾病细菌理论推广给更多的听众(见图2.2)。

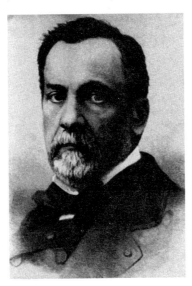

图2.2　路易·巴斯德
资料来源:华盛顿美国国会图书馆,印刷品和图片部

在巴斯德最初的研究生涯中,他希望致力于化学和物理学,但他天生的好奇心促使他关注如何缓解困扰法国农业和工业的问题,而后便有了他在发酵和医学微生物方面的工作。作为里尔大学化学教授和理学院院长,众人期望巴斯德可以将科学用于改善当地的工业。在调查与甜菜汁发酵有关的问题时,巴斯德对微生物与发酵(尤其是发酵不成功时)两者之间的关系产生了兴趣。传统上使用各种微生物发酵来生产啤酒、葡萄酒、醋、酸奶、面包等,但发酵过程的本质是秘不可知的。发酵被模糊地定义为能够转移有发酵性质的活性物质,就像少量的酸奶使大量的牛奶转化成酸奶。巴斯德观察包括酿造葡萄酒、啤酒和醋在内的各种发酵过程,发现发酵总是依赖于有具体发酵流程的活菌。通过巴斯德在发酵方面的研究,他发现微生物种群的变化与健康的发酵有关。所谓健康的发酵总是产生人类需要的如葡萄酒、啤酒等产物,还有被认为使食物腐烂,或葡萄酒和啤酒变质的发酵。之前

有关活酵母细胞在发酵过程中的作用的猜测已被当时最有名的有机化学家所嘲笑。根据李比希男爵及其同事的说法,发酵是一种纯粹的化学过程,微生物是发酵的产物并非原因。巴斯德通过各种发酵试验得出的结论是,所有的发酵都是由特定的有组织发酵物引起的,这些发酵物可以被称为细菌或微生物。这种关于发酵、腐败和传染病的假说与弗拉卡斯托罗、施旺和亨勒提出的现象十分接近。虽然发酵可能与引起疾病的细菌相关并不是一个新的想法,但是巴斯德的实验和论证使他的同行开始关注于细菌在发酵、腐败和疾病中扮演了何种角色。

巴斯德的发酵学说是对自然发生说的宣战。朋友们纷纷警告他不要卷入一场因为无法反证而不可能赢得的比赛,也就是说,事实上无法证明自然发生过去、现在以及将来永远不会发生。巴斯德坚持认为,用实验证明这个问题是必不可少的,因为只有在科学家和医生放弃自然发生说时微生物学与医学才能发展。根据民间传说和传统自然哲学的观点,昆虫、青蛙、老鼠等生物可能来源于无生命物质。在弗朗切斯科·雷迪(Francesco Redi)开始对昆虫繁殖进行实验性研究之前,古希腊哲学家亚里士多德以及大多数 17 世纪自然哲学家都赞同自然发生说。雷迪的工作并没有使自然发生说遭受打击,但它使得辩论从昆虫和老鼠转移到显微镜所揭示的"小动物"上。18 世纪的博物学家进行了各种实验来验证微生物是不是营养肉汤中自然而然产生的,但是这些测试的结果是不一致的。

在 19 世纪,针对自发产生的实验设计变得越来越复杂。而事实上,巴斯德通过证明,要用实验检验自然发生说就必须先证明空气中微生物的存在,而赢得争辩的胜利。基于雷迪的实验方法,巴斯德着手证明目前微生物只来自先前存在的微生物,也就是说,如果空气中的微生物被严禁在外,微生物的生命就不会在无菌的培养基中自发产生。由此巴斯德认为,他的反对者们提出的所谓自然发生的证据都是实验操作失误以及人为因素影响。

在没有解决关于生命起源的基本哲学问题的情况下,巴斯德对自然发生说的反对引发了一个务实的结论:无处不在的微生物发酵、腐败、感染和传染病,这些微生物甚至存在于医学仪器、绷带、海绵表面以及医生、外科医生和护士的手上。因此,实践中无菌技术的严格要求对于微生物学、医学和手术都是至关重要的。关于自然发生说的争论在巴氏消毒(部分消毒)形成过程中十分重要,消毒的过程主要是用于消灭食物和饮料中潜在有害的微生物。

食品科学家认为,牛奶巴氏灭菌是 20 世纪最成功的公共卫生成就之一。由于结核病、波状热(布鲁氏菌病)、痢疾和其他传染性疾病的风险较高,未经巴氏消毒的牛奶对所有食源性疾病的一大部分负有责任,特别是在婴儿和儿童中。巴氏杀菌被普遍采用一个多世纪以后,生奶中最常见的细菌与 19 世纪威胁儿童的细菌有所不同。牛结核病和布鲁氏菌病可能较少见,但即使从认定为健康的奶牛获得的牛奶也可能含有弯曲杆菌、沙门氏菌、李斯特菌、大肠杆菌或其他有害细菌。尽管公共卫生官员提醒未经高温消毒的牛奶、果汁和其他产品可能含有致命的细菌,但许多人(比如巴斯德 19 世纪的对手们)仍然认为巴氏杀菌破坏了神秘的自然原理。公共卫生部门估计,美国数十万人忽视了禁止出售生奶供人食用的国家法律。

虽然大多数医生不接受巴斯德关于微生物、健康发酵之间的关系与人类疾病有关的研究观点,但他的研究对法国的重要工业(如葡萄酒和啤酒生产)作出巨大的贡献。另一个有关该研究潜在优势的意义重大的示范,就是巴斯德应法国农业部长的要求,将微生物学应用于解决实际问题,调查了一个威胁到法国丝绸业的流行性疾病。巴斯德除了证明丝虫中存在两种不同的微生物疾病之外,还发现这种流行病是由复杂的因素触发、维持的,这些因素包括环境和营养缺陷以及微生物。

巴斯德在发酵和蚕类疾病研究的几年中,提出的思想和方法使得他后来的工作家喻户晓,他找到引发各种高等动物疾病的微生物制剂并制备了炭疽和狂犬病疫苗。巴斯德在调查一种称为鸡霍乱的疾病时,从受感染的鸟类中分离出一种微生物,偶然发现实验室培养的该微生物可以用作预防性疫苗,换言之,巴斯德意识到自己制造了一种脆弱的,但仍然可作为预防鸡霍乱的微生物疫苗。当时唯一已知的疫苗是詹纳的牛痘疫苗,用于预防致命的病毒性疾病——天花(这将在第六章详细讨论)。

当发现传染病的病原体时,巴斯德和其他人试图通过在实验室中故意减毒(弱化)这些病原体来制造保护性疫苗。狂犬病(一种罕见但致命的疾病)疫苗的开发给巴斯德同时带来前所未有的难题和众所周知的胜利。令人费解的是,巴斯德本可以选择更易于研究的更常见的疾病,而他却决定将狂犬病这一少见又危险的疾病作为研究对象。尽管巴斯德之前提到过他从小生长的村子有一条得了狂犬病的狼,总是嚎叫让村子不得安宁,这促使他选择狂犬病作为研究对象,但是狂犬病带来的挑战着实让巴斯德的天赋得到一次戏剧性发挥。由于当时狂犬病对人类来说是致命的疾病,所以实验性的干预不可能会使患者的结果更糟糕。以前,巴斯德对于特定传染病工作的第一步是找到微生物并在实验室培养,然而所有寻找"狂犬病病毒"的努力都是徒劳无获。当时,病毒这个名词一般用于疾病的病因,特别是那些用现有方法很难或不可能识别的病毒。当时在实验室培养狂犬病病毒是不可能的,但有可能通过使用来自狂犬病动物的脊髓制剂将疾病传染给一系列实验动物,如狗或兔。巴斯德发现,通过将感染动物的脊髓悬挂在干燥室中越来越长的时间,可以逐渐减弱隐性狂犬病病原体。巴斯德通过给已经被狂犬病动物咬伤的,或是在实验室中被接种毒性制剂的狗接种一系列毒力增强的药剂,以防它们体内的狂犬病进一步恶化。

在巴斯德确信自己能够使狗免受狂犬病的侵害时,他就开始思考一个更大的难题:如何使人对狂犬病产生免疫。很明显,即使狂犬病疫苗安全有效,也不具备大规模免疫接种的候选人,因为人类狂犬病的情况十分罕见,不足以因有潜在危险而去注射。在法国,免疫所有的狗是不可能的,且由于野生动物携带的疾病千变万化也不能为人们提供足够的保护。因此,在狂犬病危及生命,千钧一发的时刻使用疫苗是唯一可行的办法。1885年,巴斯德的疫苗注射给了一个被疯狗严重咬伤的9岁男孩。鉴于伤口而言,医生确信他会死于狂犬病。尽管注射了狂犬病疫苗药物十分痛苦,但这个男孩完全康复了。巴斯德1885年10月向巴黎科学院提交了此案的报告,1886年1月在《科普月刊》上发表了英文译本。狂犬病疫苗的消息公开后,引发了强烈的批评和过度的乐观。许多报道称狂犬病疫苗是医学科学的最大成就,但巴斯德的对手如抗感染者、抗病毒剂、保守的医学家和兽医都强调疫苗的不成熟性、过程的危险性、人体试验的不道德性以及诊断人类狂犬病的问题。尽管如此,狂犬病疫苗的成功使用仍受到广泛关注,提高了巴斯德的声誉并建成巴斯德研究所。狂犬病疫苗引发的媒体轰动也提高了对疾病细菌理论的兴趣,而媒体的这一举动引导公众期盼医学研究带来奇迹般的收益。

狂犬病疫苗不可避免地产生了惨痛的失败和成功。与天花疫苗不同的是,狂犬病疫苗只是在被认为是狂犬病的动物咬伤后才进行的。免疫是否成功取决于接种开始的时间和个体对疫苗的反应。批评者认为,只有通过病人死于狂犬病才能衡量免疫是否成功是没有意义的。实际上,预测被狗咬伤后是否携带狂犬病病毒的难题是评估巴斯德狂犬病疫苗的一个复杂因素。狂犬病如果染上了便是致命的,但并不是所有疯狗都会导致人患狂犬病,也并不是所有所谓的疯狗都携带狂犬病病毒。因此,许多并没有感染狂犬病病毒的人可能会接受一系列不必要的痛苦和危险的接种。然而,当被狗咬伤的受害者面临狂犬病死亡的可能性时,仍有数千人决定接受巴斯德疫苗的固有风险。

由于宠物狗会有常规接种,而且被可能携带狂犬病病毒动物咬伤的人会有更加安全的疫苗,在发达国家中人们因狂犬病而死亡非常罕见。美国每年大约有 4 万人因接触狂犬病而治疗,主要是因为接触野生动物,通常是浣熊、蝙蝠或土狼。让人哭笑不得的是,在一些大力宣传的病例中,由于器官供体被狂犬病毒感染却未被诊断,在移植过程中将病毒传染给器官受体。尽管因捐献器官导致狂犬病死亡的案例极为罕见,但接受肾脏、肝脏、肺脏和角膜捐赠的患者中也有数例因此而死亡。移植专家承认,移植的器官和组织可以传播各种疾病,但由于器官稀缺、时间限制和资源缺乏,对所有潜在的传染病进行检测几乎是不可能的。

虽然目前大部分因狂犬病死亡都发生在非洲、亚洲的发展中国家,但狂犬病的威胁在世界许多地区仍是一个不容小觑的问题。狂犬病每年杀死 5.5 万人,数百万人被狂犬病动物咬伤后进行预防性接种。狂犬病控制策略是否有效取决于如何理解狂犬病在所有可能寄主物种中的分布和发生率。狂犬病常见于非洲、亚洲和拉丁美洲的家养狗和流浪狗。在北美洲、南部非洲、加勒比海部分地区和欧洲,野生食肉动物是该病毒的主要宿主。在非洲,狐狸、豺、蝙蝠、猫、地鼠、猫鼬、獴、牛、羚羊和各种啮齿动物都被发现携带狂犬病毒。2006 年,狂犬病控制联盟启动了"世界狂犬病日"计划,为预防狂犬病和管理狂犬动物病提供帮助。第一次"世界狂犬病日"于 2007 年 9 月 8 日举行,旨在引起人们对这个望而生畏却可以预防的疾病的关注。

罗伯特·科赫

罗伯特·科赫与路易·巴斯德在教育、性格和医学科研方面非常不同,但他在制定现代细菌学原理和技术方面是最成功的。科赫缺乏巴斯德的戏剧性,但他那简单却不失巧妙的实验技能是建立现代微生物学的基础。在科赫还是乡村医生时,他证明了炭疽是一种特殊杆菌引起的,绵羊和牛是主要受害对象,这也是他第一个研究成功的项目。人因接触病畜及其制品而被感染。根据感染细菌方式的不同采用不同的临床模式,主要分为皮肤、胃或肺吸入炭疽。皮肤炭疽病最常见,其表现为局部皮肤严重溃疡,称为恶性脓疱。食用病畜未煮熟的肉类而感染肠炭疽,以及曾经被称为羊毛分拣机病毒的肺炭疽基本是致命的。到 1860 年,一些科学家在炭疽病患者的血液中观察到相当大的杆状细菌,但是证据显示这些细菌与疾病之间在很大程度上是间接的关联。因此,科赫虽然不是第一个从炭疽病死的动物血液中发现炭疽杆菌病原体的科学家,但他是第一个提出了严格证据,证明炭疽是由特定的微生物引起的。

使用来自病畜的血液,科赫成功地将这种疾病传染给兔子和小鼠。他紧接着通过一系列实验动物连续不断地传播疾病。为了进一步证明这种疾病是由炭疽芽孢杆菌本身引起的,而非病畜血液中的某种毒素,科赫在一系列实验中培养了细菌,并且证明即使经过 10 次到 20 次转移,他的细菌培养物也可以在实验动物中引发炭疽。这些实验排除了炭疽病是动物本身的某些毒物引起的可能性。显而易见,只有在动物和实验培养中繁殖的实体才能建立此类感染链。

在显微镜载玻片上观察炭疽杆菌生长时,科赫发现当培养基蒸发时,炭疽菌的线状链转化成珠状孢子。通过加入新鲜的培养基,可以扭转这种转变。两种形式的炭疽芽孢杆菌的存在及其孢子的持久性解开了炭疽病的神秘面纱。由炭疽芽孢杆菌形成的孢子在恶劣的条件下可长时间保持休眠,但仍能复活。在被污染的牧场中,孢子储存病菌并通过消耗污染植被来复活、传染。孢子是在动物中传播疾病的最普遍的方式,但是人们在屠戮、宰杀或给病畜蜕皮时会接触到有活性的杆菌。处理病畜毛皮的人会接触暴露在外的炭疽芽孢。在理解了炭疽病的由来之后,人们立即采用特定措施处理炭疽死亡动物,以控制疾病蔓延。人们发现如果将尸体焚烧或深埋于干燥的沟壑中,炭疽病毒便不会形成孢子。调查绵羊、牛和马疾病的模型表明,炭疽病一般潜伏在羊身上,将其他动物与羊简单地隔离便会中断感染链。

1876 年，当科赫确信他已经分离出诱发炭疽病的微生物，建立了它的生命周期，解释了疾病的自然史时，他征求了费迪南德·科恩意见和建议。科恩作为植物学家，却也是第一位对细菌特别感兴趣的德国科学家。在验证了科赫的实验结果之后，科恩在《植物生物学贡献》杂志上发表了科赫的论文《基于炭疽芽孢杆菌发育周期的炭疽病原因》。即使在科赫关于炭疽病的经典著作发表之后，对疾病细菌学说的批评者仍然认为，炭疽病是由血液中的有毒物质引起而非所谓的炭疽杆菌。这些对疾病细菌理论的抨击将巴斯德卷入这场纷争。巴斯德将培养物转移了 100次，在肉汤或尿液组成的培养基中纯化细菌。只有在多次转移过程中繁殖的活体才可能是致病的菌原；更确切地说，这个烦琐过程中，受不断的稀释因素影响，再强的毒物也不可能还存在于原样本中了。巴斯德注意到怀疑者们从已死很久的动物身上取得了标本。他推断这种情况是因为其实验涉及多种腐败细菌，而不仅仅是炭疽病菌。炭疽杆菌的另一个特点与鸡是否会患病相关。在正常情况下鸡不容易感染炭疽，但巴斯德用实验证明鸡是有可能被传染的。这些实验使人们开始关注物种对特定病原体不同敏感差异的复杂现象。

虽然炭疽杆菌引起炭疽的明确证据由科赫提出，但是预防疫苗却是巴斯德研发出来的，他还解释了炭疽杆菌的孢子和小尾在繁衍传播中所起的作用。为了制造预防疫苗，巴斯德在可控的实验条件下培养炭疽芽孢杆菌以选择不产生该病的减毒株。针对炭疽杆菌，保持特定的温度范围对于防止孢子形成或生长型死亡至关重要。1881 年，在巴厘岛的农业协会的合作下，巴斯德在普伊勒堡当众示范了炭疽疫苗。在公示时，巴斯德仍然试图从减毒活菌制造安全有效的疫苗。虽然巴斯德和他的同事没有透露这个问题的严重性，但他的研究笔记表明，实际上他用了同事钱伯兰特和埃米尔·鲁用化学手段处理过的死疫苗。但当众示范仍取得了巨大的成功。即使在接种炭疽芽孢杆菌的高毒力菌株后，接种的绵羊和奶牛仍保持健康；未接种的对照组染上了炭疽病。到 1894 年，数以百万计的绵羊和牛接种了炭疽疫苗。

炭疽病除了对家养动物造成威胁外，还可以感染野生食草动物，甚至是食肉动物。博物学者报道了在非洲多种物种因炭疽病死亡，包括大象、狮子、猎豹、斑马、水牛、长颈鹿、羚羊、河马和犀牛。在印度的禁猎区，鹿和大象死于炭疽病。在加拿大,北美野牛炭疽暴发早在 20 世纪 60 年就有记录。患病动物的皮可以携带炭疽芽孢。皮肤和吸入性炭疽病例可以追溯到用来制造鼓的天然动物皮。纺织工人从山羊毛皮染上了这种病。在许多发展中国家,特别是在黑非洲的大部分地区,炭疽病从感染的动物传播到处理生皮或食用未煮熟肉类的人类身上并不少见;美国自 2011 年"9·11"恐怖事件以来,对炭疽的诊断立即引起了对生物恐怖主义的恐惧。皮肤炭疽是最常见的人类炭疽病,现可以用抗生素治疗;但吸入性炭疽,即使采取积极治疗仍然会危及生命。

在确定了特定微生物炭疽芽孢杆菌和炭疽病之间的因果关系之后,科赫开始研究普遍存在的伤口感染问题。许多研究者观察到感染致命的细菌经常伴随着手术或创伤性损伤,但是无法确定疾病是否由微生物引起,以及疾病是病理过程还是由非特异性实体产生。某种程度上来说,科赫实验小鼠的伤口感染意在支持细菌是有区分的、固定种属的概念。如果细菌不独立存在,那么说疾病由特定微生物引起(如炭疽杆菌)是没有意义的。不幸的是,科赫公示了小鼠伤口感染实验的重要性没有得到大家的认可,可能是因为科赫不能证明它们与人类疾病的相关性。

细菌理论的批评者仍认为微生物是非特异性的,易转化为其他形式。科赫认为实验中形成的新型微生物是由于技术不过关、环境中微生物污染。这与巴斯德关于自生论的观点基本一致。细菌理论的支持者意识到,只有证实微生物的独立存在才能说服怀疑者,使他们相信疾病是由特定微生物引起的。科赫认为主张疾病细菌理论急需简单、可靠的方法来建立纯菌株。动物体很可能是病原菌的最佳培养环境,但细菌学家必须在动物体外培养纯菌株才能确定细菌病理作用。为获得纯菌株,科赫将营养肉汤转化为固化的培养基以捕获单个细菌,并使其生长成单独的菌落,就像是胶状物中细胞群。通过添加明胶、固化培养基培养的多种组织都颇为有效,但是明胶会在体温下液化并被一些细菌消化。琼脂是一种在亚洲烹饪中使用的添加剂,在欧洲制作果冻中使用的增稠剂,还可以产生添加到热汤中而不会融化的凝胶,而且来自红藻多糖的琼脂制成的凝胶对细菌消化是惰性的。科赫的同事理查德·朱利叶斯·佩特里(Richard Julius Petri)首次推行了一种简单但非常有效的在琼脂凝胶上培养微生物的装置。尽管固体培养基的使用最初被称为科赫平板技术,但由于佩特里培养皿的普遍采用,现在微生物界较科赫的名字可能更熟悉佩特里。

科赫和他的同事解决的另一个问题是复查各种公共卫生措施,例如消毒剂和被认为减少腐败与感染威胁的防腐剂。通常将防腐剂应用于外部伤口,并将消毒剂用于无生命的物体和表面。微生物学对消毒与灭菌的区别:所谓消毒是指杀死营养细胞(但不一定是所有孢子),而灭菌是指完全杀死孢子和营养细胞。科赫在测试知名品牌的防腐剂活性时发现:许多防腐剂和消毒剂并没有真正杀死或抑制细菌的生长。

巴斯德选择狂犬病,这种引人注目但极少威胁到生命的疾病作为研究对象;而科赫则选择研究结核病,并证明其特定微生物因子——结核分枝杆菌,引起肺痨、肺结核、淋巴结核、粟粒性肺结核、波特氏病等不同临床症状。经过数十年关于结核病性质的争论,科赫指出由于结核分枝杆菌可以侵袭、大量繁殖并破坏几乎全部人体组织,所以引发各种疾病。1882 年,当科赫报道了结核杆菌,世界各地的报纸纷纷刊登解释他的工作,并推测这将为 19 世纪主要杀手之一(结核病)提供可能的疗法。在理解了结核病这一令人恐慌的疾病是怎样弥漫于 19 世纪整个生命体系后,就能理解科赫的结核病研究带给民众的兴奋心情。在科赫研究初期,流行病学家估计每 7 个人中就有 1 人死于肺结核。因为年轻人更容易患病、死亡而对社会造成了很大的影响。甚至在 20 世纪 40 年代,病理学家对生前没有病症的人验尸时经常发现肺结核的迹象。

与 20 世纪 80 年代的艾滋病相似,肺结核夺走的多为年轻艺术家、作家、作曲家和音乐家的生命,人们便把结核病发烧比作创造天才之火。科赫的发现打破了这个神话,他证实结核分枝杆菌最常见于贫民居住的肮脏、黑暗、拥挤的贫民窟中。如同艾滋病一样,创造性与结核病所谓的联系是流行病的偶然结果。然而,疾病与贫困之间的联系表明了社会基础的不平等。另一个对肺结核虚幻神话的打击是结核杆菌的尺寸、形状和染色特性上与麻风相关微生物非常相似,而麻风常令人唾弃,毫无浪漫可言。感染肺结核的青年患者将咳出的痰小心地包裹在手帕中,并多情地认为这样就能包裹住因咳嗽、吐痰而弥漫在空气中的细菌。从社会背景和文学典故角度来看肺结核病、麻风病的历史,可能最恰当地诠释了疾病给人类带来的痛苦不能简单归结为对疾病菌原的描述。尽管各种形式的结核病都是由特定病原体引起,但控制疾病需要考虑疾病网络中复杂的因果关系。肺结核是人类最常见的疾病,因为患者咳嗽、吐痰携带的细菌为结核病提供了高效的传播途径。在通风不良、无窗、肮脏、尘土飞扬的房间,结核杆菌可以在几天甚至几个月内依旧存活。在了解这些以后,公共卫生改革者呼吁开展一系列运动,隔离病人、终止传染链,然而这只是解决贫困、住房、拥挤、不卫生条件等基本社会问题的第一步。

科赫指出,相较于那些易分离、鉴定的病原体来说,结核杆菌的分离、鉴定极为困难。它比炭疽芽孢杆菌小得多,即使在最佳的实验室条件下,其生长速度也惊人地缓慢。一开始结核杆菌在体内存留的时间令人困惑,但细菌学家最终发现结核分枝杆菌利用巨噬细胞、白细胞,通过吞噬、破坏细胞中的微生物将细胞变为主要宿主。包括牛、马、猴、兔和豚鼠在内的许多动物都有结核病,但不是每种生物都会有结核杆菌菌株。引起牛、山羊和绵羊结核病的牛分枝杆菌与结核分枝杆菌密切相关。当饲养山羊和牛时,人类可能会感染结核病。许多细菌学家认为携带病菌的奶牛对儿童不利,但科赫误认为人类是不会感染牛结核菌的。显然,科赫一再强调了痰在肺结核传播中的作用,而低估了结核病牛的奶带来的危害。虽然科赫的影响很大,但是科学家们认识到了病畜牛奶的危害,公共卫生改革者呼吁检测乳畜及食用巴氏杀菌牛奶。巴氏灭菌的反对者受到了科赫的鼓励,但是认识到牛结核病是一种公共卫生威胁,特别是对于年幼的儿童来说,是控制结核病斗争的一个重要因素。

临床医师和疾病细菌理论的批评者并不认同科赫对结核杆菌的研究,他们认为单一的病原体不可能导致如结核病那样复杂的疾病,也不认可肺炎(肺结核)和淋巴结核(引起颈部肿胀的淋巴系统结核)是同一种疾病的不同形式。根据尸检结果,病理学家普遍认为肺结核和粟粒性肺结核是完全不同的疾病。许多医生否认肺结核是一种传染性疾病,而认为结核病是一种遗传性疾病,正如感染了结核病的家庭代代成员都会染病。细菌理论的批评者也认为,科赫所言的结核杆菌分布如此广泛,可能会传播给每一个人,而事实上并不是所有人都染病,所以结核杆菌并不是引发疾病的元凶。疾病细菌理论的倡导者则认为,批评者们的言辞好比子弹不杀人,因为并不是每个士兵都在枪林弹雨的战场中死去。一些批评者并没有反驳科赫关于肺结核传播的论点,而是说他没有发现任何新的东西,以此贬低了科赫的工作;因为英国流行病学家威廉·巴德(William Budd)、法国医生让·安东尼·维勒明(Jean Antonie Villemin)等人曾说明肺结核具有传染性。维勒明还证实了肺结核可以通过痰液、血液和支气管分泌物从人体传播到兔子。

科赫在研究伤口感染和结核病的过程中,系统阐述了关于证明特定的菌原导致特定疾病的必备条件。雅各布·亨勒及其他人曾经提出类似的法则,但科赫提出了确定特定细菌和特定疾病之间关系更为缜密的方法,因此这些标准被命名为科赫假设。科赫假设为研究微生物与疾病史间的关系提供了有价值的、间接的证据。怀疑者主张即使微生物与疾病相关,也可能不是致病原因。对因果关系缜密检验需要将微生物与患病动物、组织碎片、体液和所有可能的污染物完全分离。根据经典的科赫假设,研究人员必须证明在患者身上发现一种特定的、不存在于在健康人的组织或者其他疾病的患者身上的微生物。然后在实验室中分离培养微生物,将其与感染组织、潜在毒素及其他微生物分开。在引发疾病的微生物成长为单一的实验培养物后,它应该接种给健康动物。如果实验动物接种了单一的实验室培养微生物后感染了疾病,并具有该疾病的典型症状与特性,还可以从这些动物中分离出微生物,研究者可以合理地断定所述的微生物会引发疾病。虽然科赫认为如果可以,研究者在正式说明传染病因前应该完成上述所有步骤,但并不是所有的人类疾病都可以接种给实验动物,有些微生物也不能在实验室中培养。对伤寒、麻风、霍乱等人类疾病的研究因缺少动物模型而无法进行,但科赫相信细菌学的进步终将控制流行病。他试图寻找结核病的疗法,却彻底失败了,几乎成了笑柄。

在没有治疗药物的情况下,无论是微生物还是遗传性疾病都会导致肺结核,肺结核患者通常每况愈下,最终不可避免地死去。对于认同结核杆菌与结核病相关的人来说,他们期待科赫的发现能够使疾病早期确诊,以断开传染链。另外,医生检测无症状感染会扩大估计疾病的流行率,增加公众对结核病患者所构成威胁的恐慌。除非科赫鉴定的结核杆菌以治疗药物或防疫疫苗而结束,否则相较于巴斯德在炭疽和狂犬病方面工作,他的工作便是失败的。

当科赫在1890年宣布他发现了一种抑制实验培养物和豚鼠结核杆菌生长的物质时,媒体和公众都急于认为结核病被治愈的时代即将到来。报纸迅速散播了科赫所谓结核菌素的神秘药剂的故事,使人们普遍认为已经发现了肺结核的治疗方法。虽然科赫意识到他的初步发现可能不适用于人类的肺结核,但他却试图隐藏其他科学家和医生鉴别的结核菌素(结核杆菌的粗提取物)。尽管如此,生死徘徊的病人、医生和科学家成群结队地来到德国寻求结核菌素治疗。

不幸的是,科赫所谓结核菌素作为治疗药物是惨痛的错误。但他预测,结核菌素将成为检测早期结核病及无症状者的有利诊断工具。虽然结核菌素不能治愈病人,但它却能区分是否感染结核病。健康人对菌原毫无反应,而患病者会有呕吐、发烧、发抖等严重的反应;有些病人甚至因为反应过激而死去。后来免疫学家将结核菌素反应称为迟发型超敏反应,这种反应是复杂免疫现象的一部分。当意识到结核菌素不是治疗结核病的灵丹妙药,甚至可能会加速病程时,公众舆论迅速地反对科赫。然而,直到他一生的结束,他仍然希望结核菌素的一些改良形式能够作为治疗手段或防疫疫苗。虽然结核菌素事件严重损害了他的声誉,但1905年科赫因在肺结核方面的开创性工作被授予第五届诺贝尔生理学或医学奖。

对结核杆菌所起作用的认识,证明结核病是一种具有传染性、可预防的疾病,而非患者的体质或遗传性缺陷。灵敏的结核菌素皮肤试验和X射线检查使诊断感染者与破坏传染链成为可能。尽管20世纪初结核杆菌分布广泛,但随着生活水平的提高,结核病的发病率和死亡率都有所下降。直到20世纪40年代塞尔曼·瓦克斯曼(Selman A. Waksman)和同事发现链霉素,才有了治疗结核病的具体办法。

科学家们发现不同的结核杆菌菌株的毒力完全不同,可以将毒性最弱的菌株作为疫苗。但是在多数人接触过杆菌甚至有人已感染原发病的地区,研发和评估适用于所有人的疫苗是十分困难的。最常用的结核疫苗是由阿尔特·卡尔梅特(Albert Calmette)、让·玛丽·卡米尔·盖伦(Jean-Marie Camille Guérin)在20世纪20年代开发的活牛分枝杆菌减毒株。虽然卡介苗(BCG)已被广泛应用于儿童结核病的疫苗,但多数美国医生不使用卡介苗,因为使用卡介苗以后就无法根据结核菌素皮试诊断是否感染。尽管有关卡介苗的安全性和有效性的问题一再出现,但许多发展中国家,尤其是在结核分枝杆菌抗生素耐药性菌株日益流行的地区,接种疫苗仍然是预防结核病的基础。

引起结核病的杆菌是结核分枝杆菌复合群的一种。引起结核病和麻风病的分枝杆菌是该组中最重要的成员,而其他分枝杆菌尤其对免疫系统受损的人会引起致命的呼吸系统疾病。所谓布鲁里溃疡是由溃疡分枝杆菌引起的,世界卫生组织把这种渐进性的致残性疾病归为一种被忽视的热带病。自 20 世纪 90 年代以来,越来越多免疫功能正常的人因感染分歧杆菌而患病。

疾病细菌理论、卫生学与卫生改革

到 19 世纪末,疾病细菌理论基本改变了人类对传染病的看法。与特定细菌有关的传染病包括炭疽、鼠疫、霍乱、白喉、淋病、麻风病、肺炎、猩红热、破伤风、肺结核和伤寒。微生物学家乐观地认为,以后可能会发现其他疾病的特定细菌。疾病细菌理论变得广为人知,以至于历史学家把该学说的普及称为"病菌的福音"。事实上在医学期刊确认这些概念的重要性之前,美国杂志就经常采用、推广关于细菌学和细菌理论的想法。中上层阶层,尤其是卫生研究者对疾病细菌理论十分感兴趣,他们对细菌学在国内卫生环境与卫生系统所起的作用进行了解释。尽管细菌理论影响社会改革和社会规范的方式十分复杂,但是科普专家一再强调肉眼不可见的细菌对人类健康和生命的威胁。一些相对乐观的科普专家认为,细菌学将在不久的将来彻底击败流行病。

细菌学为家庭、医院、城市和乡镇的卫生和清洁措施提供了新的合理性。现在生活必需品的研发销售中援引了疾病细菌理论,包括室内管道、吸尘器、杀菌原、消毒剂和抗菌肥皂等。潮湿的地窖、布满灰尘的窗帘与地毯、水槽、排水沟和厕所都是微生物引发的家庭疾病的滋生地。最终,国内卫生和清洁改革的标准被纳入城市守则并视察执行,以便所有新建筑,包含原来的管道和排水设施严格符合卫生规范。

细菌理论对于人们打扫卫生和准备食物的方式具有重要意义,甚至影响了女性裙子的长度。美国著名的健康改革家,如基督复临安息日会的精神领袖和女先知爱伦·怀特(Ellen G. White)和巴特尔克里克疗养院著名的主治医生约翰·哈维·凯洛格(John Harvey Kellogg)将疾病细菌理论纳入健康的福音。凯洛格强调细菌学这门新学科在他的大众健康讲座中的重要性,传播了素食主义的教条,并以骇人的表演向观众展示了肉中可怕的细菌。怀特在书中建议她的追随者遵循卫生规律,并保持家庭、身体和衣物最清洁的状态来避免疾病。肮脏的环境滋养细菌,破坏空气,引起疾病与死亡。为证明复临信徒素食是有理由的,怀特列举了《圣经》中的经文和科学报道,据说这些经文指出家养动物的组织是由寄生虫和病菌组成的。怀特警告大家不要喝未经巴氏灭菌的牛奶,也不要食用未经烘烤灭掉酵母菌的面包。

到了 19 世纪末,公众已经认识到周遭侵略性的、肉眼不可见的细菌的重要性。对污物和细菌的恐惧给家务和时尚带来了变化。家庭主妇警觉到藏在厚重的窗帘、地毯、华丽质感壁纸、软垫家具和满是灰尘的小玩意儿中的细菌。富人改变了传统的维多利亚式房屋,改用更清洁、更现代化的风格。由于害怕将满是病菌的尘土和城市街道的污物带入家中,女性们开始穿脚踝以上的裙子取代地板长裙。许多人剪掉可能储存细菌的胡子、鬓角。虽然细菌理论可能已经掩盖了社会、经济和政治对疾病争论的本源,但基于瘴气理论的公共卫生运动与基于细菌理论的公共卫生改革之间仍存在着诸多联系。卫生改革者依据疾病传播的瘴气理论,可以将环境中发现的细菌以及有害空气、下水道气体、受污染的水、污物、腐烂直接地列入危险清单中。

第三章　　微生物学、现代手术及治疗基础

传染病和产褥热

历史研究表明,不同的职业领域,如外科医师、内科医师、公共卫生学家以及兽医学家,他们发展出了不同的疾病微生物理论及其不同的现实意义。然而显而易见的是,微生物理论对手术、预防医学和公共卫生政策的实践具有深远的影响,而这种影响在其引领的对伤口感染及感染性疾病的有效治疗之前就已经开始了。在20世纪初,微生物学家便能够查明很多传染病的病因以及传播方式,因此,微生物学家能够使得公共卫生专家们专注于引起流行性疾病的病原体及其传播方式,并提出能够保护公众的相应措施。疾病的微生物理论也同样解释了内外科医生和产科医生是如何将致命的微生物传染给他们的病人的。

产褥热(即产后发热)就提供了这样一个典型的例子:医疗实践是如何将一种少见的疾病转化为破坏性疫情的。在产褥热的案例之中,关键的病史因素是产后护理人员的变动——从接生员到医护人员;分娩孕妇的位置变动——从家到医院。产褥热是一种极其凶险的疾病,其标志是在产后不久便出现高热、子宫感染、胸腔及腹腔脓肿和败血症(脓毒血症)。根据希波克拉底记载的历史病例来看,在古希腊,产后感染是一种虽然少见,但并非不为人知的疾病。但到了19世纪,这零星的事件却已经转变成众所周知的、可怖的流行病了。在18世纪下半叶,这个普遍被认为是启蒙时代的时期,男医生首先开始替代传统上作为接生员的女性。但这个时代同样是产褥热成为显著威胁的时期,尤其是在那遍布欧洲城镇之中为贫苦妇

女准备的产房内。医院的产科病房给感染性病原体提供了一种新环境,使得它们能够从一个受害者传染给下一个受害者。与产褥热的斗争可以看作无菌外科手术发展历史的一部分,因为产褥热从本质上而言是和伤口感染相同的。但第一位意识到产褥热是一种具有传染性并可以大范围预防的疾病的医生,却生活在微生物理论建立之前。尽管有着非常不同的教育背景和临床经验,美国诗人、内科医生奥利弗·温戴尔·霍尔姆斯(Oliver Wendell Holmes)和匈牙利产科医师伊格纳兹·菲利普·塞麦尔维斯(Ignaz Philipp Semmelweis)却得出了同样结论:产褥热是一种通过医生的手传染给病人的传染性疾病。

1843年,霍尔姆斯在波士顿医学改革协会上发表了一篇题为《产后感染性传染病》的文章。尽管这篇文章在当时并没有引起人们太大的关注,但其后却成了医学史上的一个经典。当听说有一名医生死于"病理学家的脓毒症"(即现在的败血症或称脓毒血症),并在他去世前一周左右对一名因病致死的患者进行过尸检,霍尔姆斯对产褥热产生了兴趣。在那一周内,这位医生接诊了几名临产妇女,而这些产妇后来均患了产褥热,因此霍尔姆斯想到,这病例唯一合理的解释就是:产褥热是一种传染性疾病,该疾病通过医生从一个病人传染给另一个病人。

当时许多医生都认为产褥热是一种和季节性瘴气有关的疾病,但与流感不同的是,不同的城镇、村庄和医院的流行情况并不与一年中的某一特定时期相吻合。其他医生则认为产褥热是一种孕妇特有的传染性疾病,但他们坚持认为其传染性和医生无关。然而,对这些产褥热病例的回顾研究则表明,该疾病几乎总是攻击特定医生管辖下的病人,尤其是集中那些在接生前进行过尸检工作的医生上。因此,霍尔姆斯认为合乎逻辑的结论是,正是这些特定的医生传播了疾病。如果这是正确的话,那么社会应该谴责与这些产褥热病例有关的医生,并将该传播行为视为刑事犯罪,而不应该将患此类疾病视为一种不幸。因此为了防止产褥热,霍尔姆斯坚持认为产科医生不应该参加尸检。如果有医生必须作为观察人员参加尸检的话,那么他必须在尸检之后更换衣服,彻底清洗,并且要等待24小时之后才能够参与与女性接触的工作。尽管霍尔姆斯列出了一个合理的病例,说明了产褥热的传染性,并提出了一个打破传染链的实际方法,但是他无法解释感染的具体原因。他同时代的人仍然坚持认为,该疾病仅在某些特定情形下会变得具有传染性,而这传染性总是由于空气之中的流行病因素，或者某些特定妇女自发感染而形成的。

霍尔姆斯在决定成为一名医生之前曾经学习过法律，尽管他提出了一个合乎逻辑的论据，但他提出的这个结论并不是建立在一个坚实的直接观察或者大量病例之上的。他提出的产褥热连续传播的例子被他的同事们认为仅仅只是轶事而非有力的争论。与霍尔姆斯相比，塞麦尔维斯曾观察了大量产褥热患者，并对其中许多患者进行了尸体解剖，为疾病的传染性提供了强有力的统计学证据。然而，尽管塞麦尔维斯提出了产褥热产生原因的理论，以及预防产褥热的实际方法，但他也同样没有动摇当时的医疗界。的确，塞麦尔维斯在现代微生物理论和抗菌原则相结合的时代被遗忘了。塞麦尔维斯提出他的"理论"的基础是他在维也纳综合医院第一产科诊所工作时所积累的统计学和实证证据。在19世纪40年代，维也纳医院为贫困妇女提供产科服务。作为回报，她们将作为"教学资源"供医学生、医生和研究人员学习。每年他们能够预期见到数以千计的分娩病例和数百例的尸检，医学生们有机会借此参加考试、帮助分娩以及尸检。产科病房则分为两个单独的部门，一个由助产士训练的助产士学员管理；在另一个部门，医学生则在医生的指导监督下执行检查和帮助分娩。妇女有时会被几名医生和医学生仔细地检查。认真的医生和学生在产科病房和毗邻的解剖室之间自由走动着。

一般说来，维也纳产科诊所的孕妇死亡率在19世纪的慈善医院中并不算高。但令人震惊的是，助产士所服务的产科部门和医生所在产科部门之间存在明显的死亡率差异。助产士负责的部门的死亡率在2%—3%，而塞麦尔维斯所在的医生负责的部门，死亡率却在7%—10%。由于无法解释这种差异现象，塞麦尔维斯仔细检查了临产产妇和产褥热受害者的遗体，但产褥热患者的死亡率仍然高达18%。根据当时主流的医学理论，产褥热是由腐败不洁的空气条件，或是因产褥热自身的"流行"而引发的。怀孕、分娩和哺乳，产妇的特殊体质使得她们容易受到产科病房有毒气体的影响。即使是那些选择在家中分娩的有钱人，也有可能受到有毒气体的影响。但许多非特异性的并行因素，像是过度拥挤、恐惧、焦虑、营养不良等等都会增加为贫苦人士服务的产科病房的产褥热患病率。

然而，塞麦尔维斯拒绝了这些广泛被接受的理论，转而建立了他自己的学说：产褥热和伤口感染相同，均由"尸体物质"（腐烂的有机物）进入身体所引发。这个理论来自 1847 年他的同事和朋友雅各布·科勒列奇卡（Jakob Kolletschka）去世之后所引发的思考。根据尸检报告，科勒列奇卡死于"病理学家的脓毒血症"，这是一种由手术刀割伤所引起的致命感染。塞麦尔维斯认为，这种致命感染一定是由于尸体物质通过解剖刀伤口进入人体所致。通过阅读尸检报告，塞麦尔维斯意识到这种脓毒血症的症状和产褥热惊人地相似。很明显，由于分娩导致的创伤（特别是胎盘和子宫壁分离会造成开放性伤口），分娩后妇女特别容易受到致命的感染。因此，塞麦尔维斯得出结论，这种尸体物质是引发产褥热和脓毒血症的共同原因。正如解剖刀能将这种腐败物质带入解剖者的体内，解剖医生受污染的双手能够将致病物质带入脆弱的产妇体内。

当医生和医学生遵守塞麦尔维斯的命令，用强效的消毒剂洗手，直到所有的尸体物质被清除，医生负责的产科病区的死亡率就下降到了 3％以下。塞麦尔维斯将剩余的死亡病例归因于产妇子宫内残余胎盘或者胎儿物质的腐败，这种残余的有机物腐败后，基本上等同于尸体物质。因此，这个理论解释了所有产褥热的病例，包括了零星的在家生产的产妇和更为常见的在公共产科医院的患者，都是由腐败的有机物所引起。瘴气、流行病因素或未知的自发因素被该理论排除在外了。然而不幸的是，塞麦尔维斯的学说通常被误解为将产褥热与尸体物质相关联起来的一种简单尝试。尽管许多医生很愿意接受严格的清洗程序去消除他们手上的尸体物质，但他们拒绝接受产褥热是由医生所传播的特定疾病这一说法。同样，他们也没有意识到仅靠洗手是难以消除在诊治过程之中的传染，因为工具、敷料、床上用品以及衣物同样可以携带一些未知的、隐形的感染源。

对塞麦尔维斯个人来说，他于 1847 年发现产褥热的原因并提出了针对产褥热的预防方法，但直到 1861 年他才完全解释了他的发现，当时他发表了《产褥热的病因、概念和预防》。四年之后，或许是由于伤口感染，塞麦尔维斯在一家精神病医院去世。以现在的眼光回头来看，当时塞麦尔维斯和霍尔姆斯如果能够说服医疗界采用他们的方法来预防产褥热，那么术后感染的负担将会减少，但他们的观念在当时被忽略了。在 1879 年，路易·巴斯德发现了一种病原体，现在被称为溶血性链球菌，这似乎是引起产褥热的原因。最终，链球菌被确定为引发猩红热、脓毒性喉炎、风湿热、丹毒以及坏死性筋膜炎的病原体。

塞麦尔维斯死后不久,约瑟夫·李斯特(Joseph Lister)开始发表一系列论文,这些论文阐述了引发外科及医院管理革命的抗菌体系。当被问及他的工作是否受到塞麦尔维斯的影响时,李斯特解释说,当他开始一系列临床试验时,他对塞麦尔维斯学说一无所知,他的灵感来自巴斯德关于发酵、腐烂和疾病的微生物理论。塞麦尔维斯在 1847 年就创立了他的学说,但直到 1893 年,李斯特通过阅读一份向塞麦尔维斯致敬的传记,才知道塞麦尔维斯关于产褥热的研究,这份传记出自一名在伦敦的匈牙利医生西奥多·杜卡(Theodore Duka)。当时的塞麦尔维斯并没有意识到引起产褥热的微生物是什么,也没有理解他所做工作的广泛意义,但李斯特慷慨地承认了塞麦尔维斯是一个"临床先驱"。塞麦尔维斯在死后终于获得了应有的荣誉。到了 1880 年,作为李斯特体系的一部分,抗菌法在欧洲的产科医院获得了广泛使用。尽管如此,即便是在 20 世纪早期,当其他感染性疾病的死亡率下降之时,产褥热的死亡率依旧很高。事实上,在西方国家,直到第二次世界大战,产褥热一直是与分娩相关的最常见的死亡原因。

约瑟夫·李斯特和抗菌外科

外科学已经从一个最不体面的医学分支转化为一个最成功、最强有力的专业化领域。尽管外科医生在数百年内完成了无数具有困难和挑战的手术,但直到 19 世纪,随着可靠处理疼痛和感染的方法的出现,外科学才被彻底地改变了。19 世纪 40 年代引入的全身麻醉和 19 世纪 70 年代的抗菌法使绝大多数患者能够忍受并从重要手术之中存活下来。麻醉药物使得外科医生能够比他们的前辈做更复杂的手术,但即使是很小的手术也可能导致危及生命的感染。

纵观历史,医疗者们曾经采用过无数种的材料去证实它们可能的抗感染效用,但正如罗伯特·科赫所证实的那样,大部分这些所谓的抗感染和抗菌物质是无效的,且它们之中的一些对人体组织的伤害甚至大于对微生物造成的伤害。也正如现代护理和卫生改革的先驱弗洛伦斯·南丁格尔(Florence Nightingale)经常说的那样,大多数这些制剂都是无用的,除非它们的气味是如此的难闻,以至于逼迫人们打开窗户,让新鲜的空气涌入病房。李斯特则向人们展示了一个严格的抗菌体系的价值,这个体系致力于杀死可能接触到外科伤口的细菌,而这正是现代外科学革命性的关键环节,同时也是医院能够建立外科场所和分娩场所的关键因素。

在医院采纳李斯特的抗菌措施之前,这些慈善机构通常都是危险的地方,它们几乎总是与恶劣的空气、污秽、贫穷和高感染率相连。1811 年,著名的美国医生、政治家本杰明·拉什(Benjamin Rush)曾抱怨说,尽管医院是为了救济和治愈疾病所建立的,但它们似乎却在滋生感染和危及生命的院内高热。更可怕的是,住院病人经常死于那些在家中受到照顾的私人病人很少发生的致命疾病。同样的问题在 19 世纪 70 年代的慈善医院中仍然相当普遍,住院病人经常因为小手术或分娩后死亡。当李斯特开始他的外科生涯时,他遇到了这些令人厌恶的卫生条件。和大多数同事一样,李斯特同样认为感染是有毒空气进入伤口造成的。在他寻找预防伤口感染的方法时,他开始对细菌理论对外科学和院内感染的意义感兴趣。当李斯特读到巴斯德关于微生物和发酵之间关系的理论时,他开始研究各种感染伤口的动物模型。通过这些实验和医院病房的观察,李斯特为抗菌系统提供了理论和实践基础。

当李斯特开始建立他的抗菌系统时,感染通常会导致超过 60％的复合性或开放性骨折(骨折断端穿破皮肤)病人的死亡。相比之下,那些简单骨折(皮肤未损坏)的病人通常则在没有复杂并发症的情况下恢复。复合性骨折的病人预后是如此之差,以至于许多外科医生建议患者立即在伤口以上截肢。但李斯特坚信,如果伤口能正确消毒并摆脱感染的话,复合型骨折的患者则可以被挽救。在测试了许多消毒剂之后,李斯特最终选择了石炭酸(又名苯酚)来作为杀菌剂,苯酚可以在防止伤口感染的同时又不会对正常组织造成过度的损伤。除了作为污水池、厕所、马厩和排水沟的常规消毒剂之外,据说石炭酸还可以用来消毒空气。尽管石炭酸是一种有价值的消毒剂,但它具有极强的腐蚀性,在摄入或吸入时则具有毒性。未稀释的石炭酸在一般手术中腐蚀性太强,但李斯特证明其对皮肤的不良影响在处理潜在的致命性复合骨折之时是可以接受的。此外,当石炭酸和皮肤接触的时候,会产生局部麻醉效果且不会导致皮肤起泡。然而未稀释的石炭酸对于一般手术、脓肿以及切口的消毒来说腐蚀性太强。为了减少石炭酸的副作用同时保有高度的消毒活性,李斯特花了很多年尝试去正确稀释它,或将它与其他液体混合。

到了 1865 年,李斯特成功处理了复合性骨折,并通过消毒外科医生的手、所有的手术器械和手术部位的皮肤,将他的抗菌系统应用到外科手术之中。基于巴斯德对于细菌在物体表面和空气之中分布情况的研究,李斯特坚持将抗菌系统纳入医院护理的各个方面。为了减少手术室内空气传播细菌的危害,李斯特采用了各种装置使得浓度刚好的石炭酸细雾环绕在病人和医生之中。最终李斯特意识到,他可以不在刺激性浓度的情况下得到同样好的消毒结果。到了 1880 年,经验和试验使得他坚信,只要外科医生及其助手们在术前、术中和术后严格遵守抗菌系统的基本操作,许多抗菌系统的棘手方面(比如在手术室建立一个抗菌的空气环境以及用石炭酸去清洗深部伤口)是不必要的。

医疗界在许多年内都忽视了李斯特的抗菌系统,但到 19 世纪末,他的方法在很大程度上改变了外科实践以及医院环境。外科医生们发现,如果在术中及术后护理中采用李斯特的技术,便能够避免术后感染并能极大地提升患者的生存率,即便患者被施行了复杂手术。之后,科学家和外科医生便对杀死微生物的新技术产生了浓厚兴趣,并探索了热灭菌法和化学灭菌法,消毒剂和无菌术之间的相对优点。杀菌法的目的是通过消毒剂来杀灭伤口内和伤口周围的细菌,而无菌术的目的则是防止细菌进入手术部位。事实上,对于这两个目标的关注都必不可少,因为几乎所有的伤口都会包含一些细菌,此外单独使用消毒剂也难以保证不复杂的伤口愈合。巴斯德和他的同事查理斯·钱伯兰特(Charles Chamberland)证实对于医疗器械而言,热灭菌法优于化学消毒法,钱伯兰特的工作发展了高压灭菌设备,这是一种通过制造高压和蒸汽来灭菌的设备。

李斯特的弟子们以极高的热情采纳了灭菌方法及严格的外科流程,但事实上,严格采用无菌术和杀菌法并不是迅速流行的,也不是所有的医院都能够提供相应的后勤人员和资源使上述两种技术得以实现。一些技术上的改进对于外科医生来说是难以适应的,尤其是外科医生和护士在术前进行严苛的洗手和擦拭流程是很让人不悦的。而局部麻醉和无菌外科的先驱威廉·斯图尔特·哈尔斯特德(William Stewart Halsted)认为,尽管进行了严格的清洗工作,人类的手也难以完全灭菌。因此,他开始尝试使用术前已经预备好的,经过严格灭菌的橡胶手套来进行手术。尽管有人抱怨手套会降低手的灵敏度,使手术更加困难,但在 19 世纪 90

年代,橡胶手套的使用还是成了外科常规的一部分。最终整个无菌规章包含了特殊的外科手术服、帽子、口罩、手套和从手术室内驱逐围观人员。一些医院安装了特殊的镜子和玻璃穹顶,这样观察者就可以在不污染手术室的情况下进行观察。将抗菌系统引入病房和手术室是一个主要挑战,例如,当时医院所使用的绷带主要由破布制成,能携带危险的微生物。因此不管外科医生有多么熟练,不管手术室有多么干净,如果病人们用肮脏的海绵清洗身体,用污染的敷料包扎,用脏被褥裹盖的话,则同样可能造成致命的感染。

血清疗法、砷凡纳明、磺胺类药物和抗生素

　　微生物学和病菌理论刺激了理解和预防感染性疾病方法的发展,但对病原体的识别并不能立即改善治疗。疾病的病菌理论使得科学家们证明了感染性疾病的毒力取决于多种因素,包括暴露的方式和持续时间、病原体进入身体的方式以及宿主的生理状态。微生物学也使得开发利用人体自身防御机制的保护性疫苗成为可能。正如巴斯德对于狂犬病的研究那样,人们甚至可以将毒性减低的病原体作为疫苗来使用。

　　微生物学家已经证明了细菌广泛分布的特点,但即便是在致命的疾病大流行时一些人仍然能够避免感染,还有一些人则能够很快康复并避免并发症。在一种疾病的袭击中幸存下来的人通常不会在随后的流行病中受到影响,这表明人体能够识别并击退微生物入侵者,换句话说,幸存者们获得了免疫力。拉丁文的"免疫力"最早指的是法律意义上的豁免权,但在医学领域,则指的是对病原微生物的抵抗力。19世纪晚期,科学家发现免疫力或多或少是由于血清之中的非细胞因素引起的。血液之中的"魔法子弹"——抗感染因子,被称为"抗体",而能够诱发它们的细菌、病毒和毒物则统称为"抗原"。科学家们可以通过制造保护性疫苗来诱导对特定病原体的免疫力。这个事实说明,人们可以通过一些手段来调动和增强人体的先天防御。到了19世纪末,细菌学家建立了一种叫作"血清疗法"的新治疗方案。这种方法的潜力在对白喉和破伤风的治疗中体现了出来。

　　白喉是由白喉杆菌引起的一种常见的致命疾病,这种杆菌最初由西奥多·克

莱布斯(Theodor Klebs)和弗里德里希·吕弗勒(Friedrich Loeffler)于1883年发现。当时他们正在调查一种频繁暴发的奇怪疾病,这种疾病有着各种各样的名称:恶性喉痛、假膜性喉炎、喉瘟、恶性咽峡炎。尽管许多年幼的孩子死于白喉导致的窒息,但尸检发现其内脏器官受到了广泛的损害,尤其是心、肾和神经系统。尽管喉部的皮革样厚假膜是白喉的特征性病变,医生有时也会通过将气管切开来避免患者死亡,但手术只能暂时缓解问题,同时,该疾病的其他症状却凸显出来了。尽管白喉棒状杆菌定居在人类喉部,但却能够造成人体的系统性损害,这一现象引起了巴斯德助手埃米尔·鲁克斯(Émile Roux)和亚历山大·耶尔森的兴趣,后来他们证实了这种细菌能够将毒素释放到血液之中。血中毒素的发现帮助解释了为什么气管切开术和假膜剥离的尝试常常失败。暂时性的呼吸改善并不能够逆转循环系统中毒素的影响。在实验室中,研究人员通过过滤来分离由细菌释放在培养基中的毒素,通过将从培养基分离得到的无菌滤液注射入动物体内,研究人员发现动物身上出现了和白喉患者相似的症状。此外,诸如破伤风、炭疽热、霍乱、气性坏疽、百日咳、猩红热、食物中毒和中毒性休克等疾病中也发现了细菌毒素。

在19世纪晚期,白喉是2岁至14岁儿童最常见的杀手之一,但是这种疾病同样能将死亡带给更年长的人。白喉通常经过吸入打喷嚏和咳嗽释放到空气中的细菌而感染,但这种病的严重程度通常取决于咽、鼻子和皮肤的不同暴露方式,那些患有慢性无症状鼻腔白喉的病人对其他健康人来说是严重的威胁。通过皮肤小擦伤和切口感染的白喉杆菌能造成皮肤溃疡和伤口愈合缓慢的症状。而通过吸入棒状杆菌造成的喉部感染则最可能造成致命的疾病。由白喉造成的死亡率大概在5%—10%之间,但据说严重的暴发案例致死率达30%—50%。然而确定致死率较为困难,这是由于许多人在感染了温和的、未诊断的白喉之后而获得了免疫力。

通过对白喉和破伤风的研究,埃米尔·冯·贝林(Emil von Behring)和北里柴三郎建立了一种新的疗法——血清疗法。白喉抗毒素是第一个直接以病菌理论为基础的创新和成功的治疗方法,这种方法被用在大量的病人身上,并使得医生确信病菌理论与医疗实践相关。狂犬病疫苗得到了广泛的宣传,并在社会上引起了极大的反响,但人类狂犬病却是一种极为罕见的疾病。此外,历史上第一个疫苗,爱德华·詹纳(Edward Jenner)的天花疫苗在远远早于病菌理论发展之前的1798年即已问世。科赫对结核杆菌和结核菌素的发现让人们产生了广泛的希望,但却以极度失望告终。与此相反,血清疗法被认为是一项伟大的发明,是治疗医学的一个主要补充。1901 年,贝林被授予第一个诺贝尔生理学或医学奖。尽管白喉在美国基本上是一种被遗忘的疾病,而白喉抗毒素已经成为阿拉斯加民间传说的一部分。艾迪塔罗德狗拉雪橇比赛每年举行一次,以纪念 1925 年白喉暴发期间从阿拉斯加的尼纳纳到诺姆的白喉抗毒素运输路线,这条路线大约有 1 100 英里。

像李斯特和科赫一样,贝林也对能杀死病原体的化学物质极为感兴趣,他最初寄希望于可以发现能够作为机体内源性抗感染物质的化合物。尽管那些在试管中对微生物致命的化合物一般情况下对人类是有剧毒的,但其中一些看似毒性很弱不能杀死细菌的物质却能够中和细菌的毒素。贝林的同事北里柴三郎在当时分离出了破伤风杆菌,正是这种微生物造成了破伤风。破伤风杆菌的芽孢广泛分布于土壤之中。与白喉杆菌一样,在注射经由破伤风杆菌产生的毒素后,动物产生了破伤风的症状。贝林和北里柴三郎使用梯度亚致死剂量的破伤风毒素在动物身上进行接种试验,通过这些试验,他们证明了在接种毒素后生存下来的动物血液中存在抗毒素,能够中和毒素的物质,这些抗毒素来源于这些动物的血清,即除去血液中的固体、细胞组分剩下的澄清液体之中,含有抗毒素的血清能够保护其他动物免于破伤风杆菌的感染及其毒素的影响。

血清疗法似乎提供了一种利用免疫系统产生的所谓天然抗感染方法来杀死或中和细菌及其毒素的方法。由于血清疗法是基于免疫动物产生的抗体来行使免疫功能的,因此与机体针对细菌感染而产生的免疫不同,血清疗法提供的保护是短暂的。此后当研究人员发现甲醛可以用来灭活白喉毒素时,使得另一种产生免疫的方法成为可能。对毒素进行化学修饰后,可以诱导长时程的免疫,这种修饰后的毒素被称为类毒素。白喉类毒素成为广泛使用的 DPT(白喉、破伤风和百日咳三联疫苗)儿童疫苗的一部分。通过白喉抗毒素治疗白喉患者和比拉·锡克(Belá Schick)发明的锡克试验——一种能够发现人是否对白喉有免疫力的试验,医生们发现大多数成年人之所以有免疫力,是因为早年有过感染经历,而许多看似健康的人其实属于带菌人群。

自从发现了血清疗法和采用了免疫性预防手段之后,白喉已经从常见儿童疾病之中被剔除出去了。白喉是一个能通过免疫性预防手段来进行控制的细菌性疾病。尽管如此,白喉仍然在某些地区流行,并能够由健康的携带者进行传染,所以这种疾病依然是对未获免疫的儿童及成人的严重威胁,由于公共卫生部门的不得力,或对疫苗的恐惧,这导致免疫接种率下降,白喉疫情已经卷土重来。在 20 世纪 90 年代,苏联解体后,常规免疫接种急剧减少,白喉死灰复燃。流行病学证据表明,白喉正向其他地区传播,世界卫生组织 1995 年宣布该疾病已成为国际公共卫生的威胁。

在 1902 年,当贝林发表诺贝尔奖演说时,他预测血清疗法将会完全战胜传染病。从理论上讲,血清治疗应能使所有传染性疾病获得免疫力。然而,在实践中,对于大多数传染性疾病来说,血清疗法被证明是不切实际或无效的。由贝林发现引发的乐观情绪很快就消失了。当没有任何疫苗和药物来应对像病毒性出血热这样的致命疾病时,医生们只能试图通过收集疾病幸存者的血清来挽救生命。尽管免疫性血清已经被用于治疗拉沙热和埃博拉病毒的受害者,但人类的康复血清是极其罕见的,因为很少有病人能在这些疾病中存活。拉沙热病毒使成千上万的人患病,并导致塞拉利昂、利比里亚和西非其他地区的许多人死亡。其他沙粒病毒在阿根廷、巴西、玻利维亚和委内瑞拉造成了出血热。在缺乏有效疫苗的情况下,研究人员希望能使用广谱的沙粒病毒抗血清来拯救许多生命。然而,由于需要生物安全四级动物防护设施,开发和测试出血热病毒的抗血清或疫苗将会非常困难,而且费用高昂。

由细菌产生的毒素在生物医学研究和临床医学中都占有重要地位。到了 20 世纪末,分子生物学家们巧妙利用了各式各样的细菌毒素的显著特性。使用肉毒毒素做美容手术可能是最著名的例子。而在这之前,食用不正确贮藏的食物而引发瘫痪的罪魁祸首被普遍认为是肉毒杆菌所分泌的毒素。细菌毒素的一个更重要的医学应用是由毒素与特定抗体结合而产生的混合分子。这些单克隆抗体被称为"毒箭"或"智能炸弹",将毒素带入特定细胞,如肿瘤细胞体内。

血清疗法,又称为免疫疗法的发现,激发了人们了解人体的自然免疫防御的热情,以找到激活和补充它们的方法。抗体对于传染性病原体的免疫反应是非常强大和特异性的,但很明显,许多人无法迅速产生有效的抗体用以应对微生物对生命的威胁。尝试强化天然免疫系统的努力激发了人们寻找对模拟天然抗体药物的热情。

砷凡纳明是一种专门针对梅毒病原体的砷化药物,它有效地证明了保罗·埃利希的观点,即通过不伤害人类宿主的合成药物可以杀死微生物入侵者,从而治愈传染性疾病。与巴斯德一样,埃利希的理论兴趣与实际问题密切相关,也就是说,他想了解人体的自然免疫防御,并将实验药理学转变为寻找治疗药物。对能够在体外试管内杀死微生物的药物进行化学改造可以使其成为对抗疾病的灵丹妙药,即可以在不伤害宿主的情况下,在体内将病原体杀死。一种有效的化学药物对病原体的亲和力应该大于对人类细胞的亲和力。从染料到包括了砷化合物,埃利希修改了无数化学物质的化学结构,致力于生产出对病原微生物有效的药物。1908年,埃利希因对免疫学、毒理学、药理学和治疗学的贡献获得了诺贝尔生理学或医学奖。埃利希的贡献包括开发砷凡纳明和其他药物,明确了主动免疫和被动免疫之间的区别,识别了主动免疫发挥作用之前的潜伏期,以及提出了一种独特的抗体产生和抗原抗体识别的概念模型。

埃利希的第一个目标是锥虫,锥虫是冈比亚热、那加那病和非洲昏睡病的病原体。为了寻找针对这些寄生虫的药物,埃利希用一种名叫"阿托益"的含砷药物开始了一系列实验,这种药物曾被用于治疗一些皮肤病。阿托益在体外实验中对锥虫非常有效,但却不适用于体内治疗,因其会引起神经损伤和失明。在证明阿托益可以被制造出很多化学衍生物之后,埃利希和他的同事们系统性地检测了数百种阿托益的化学衍生物,希望能够在这些衍生物中找到在实验动物体内安全有效的化合物。由于螺旋体被认为和锥虫相似,埃利希的团队也对它们展开了实验。在埃利希实验室工作的萨哈罗特·哈塔(Sahachiro Hata)在能引起梅毒、鸡螺菌病和复发热的螺旋体上测试了砷化合物。在测试了数百个化合物之后,哈塔确定了其中一种可以治愈禽类的鸡螺菌病、鼠的复发热和兔子的梅毒的化合物。到了1910年,埃利希有证据证明,该化合物对梅毒有效而对人相对无毒,该化合物即是广为人知的606制剂。606又称砷凡纳明,后来被称作"撒尔佛散"。晚期神经梅毒的患者,其特点是渐进性麻痹和痴呆,在注射砷凡纳明后症状有明显改善,但在病程早期使用药物最为有效。然而,评价梅毒的治疗方法却是极其困难的,因为10个病人在经历了缓解期之后,出现了新的并发症和症状。尽管在一些患者中出现了使用砷凡纳明引起的不良反应,直到第二次世界大战后青霉素的出现前,它一直是治疗梅毒的标准方法。

在20世纪20年代,治疗学和药理学的教科书仍然在推荐古老的治疗伤口的方案和相对较新的消毒剂,如石炭酸、过氧化氢、碘仿和次氯酸盐。消毒剂和像石炭酸这样的防腐剂可以用来治疗外部伤口,但这些化学物质如果内服则具有相当大的风险。许多化学物质在体外实验中杀死了病原体,但像撒尔佛散这样的特效药则非常罕见。

找到安全有效的抗菌药物在20世纪30年代之前大多是失败的,直到格哈德·多马克(Gerhard Domagk)发现一种含硫的红色染料偶氮磺胺可以保护小鼠不受链球菌和葡萄球菌的感染。多马克是德国一家化学公司的实验病理学和细菌学研究室的主任。与埃利希一样,多马克将对染料的研究作为一种理解病原微生物及其与各种化学物质相互作用的方法。对细菌染色的初步研究引发了对苯胺染料的系统调研,并希望能够找到能杀死细菌的化学物质。在一个典型的实验中,多马克确定了能杀死接种老鼠所需的细菌数量,即致死剂量。然后,他给老鼠注射了10倍的致命剂量,并给其中一半的老鼠立即注入一种测试物质,例如,一种被合成并在1932年获得专利的染料——偶氮磺胺。当发现偶氮磺胺能够保护小鼠不受致命剂量的葡萄球菌和链球菌的危害后,多马克在受危及生命的葡萄球菌和链球菌感染的人类身上进行了秘密的实验。1935年,多马克发表了题为《对治疗细菌感染做出贡献的一种化学疗法》的报告。

在对偶氮磺胺的抗菌特性进行测试的同时,巴斯德研究所的研究人员证明了完整的偶氮磺胺分子是不活跃的,直到它在动物体内分解并释放出了磺胺类物质。偶氮磺胺的有效抗菌成分——对氨基苯磺酰胺于1908年被合成出来且没有享受专利保护。之后,科学家们合成并测试了成千上万的氨基苯磺酰胺衍生物,这些衍生物后来统称为磺胺类药物。但当人们意识到很少有新的磺胺类药物既安全又有效时,人们对其成为药物的乐观情绪也就消失殆尽了。尽管如此,磺胺类药物还是广泛应用于淋病和不明原因所造成的感染。正如埃利希所预见到的,药物的有效性很快便受限于耐药菌株的出现。到了第二次世界大战结束时,磺胺类药物被认为基本上已经过时了。在审视 20 世纪 30 年代所谓"神奇药物"的失败带来的失望之时,多马克警告说,除非医生和科学家学会理解导致耐药菌株发展和传播的因素,否则新一代的抗菌药物也会出现同样的问题。

青霉素和抗生素的黄金时代

撒尔佛散和磺胺类药物的发现表明,化学家能够通过化学合成抗微生物类的药物,但一些科学家认为有效的药物可以从微生物世界自身发现。到了 19 世纪 70 年代,一些科学家已经开始关注"抗生性"(不同微生物之间的生存斗争)的含义。而将这个模糊想法转变为强大的治疗药物来源,则归功于亚历山大·弗莱明(Alexander Fleming)对一种真菌——青霉菌所拥有的抗菌效应的研究。在第一次世界大战期间,作为军医服役的经历使弗莱明对抗菌药物产生了浓厚的兴趣,但他治疗感染伤口的经验使他确信,化学防腐剂对人体组织的危害要比对细菌的危害大。第一次世界大战后,弗莱明致力于细菌学研究。

1928 年,在对葡萄球菌进行研究时,弗莱明发现青霉菌对这些细菌具有明显的影响。青霉菌显而易见地杀死了弗莱明丢弃在培养基中培养的葡萄球菌。细菌制剂的霉菌污染是一种常见的实验室事故,通常被认为是技术不佳的标志。尽管承认这种相关性,弗莱明经常说,如果他的实验室工作台总是干净整洁,他就不会有任何发现。当时弗莱明外出度假,留下了一堆脏兮兮的旧培养皿。在回到实验室后,他发现在其中一个培养皿中生长的葡萄球菌在一个特定的霉菌菌落附近被杀死了,这个菌落后来被鉴定为青霉菌。当时弗莱明认定这个菌落是由孢子污染细菌培养基产生的,而青霉菌则生产出某种可以抑制或杀死细菌的物质。后来那些尝试重复弗莱明发现的科学家们,称他的发现是科学史上最幸运、最伟大和最不可思议的发现。只有极少种类的霉菌可以产生有效的治疗物质,青霉菌则是其中更加罕见的。由于青霉菌无法溶解完全长成的葡萄球菌菌落,因此青霉菌必须在葡萄球菌开始生长之前,将青霉素释放到培养基中。

出于对青霉菌能够杀死培养基中的葡萄球菌这一现象的好奇,弗莱明开展了一系列实验,其中包括一些鉴定杀菌有效物质的试验。尽管他试图纯化青霉素的尝试没有成功,但是他发现无论在稀释过的培养基内还是在培养基原液内,青霉素都能够抑制很多不同种类的细菌生长。弗莱明通过研究证明,青霉素可以杀死细菌的同时对试管内的白细胞和实验动物均无害,然而弗莱明没有进行能够证明青霉素在受感染的人和动物体内有效的关键试验。弗莱明发表了他对青霉素抗菌特性的研究,并继续在他的研究中使用这个特性,但他后来抱怨说,细菌学家和医生忽视了他的工作,直到磺胺类药物的使用改变了人们对于治疗细菌感染的看法。

弗莱明在 1928 年偶然发现青霉素的故事是众所周知的,但直到第二次世界大战,青霉素的治疗潜力才得以发掘。直到 1945 年诺贝尔生理学或医学奖被授予弗莱明、霍华德·弗洛里(Howard Walter Florey)、恩斯特·伯利斯·钱恩(Ernst Boris Chain)之后,后两者证明了青霉素可以有效地治疗感染性疾病,它的发现者和证明者才得到了认可。1938 年,弗洛里和钱恩开始了对天然抗生素的系统性研究,他们测试了多种微生物产生的物质之后,才确定青霉素是独特的。在两年内,弗洛里和他的同事们部分纯化了青霉素,并用它在感染了链球菌、葡萄球菌和其他几种病原体的小鼠身上进行了实验。由链球菌和葡萄球菌造成不可治愈的感染的病人身上的实验,初步证明了青霉素的有效性和安全性。他们在英国《柳叶刀》杂志上发表了第一份青霉素的临床试验报告,但直到第二次世界大战结束之后,对青霉素的研究才得以继续。在美国参战前不久,弗洛里和诺曼·希特利(Norman Heatley)飞往美国,在那里他们和美国科学家一起改进青霉素的生产。青霉素的大规模生产成了战时的重要优先事项,因为它对武装部队和平民都具有重要的价值和意义。

青霉素对许多革兰氏阳性菌群有效,包括肺炎双球菌、葡萄球菌和链球菌。到了 1950 年,青霉素被广泛用于治疗梅毒、淋病、肺炎、白喉、脑膜炎、链球菌性喉炎、扁桃体炎、风湿热、疖疮和脓肿。青霉素尽管并不是对所有病原体都有效,但却是一个革命性的新型治疗药物。此外,青霉素的成功使用证明了微生物世界本身包含了许多有价值的化合物,而这些化合物对化学家在实验室合成来说太复杂了。"抗生素"一词被用来指一类由微生物合成的药物,它们能够抑制其他微生物的生长。大多数抗生素像青霉素来源于丝状真菌,但土壤中的一些放线菌素同样能够产生重要抗生素。抗生素通过抑制核酸或蛋白质的合成、破坏细胞膜、阻止细胞壁合成或干扰细胞代谢来杀死或抑制病原体。链霉素由链霉菌产生，由塞尔曼·A.瓦克斯曼（Selman A.Waksman）与他的同事伊丽莎白·布齐（Elizabeth Bugie）和阿尔伯特·沙茨（Albert Schatz）于1944年发现。链霉素由于对肺结核特别有效，因此具有相当大的价值。像新霉素、氯霉素、金霉素、红霉素和制霉菌素的发现，也扩大了可以用抗生素治疗的病原体的范围。

瓦克斯曼是土壤微生物学的先驱，在对土壤微生物的系统性研究中他发现了20多种抗生素，但它们大多数要么作用极弱，要么对人有极大的毒性。链霉素对很多细菌都是有毒的，像造成伤寒、兔热病和鼠疫的病原体的结核分枝杆菌。但是结核由于具有发病不可预测、疾病进展缓慢、易被饮食和作息等其他非特定性因素影响的特征，所以评估结核治疗方法的好坏是很困难的。科赫公司结核菌素的失败使得人们开始怀疑其他所谓的"奇迹疗法"。费尔德曼（William H.Feldman）和霍顿·科文·欣肖（Horton Corwin Hinshaw）在得知链霉素对结核分枝杆菌的作用后，用豚鼠作为结核动物模型展开了一系列实验。实验结果表明，链霉素对结核感染有效，而后对肺结核、致死性脑膜结核和骨髓结核的患者展开了试验。尽管链霉素被普遍认为是一种不可思议的药物，但早期不纯的制剂还是引起了人们对其安全性和有效性的怀疑。一些患者遭受了包括神经损伤和耳聋在内的不良反应，但制药公司在1948年就能够生产和销售改进的药物制剂。在经历了其前副手阿尔伯特·沙茨发起的一场复杂的专利纠纷两年后，瓦克斯曼于1952年被授予诺贝尔奖。在1994年，沙茨被授予了罗格斯大学奖章，尽管他认为他没有因为发现链霉素而获得足够的荣誉。

青霉素和链霉素的成功促进了制药工业的发展，并空前鼓励了人们对生物医学研究的支持。这折射出了人们20世纪40年代到20世纪50年代的乐观主义，这一时期被称作抗生素的黄金时期，瓦克斯曼预测未来的研究将会发现作用更多更强、毒性更低的抗菌类药物。然而，到了20世纪60年代，人们对不断加快的发现步伐似乎仍过于乐观。此外，过度使用乃至滥用抗生素导致了意想不到的副作用，这导致了耐药性菌株的发展。治疗结核所需的长期疗程刚好为耐药性菌群的进化创造了理想的条件。异烟肼、利福平、对氨基水杨酸和链霉素的联合疗法改变了肺结核的控制和治疗手段。临床试验证明，联合疗法治疗肺结核比单独用药更加有效。多药物联合疗法有助于避免耐药性菌株的繁殖和生存。尽管治疗结核联合使用多种抗生素，但是要治愈该疾病也需要几个月的时间，部分疗程的治疗通常会抑制活动性结核，能够阻止疾病的传播。

链霉素和其他抗生素使结核病的治疗发生了革命性的变化，到20世纪60年代，传染病学家对控制甚至根除这种疾病的前景持乐观态度。最主要的障碍，正如19世纪改革家们所观察到的，是那些疾病负担最重的地区同时也是最为贫困和最缺乏医疗和公共资源的地方。与其他任何传染病一样，即便是存在于孤立而贫穷的人群之中，只要这种病原体持续存在，就有可能对那些疾病发病率已经急剧降低的富裕国家造成威胁。在20世纪80年代，公共卫生当局发现，特别是在贫困地区和由艾滋病毒或艾滋病感染造成机会感染的地区，结核发病率上升了。尽管在某些地区控制结核有所改善，但在20世纪90年代，非洲和东欧的发病率显著上升，当时世界卫生组织宣布结核杆菌病为全球卫生紧急情况。结核病仍然是印度、中国、印度尼西亚和非洲，尤其是南非和尼日利亚的严重问题。在治疗不充分、忽略公共卫生程序、没有处方或缺少医疗监督的地方，但广泛提供抗生素的情况下，耐药性细菌的出现尤其可能发生。一种抗生素通常的抗菌谱有限，只能影响部分菌株，并且抗生素均对病毒无效。有些抗生素毒性很大，只有在没有其他选择的时候才会使用。

在2002年的世界结核病大会上，专家估计约有20亿人，即约占全球1/3的人口感染了肺结核。大多数感染是无症状的或处于潜伏感染状态，尽管如此，却有每年1 000万人临床发病，200万人死于结核。2006年，全球范围内有70万结核病人和20万结核死亡患者同时属于艾滋病患者。结核病专家预测，除非世界上所有的地方一起合作制定一个控制方案，或者发明一种安全有效的疫苗，否则结核将在2020年使另外10亿人感染并使死亡人数每年增加到7 000万。

耐药性结核分枝杆菌——多重耐药结核杆菌（MDR-TB）和广泛耐药结核杆菌（XDR-TB）在世界范围内被认为是对结核控制的威胁。许多耐药微生物至少能够抵抗世界卫生组织推荐的四种一线药中的三种：链霉素、异烟肼、利福平和乙胺丁醇。广泛耐药结核病例常见于俄罗斯、印度、亚洲和非洲。2008年，世界卫生组织发布了第四份关于结核病和耐药性的全球报告，有45个国家报告了广泛耐药结核。

普通结核患者有 95％ 的治愈率，多重耐药结核不到 70％，而广泛耐药结核的治愈率则低于 30％。治疗艾滋病和结核联合感染的病人尤其困难。2005 年，53 名联合感染艾滋病和结核的病人中死亡了 52 人。像中世纪的麻风病患者一样，广泛耐药结核患者在医院就如同在监狱一样被严格控制，以防止广泛耐药结核的传播。保护公众和尊重那些感染患者成了公共卫生官员们难以平衡的问题。大多数国家依靠志愿者的合作和门诊治疗来管理结核，但很多卫生官员认为有时候需要采取隔离措施以保护社会安全。由于检测结核耐药性可能需要数月时间，因而患者可能会服用无效的药物，且在最终确定耐药性之前感染其他人。如果抗生素因为耐药性而失败，传统的公共卫生措施可能是控制这种疾病的唯一有效方法。国际旅行使耐药性菌株成为全球性威胁。世界卫生组织在 2006 年发布的指导意见中说，多重耐药结核病患者不应该乘坐公共航空运输，直到他们证明他们不具有传染性，但被强制执行和自愿依从的人可以忽略不计。结核并非高度传染性疾病，但人们对广泛耐药结核缺乏严肃认真的全球响应，说明了国际边界无法阻止像流感或 SARS 这样高度传染性的疾病。

现代医学和医院内感染

约瑟夫·李斯特和他的学生们当年较量过的所谓医院内高热不会在现代医院内出现了，但院内感染，即在医院内获得的感染，现在被认为是一个非常严重并日益增加的威胁。尽管很难量化院内感染引起的患病率和死亡率，但是根据全美院内感染检测系统，总体感染率最高的是大型教学医院，而非教学医院的感染率则最低。而所有医院部门内，外科部门的院内感染发病率最高。研究人员一致认为，最常见和最可预防的医院感染的原因是医院医生和工作人员普遍忽视的手部清洁。对各种医院内的洗手率调研发现，包括重症监护科在内，只有 10％—50％ 的医生在接触病人前和接触后洗手。通过教育、监控和反馈而提高洗手意识的努力效果甚微。许多卫生从业人员认为，洗手是一种 19 世纪的技术，已经被现代先进技术所取代，例如使用一次性手套。但是，细菌会污染手套的外部，而医疗从业者在这一点上是无能为力的。

美国疾病控制与预防中心(CDC)估计,每年约有 200 万病人遭受了院内感染。美国医院内的感染控制机构研究表明,大约 6% 的住院患者发生了院内感染。调查人员认为,院内感染的真实发生率实际上要高得多,因为许多病人没有得到适当的报告。成千上万的病人直接死于这种感染,在许多病例中,医院感染是导致死亡的原因。总的来说,在美国,院内感染每年导致的死亡人数可能超过艾滋病或乳腺癌。医院感染给美国每年的医疗保健费用增加了数十亿美元,但当医院试图降低成本时,感染控制部门是常见的目标,因为它们不能产生收入。尽管毫无疑问,院内感染显著增加了发病率和死亡率,增加了医院护理的费用,但很难确定病人进入医院时的实际风险。在今天的医院,像是移植患者、早产儿、患有多种疾病的老年患者、癌症患者、烧伤患者、艾滋病患者等极度患病和脆弱的患者比例急剧上升。如果在极其有限的剩余生命中在医院受到感染,这样的患者不会活得太长久。

19 世纪的医院里的致命感染被塞麦尔维斯和李斯特用相对简单的消毒手段和抗生素所控制。尽管医院护理在进步,也引进了大量的抗微生物药物,但 20 世纪末,医院获得性感染再一次被认为是一个主要问题。在美国,每年有大约 10 万人死于院内感染。耐药性细菌的出现加重了这一问题,像是对免疫缺陷患者治疗的增加和高难度手术的开展等现代医学之中最成功的因素却也被包含在内。器官移植自从引入有效的抗排斥药物和提高植入手术技术后,已经取得了显著的成功,然而,在缺乏有效的筛查程序的情况下,输血和器官移植为如艾滋病、肝炎、梅毒、巴贝虫病和查加斯病等持续性传染疾病提供了前所未有的传播机会。急性但未被确诊的传染病,如狂犬病和西尼罗河病毒也可以通过捐赠的器官传播。即使是软组织植入,如肌腱、韧带、软骨和心脏瓣膜,也会传播危及生命的感染。

专家称狂犬病是一种能揭示捐献体系薄弱环节的"前哨疾病",但反对意见称不可能对所有的捐献器官进行狂犬病和其他罕见疾病的检测。除非发现一系列的病例,否则器官捐献的真正死因不能够被很好地识别。在 1990 年,美国大约有 2 万人在等待器官捐献。15 年后,这个数字大约是 8.8 万人。由于捐献器官短缺,器官移植专家已经放宽了最初用于筛查潜在器官捐赠者的标准。因此,所谓的边缘器官移植，即曾经被认为不可用的器官的移植数量增加了。年龄、药物滥用，甚至传染性疾病都不再是限定范围内的问题。例如，在城市地区，肝炎是如此普遍，以至于很少有负责移植手术的外科医生会拒绝一个肝炎患者的器官捐献。

1997 年成立的"哨兵抗菌监察计划"，将美国的耐药性控制记录列为已参与调查的工业化国家中最糟糕的。"哨兵抗菌监察计划"在医院和社区环境中监测耐药细菌的种类。一般来说，葡萄球菌是医院感染的最常见原因。在 20 世纪 70 年代，大约 2％的葡萄球菌感染是抗药性的，但到 2006 年，大约 60％的感染是由耐药菌株引起的。其中，一种最为危险的耐甲氧西林金黄葡萄球菌（MRSA）被认为是 1995 年全年 22％院内葡萄球菌感染的罪魁祸首。在 10 年内，MRSA 至少对 60％的院内葡萄球菌感染负责。尽管绝大多数 MRSA 病例最初是在医院、疗养院和其他卫生保健设施中获得的，但自 2000 年以来，大量的 MRSA 感染已被追踪到社会公共设施，包括监狱、体育场所、学校和日托中心。

金黄色葡萄球菌分布广泛，一般情况下无害，但它可引起严重脓肿、关节感染、肺炎、脑膜炎、败血症甚至死亡。在医院里，细菌可以通过导管、呼吸机、切口或开放性伤口进入人体。很多人的鼻子和皮肤上都携带着葡萄球菌，处于未感染的带菌状态，但他们可以把病原体传播给免疫系统弱的脆弱人群。携带 MRSA 的在院病人会把病原体留在床上、轮椅上、听诊器、血压袖带和其他物品的表面上，而 MRSA 可以在这些地方存活数小时。医生和其他护理人员可以通过他们的手、手套或衣服携带病原体，并将这些病原体带到另一个病人身上。有人呼吁对医院的病人和工作人员进行 MRSA 筛查，但 2006 年疾病预防和控制中心给出的医院感染控制指南并没有包括对在院患者的 MRSA 检查。在 20 世纪 80 年代，丹麦、芬兰和荷兰面临着很高的 MRSA 感染比率，但这个问题已经通过对病人的筛查和对卫生保健工作者制定严格的感染控制方案加以控制了。

通过常规、快速的抗生素治疗来改善未明确诊断患者，如肺炎患者的治疗效果的尝试，造成数以百万计的非细菌性患者接受了不必要的抗生素治疗。传染病专家正试图减少不必要的抗生素治疗，同时为不确定诊断的患者提供最好的治疗。抗生素不能治愈感染并不总是意味着该病原体属于耐药菌。不能确定病因或者感染原因或许证明了感染是由真菌或者病毒或者一种不受该抗生素影响的细菌导致的。

为了农业目的而使用大量抗生素，被认为是耐药性微生物产生的重要原因。忧思科学家联盟（Union of Concerned Scientists）评估说，全美至少70%的抗生素都是用来供给工厂化生产的动物的。如果没有抗生素，由于传染病的原因，大量的鸡、猪和牛几乎不可能被关起来集中饲养。此外，抗生素的使用增加了动物的生长速度，提高了肉类和鸡蛋的产量。许多年前，科学家预测，在农业生产中滥用抗生素将会导致耐药性细菌的进化。而近期研究表明，MRSA存在于大多数欧洲和北美的大型养猪场中。在加拿大安大略省的家猪和猪农身上发现的MRSA菌株包括了人类感染型。受感染的农民将细菌传播给家庭成员、兽医和医院工作人员。根据在工业化畜牧业中大量使用抗生素可以促生耐药性菌株这一事实，科学家们呼吁对牧用抗生素和在美国激增的MRSA感染和死亡之间可能存在的关系进行研究。

虽然由微生物合成的抗生素在人类对抗传染病的斗争中非常有用，但是这些化学物质在微生物世界中的作用却并不明显。在微生物生态学方面，这些物质可能被用来杀死或抑制竞争对手的生长，用于交流和基本功能的管理，或在微生物自身和可用资源之间建立平衡。尽管人类滥用抗生素促进了含耐药基因菌株的生存和自然选择，但是在人类干预之前，这些基因的进化和交换就在微生物世界中起到了作用。所以，作为农用和医用副产品而出现在土壤和水源之中大量人为的抗生素和其他药物有可能造成危险的环境破坏。在整个微生物生态圈内，微生物对抗生素的耐药性越来越高，在未来，无论是在贫穷国家还是在富裕国家，这都有可能成为最致命的传染病学问题。那些目前被认为能够轻松治愈的疾病将会变得像青霉素问世之前一样难以处理。不过回到19世纪那样严苛的医院制度不是不可避免的，因为现代的医护工作人员采用了更为严格有效的感染控制技术。富裕地区的人除了那些免疫缺陷患者，比起和他们同龄的19世纪前辈来说，营养状况、受教育情况和健康情况要好得多，但贫穷地区的情况将会非常不同，贫穷地区的医院和诊所缺乏控制感染所需的资源。

微生物不断地产生、交换和收集那些高生物毒性、高化学毒性和耐药的基因。相较之下，人类对微生物基因组的研究揭示了针对微生物的新药物靶点，新的抗微生物制剂最终将会被发现,这些药物可以在杀死微生物的同时而不伤害人类。科学家们同样在研究一些作为其他微生物捕食者和寄生者角色一样的微生物制剂,希望能够利用它们对抗病原体。噬菌体是一种能够攻击细菌的病毒,自从20世纪初期被发现后,一直作为一种可能的潜在治疗手段而引起人们的兴趣。尽管这种方法被磺胺、青霉素等抗生素发现的光芒所掩盖了,但噬菌体疗法在世界上的某些地方仍在使用。蛭弧菌属被发现于20世纪60年代,研究人员一直在推测这种细菌的捕食者可能最终成为一种活体抗生素。蛭弧菌攻击、杀死和消化其他细菌,包括假单胞菌、沙门氏菌、军团菌和大肠菌群,但它似乎并没有引起人类和其他动物的疾病。然而,将活体制剂如噬菌体和蛭弧菌转化为细菌杀手仍然难以捉摸,批评家们警告说,这可能会引发不可预见的不良后果。

益生菌:好细菌和好健康

疾病病菌理论的普及将人类和微生物之间的关系描述为一种无休无止的战争关系,但是随着科学家对微生物自然历史和微生物与人之间关系了解的加深,人和微生物之间的一种更为平衡的图景正在显现。"好细菌"的概念在肠道内微生物的研究中得到越来越多的支持。许多通常存在于人体内部的微生物是无害的,甚至是有益的。人类胃肠道之中生活着300多种微生物,它们之中有一些能够合成特定的维生素和氨基酸,还有一些能够帮助人类消化某些食物。无害的菌群也在帮助人类抵御更危险的细菌像沙门氏菌的过程中发挥排挤它们的作用。

对细菌的恐惧已经被对益生菌治疗的兴趣冲淡了,这种疗法认为某些细菌对人类健康有益。益生菌包括了用于发酵食品像是酸奶和奶酪的细菌。益生菌的支持者声称有益菌具有促进消化、改善炎性肠疾病、促进人体自然防御、帮助控制有害菌、缓解酵母感染、中和抗生素副反应等作用。益生菌食品在欧洲和亚洲已经流行了几十年,含有益生菌的药丸、胶囊和各种形式的营养补剂则声称可以改善健康,减少肠胃问题。这些试图了解微生物世界与胃肠道运作之间关系的尝试,与古代关于彻底清除肠道微生物的学说有很大不同。诺贝尔奖得主梅契尼柯夫(Elie Metchnikoff)因发现吞噬细胞(一种能够吞噬细菌和异物的血白细胞)而闻名,他认为肠道微生物是最糟糕的寄生物。梅契尼可夫认为,由胃肠道微生物引起的腐败是动脉粥样硬化、头发灰白、老化和死亡的罪魁祸首。梅契尼可夫预测,在未来,外科医生将通过移除整个大肠来消除肠道菌群造成的慢性中毒,从而改善健康,延长人类的寿命。

第四章　　病毒和病毒性疾病

不可见的微生物

19世纪末,微生物学家已经可以确定一些感染性疾病的病原体,但是还有一些疾病的病原在传统实验室无法验证、分离和培养。一些可以在光学显微镜下观察到,但是不能在无细胞培养基中生长的微生物最终被认为是有着不寻常的生长需求或复杂生活周期的细菌和原生动物。例如,可以引起斑疹伤寒和落基山斑疹热的病原微生物被确认是一种特殊的细菌,叫作立克次氏体,为了纪念美国病理学家霍德华·泰勒·立克次(Howard Taylor Ricketts)而命名。这些细菌类似细胞内的寄生虫,它们在活的细胞内繁殖并以一些节肢动物比如虱子、扁虱、螨虫、跳蚤等为载体感染新的受害者。

19世纪科学家通常将一些不能鉴别的病原体称为病毒,尽管弗拉卡斯托罗曾称之为传染病。古老的拉丁词 *virus*(病毒)的含义在漫长的岁月中经历了许多变化。最初,病毒一词是指黏液:一些令人讨厌的但不一定危险的东西。在医学文献中,这一词用来表示一些对人体有害的物质,比如毒素、毒药或病原体不明的疾病。中世纪的学者通常使用病毒作为有毒物质的同义词,然而17世纪生理学家在讨论传染性疾病的时候用这一词代指 virus pestiferum 或者 virus pestilens(可传染的毒液)。18世纪医学编辑将病毒一词应用于传染病,而19世纪科学家们通常将病毒用于所有的微生物。因此,近代读者在从1世纪到20世纪早期的医学文献中看到病毒一词会感到很困惑。

在 19 世纪末微生物理论建立之后,病毒一般被用于讨论具有感染性的无法辨认的东西。正如"传染病"一词一样,病毒缺乏特定的含义使其被广泛地应用。巴斯德坚持认为在寻找感染性疾病的致病物时,任何病毒也就是那些未知的感染性病原体,显然都是微生物。为了探究这些不明感染物,科赫建议科学家们应当发现不同于细菌的病原体。理论上,这些还没有被发现的病原体应当是比细菌更小更简单的实体,或者是难以在实验室培养基生存的更复杂的生物体;也就是说,有一些病原体难以用已有的实验方法分离、看见和培养。因此,很难实践科赫的假说去研究这些不同于细菌的病原体。尽管科赫意识到在一些条件下,虽然这些微生物不能在实验室培养,但特定的微生物和特定的疾病之间有一定的关系。这些不能在实验室培养的微生物可能需要一些特殊的培养基,不同于一般微生物的需求以及独特的生长条件。

20 世纪早期,病毒一词一般指可滤过、不可见的微生物,也就是在显微镜下不能看到,或不能被滤器捕获,且不能在实验室培养的感染物。换句话说,病毒的定义是根据它们能穿过可以捕获一般微生物的滤器,并且它们在白光显微镜下仍不可见的特性。可滤过性的标准是由巴斯德的同事查理斯·钱伯兰特工作得出的成果,他发现了一种多孔陶瓷柱可以从微生物的培养基中分离出可见的微生物。这项技术可用于在实验室中获得无菌液体,以及在家获得纯净饮用水。依据实验室技术定义不同种类的微生物的方法,对于说明病毒和其他微生物的根本不同无法提供有用见解。此外,当科学家们采用新技术,他们有时会发现之前的那些标准,例如不可见、可滤过以及标准实验条件下可生长的能力,这些特点之间没有关联。尽管有这些不确定性,这些不可见的病毒与许多人和动物的重要疾病,比如狂犬病、天花、口蹄疫等密切相关。然而,关于一种叫作烟草花叶病的植物病研究才最早建立了现代病毒学的基础,并使得人们开始理解不可见、可滤过病毒的基本特征。阿道夫·爱德华·迈尔(Adolf Eduard Mayer)、马丁努斯·威廉·贝杰林克(Martinus Willem Beijerinck)、迪米特里·伊凡诺夫斯基(Dimitri Ivanovski)由于他们有关烟草花叶病的工作,被认为是病毒学的奠基人。

1886 年,迈尔发现可以通过提取染病叶片的汁液,并涂抹到健康叶片上的方法转移烟草花叶病。尽管烟草花叶病像是由感染物引起的,迈尔却不能在实验室培养基鉴定和培养它。将感染液经过滤器过滤仍有传染性，但加热之后却失活。迈尔得出结论，这种感染物——烟草花叶病的不可见可滤过的病毒一定不同于一般的细菌。1892年，伊凡诺夫斯基描述了类似的关于烟草花叶病的研究，和迈尔一样，伊凡诺夫斯基证实了烟草花叶病的致病物可以通过能捕获细菌的尚柏朗滤器。染病叶片的过滤提取物和没有过滤的提取物一样都可使健康叶片染病。伊凡诺夫斯基认为，过滤液中的毒素或一种不寻常的微生物可以解释这一现象，但他也不能分离或培养这种不可见微生物。迈尔的同事贝杰林克开始了他关于烟草花叶病的研究，他相信烟草花叶病是由一种活的致病物引起的，因为非常少的染病叶片的过滤物可以使非常多的植物染病。由于无法证实这种致病物，他转向研究其他工作。当他重新开始研究烟草花叶病的时候，贝杰林克发现这种未知的致病物只能在有活力的生长中的叶芽和活的植物的嫩枝中繁殖。因此，他总结这种不可见可滤过的微生物，把它叫作"传染性的活的液体"，在根本上与细菌不同。也就是说，细菌和不可见可滤过病毒或可溶性微生物，并非简单地只是大小和过滤性的不同。病毒似乎是一种只能在活细胞中繁殖的传染性病原体，即它们必须在活的生物体的细胞内寄生，而不能在无细胞的培养基中生长。依据植物学文献中的报道，贝杰林克认为可溶微生物可以引起其他许多植物病。

烟草花叶病毒（TMV）是第一个被纯化和结晶的病毒，这是具有里程碑意义的成就，温德尔·梅雷迪斯·斯坦利（Wendell Meredith Stanley）因此获得了1946年的诺贝尔化学奖。不同于微生物学的常规领域，斯坦利的成就证明了可以利用化学和物理的方法深入了解病毒的本质。20世纪30年代，斯坦利从1吨感染的烟草植物中费力地纯化出晶体。纯化出的晶体保留了感染植物提取液的感染特性。最初斯坦利认为烟草花叶病毒可能是一种在活细胞存在的条件下能复制的不寻常的蛋白，但是他的研究主要暗示了病毒可能是一种活的分子，而不是传统的微生物。1939年，电子显微镜显现出第一张烟草花叶病毒形态图。进一步的工作证明了烟草花叶病毒实际上是蛋白和核酸的复合体。20世纪40年代，随着超速离心和电镜等技术的利用，科学家们发现，烟草花叶病毒由中间核心的RNA和包裹RNA的蛋白衣壳组成。高速离心使得浓缩和纯化病毒成为可能，而电子显微镜使得看见病毒及通过其大小和形态对病毒进行鉴定成为可能。

19世纪末期,微生物学家还鉴定了类似于烟草花叶病的动物疾病,这些疾病也是明显地由不可见可滤过的病毒引起的。科赫的学生弗里德里希·吕弗勒和保罗·弗罗施(Paul Frosch)进行了关于口蹄疫(FMD)的研究,指出该致病物可以通过滤器,并且不能在实验室培养基内生长。感染口蹄疫的动物在它们的嘴和蹄上出现水疱的症状。尽管这个疾病具有传染性,所有试图从患病的牛的病灶分离和培养病原体的尝试都失败了。1897年,吕弗勒和弗罗施报道了他们利用从感染动物的水疱中获得的无菌滤液将口蹄疫转移到健康的牛和猪身上。为了验证他们过滤系统的高效性,吕弗勒和弗罗施准备样品时加入带有荧光的细菌,并证实了滤器可以除去加入的细菌。然而,引起口蹄疫的致病物可以穿过滤器。为了证明致病物不是毒素而是可以在患病动物中繁殖的活体,吕弗勒和弗罗施连续传播该病给一系列的6只动物,也就是每只健康的动物都用先前染病动物病灶处的过滤物感染。通过证实了染病动物的血液和水疱淋巴液的混合物可以使牛对口蹄疫产生免疫,吕弗勒和弗罗施总结出口蹄疫可能是由非常小的不一般的微生物引起的,并且他们提出可能其他感染病也是由类似的可滤过性的微生物引起。

进一步研究表明,口蹄疫是一个高感染性、空气传播的病毒性疾病,攻击偶蹄类动物,例如牛、绵羊、山羊和猪。口蹄疫病毒是小核糖核酸病毒家族的成员,该家族包括许多重要的人类病原,比如脊髓灰质炎病毒和甲型肝炎病毒。这个病毒对于那些食用患病动物的肉或消毒过的奶的人通常不构成威胁,但在极少数情况下,人们近距离接触患病动物可能会染病。在19世纪30年代,科学家们明显通过接种和饮用被感染牛的奶导致自己感染了口蹄疫。人患口蹄疫的例子在欧洲、非洲和南美洲都有出现。因此,口蹄疫现在被认为是人畜共传染病,即是一种既可以感染人,也可以感染动物的疾病。

在19世纪70年代,口蹄疫进入美国之后,南美和北美开始暴发疾病。1951年,全美洲手足口病中心成立了,在参加的国家中协调项目从而控制和根除口蹄疫。在一些仍有地方性流行口蹄疫的国家,疫苗被用作一种控制手段。尽管有效的疫苗已经可以获得,口蹄疫仍然对世界上许多国家的家养动物是一个威胁。接种过疫苗的动物检测口蹄疫抗体呈阳性,所以不能出口到那些只接受无病动物的国家。

尽管许多动物疾病方面的专家认为，口蹄疫在 20 世纪末期可以从根本上消灭，但在 2001 年，这个疾病在欧洲发生了大暴发。在疾病最为流行的英国，人们试图通过强制销毁被感染农场的所有羊、猪和奶牛来控制这种传染病，最终上百万的动物被销毁。其他的欧盟国家禁止从英国进口肉类、奶制品和畜产品，但在爱尔兰、法国和荷兰仍有疾病的暴发。当又一场疾病在 2007 年暴发时，英国当局迅速销毁了感染的动物，隔离农场并禁止牛、猪和羊的迁移。讽刺的是，引起疫情暴发的病毒株似乎与感染农场附近的兽医实验室生产疫苗用的病毒一致。调查发现，实验室设施在安全和控制程度上存在缺陷。口蹄疫只是许多在驯养动物上的病毒性疾病的一种，并对国际市场造成一定的威胁。驯养动物疾病的暴发清楚地警示了感染性疾病的传播方式。追踪这些疾病的移动暴露了国际合作的许多方面或者说追踪、报告和控制传染病方面的缺陷。

细 菌 性 病 毒

研究细菌引起的疾病得到一个重大的发现，即便是微生物也可以被不可见可滤过性的病毒攻击。英国细菌学家弗德里克·特沃特（Frederick Twort）在 1915 年发现了这个现象。他发现，细菌菌落在培养皿的琼脂上有时会变得像玻璃一样透明。当他从透明的菌落上取一点到正常的细菌菌落上时，这些正常的细菌菌落也会变成透明的。特沃特推测他可能观察到一种可以杀菌的超显微病毒，但他不能排除这种滤过性杀菌物是一种细菌产生的酶，或一种不寻常的细菌种类的可能性。两年之后，费利克斯·代列尔（Felix d'Hérelle）在做有关痢疾的研究时发现了相同的现象。在患细菌性痢疾康复的病人粪便中可以找到痢疾杆菌和攻击它的不可见的滤过物。他通过在那些透明的斑点取一点样品的方法可以将这种不可见物转移到一系列有健康细菌的培养皿上，每次转移之后都会得到相同的结果。当无菌滤过物加入活跃生长的细菌培养基中，细菌的生长停止并且细菌似乎会消失。从这种培养基中取一点培养基到新鲜的细菌培养基中会产生相同的结果。50 多次这样的转移可以得到相同的结果，表明活的物质，即一种抗痢疾微生物可能是细菌死亡和裂解的原因。因为这种不可见的微生物不能在实验室培养基或高温加热的细菌中生长,但是可以在简单盐溶液中的悬浮细菌上生长得很好。代列尔总结出这种抗痢疾微生物是一种专性噬菌体,也就是这种不可见的微生物只能通过食用活的细菌来生长和大量繁殖。"噬菌体"这一术语最终被普遍地接受,但在最初,一些微生物学家更倾向于称之为"特沃特—代列尔颗粒"。

有人批评说,代列尔所谓的噬菌体实际上是细菌释放的用来杀死其他细菌的酶,而不是真正的微生物实体。噬菌体的本质以及是否有单独的不同种类的噬菌体很多年以来一直存在争议。由于噬菌体的类型缺乏清楚的标准和定义,当科学家们试图比较他们的实验结果时产生很多困惑。尽管代列尔着迷于噬菌体在自然控制新感染时可能发挥着至关重要的作用,他不得不提出许多关于噬菌体的基础问题以及它们与细菌的关系。不像化学防腐剂或消毒剂,噬菌体在攻击细菌上有显著的特异性。事实上,噬菌体对它们的靶细菌有着非常强的特异性,早期噬菌体的实际用途就是鉴定细菌的菌株和种类。代列尔花了很多时间和精力回应批评意见,但他更多追求的是改进准备噬菌体样品从而可以用于感染性疾病的医疗诊断。

1921 年,代列尔总结早期关于噬菌体的工作,他的《噬菌体:在免疫方面发挥的作用》一文激发起欧洲一些医生和科学家对噬菌体疗法的兴趣。代列尔在访问斯坦福大学和美国其他一些大学时发表了一系列演讲,并在 1930 年发表了《噬菌体及其临床应用》。受到他发现的一般现象的启示,代列尔预计很多致病菌中都可以发现噬菌体。尽管从不同来源收集的噬菌体似乎只能攻击特定种类的细菌,但是代列尔认为科学家们最终将学会如何转化自然存在的噬菌体到特定改造的可以杀死致病菌的药物中。

一些噬菌体疗法支持者声称,噬菌体的活性可以解释传统印度治疗方法和宗教的仪式。欧洲人广泛认为恒河和云娜河有治愈的特点这种迷信和不合逻辑的观点,给河流带来明显的污染,并引来朝圣者在其中沐浴和举行仪式。然而,一些科学家已经尝试过调查这些非常受尊崇的河流的治愈能力。在 1896 年,英国细菌学家欧内斯特·汉伯里·汉金(Ernest Hanbury Hankin)发表了他的关于恒河水抗菌作用的实验报告。根据汉金的描述,当河水通过精细陶瓷过滤器时仍有抗菌作用,但当将河水加热时就不再具有抗菌作用。尤其是汉金认为这种可滤过性的抗菌物可能会影响在印度境内流行的霍乱的严重程度。乔治·艾略特(George Eliava)在

20世纪10年代也进行过类似的观察,他调查了格鲁吉亚共和国内流过第比利斯的库拉河的抗菌性。这些观察到的现象的启示没有被认同,直到特沃特和代列尔证实了细菌性病毒的存在。

与汉金一样,艾略特不能解释河水中的抗菌性,但是在了解了噬菌体的特性之后,艾略特赴巴斯德研究所和代列尔一起工作。他们的合作使得噬菌体第比利斯研究所于1923年建立。斯大林(Joseph Stalin)是1922年至1953年期间苏维埃社会主义共和国联盟(USSR)领导人,他出生在格鲁吉亚,对这个研究所的工作非常感兴趣。代列尔曾将在第比利斯工作时撰写的《噬菌体和痊愈现象》一书献给斯大林。代列尔打算长期移居格鲁吉亚的计划于1937年结束,当时艾略特被当作人民的敌人被苏联秘密警察局拘留并枪决。当1949年代列尔在巴黎逝世的时候,噬菌体疗法基本上在西方已经被遗忘。然而,第比利斯研究所继续提供噬菌体用于治疗和细菌分类。一些其他的噬菌体研究机构在苏联的其他地区也成立了。苏联科学家们经常从污水中收集细菌和噬菌体,分析不同株病原细菌的噬菌体敏感性,并收集了可以鉴定细菌的噬菌体。

当抗生素被广泛使用时,噬菌体研究者们报道在一些情况下,噬菌体疗法和抗生素结合比单独使用其中的一种方法有效。噬菌体治疗被认为是解决耐抗生素细菌问题的答案。研究者测试了数百种不同的可以抵抗葡萄球菌、克雷白氏杆菌、变形杆菌、埃希氏杆菌、志贺氏杆菌、假单胞菌和沙门氏菌等感染的噬菌体。治疗性的噬菌体被用来治疗痢疾、伤寒热、甲状旁腺热、霍乱以及伤口感染和泌尿道疾病等。苏联研究者们声称那些不能用抗生素治愈的脓肿、痔疮、败血病、肺部感染、支气管肺炎、腹膜炎以及手术伤口感染的病人,可以成功地用噬菌体试剂治愈。噬菌体可以制成药片、液体、喷雾、灌肠剂、注射剂,并且可以直接作用到伤口上。在苏联解体之前,噬菌体制剂以工业规模生产,大量液态和固态的噬菌体制剂在苏联被运往医院和药房。军医尤其对可以治愈伤口和烧伤相关感染的噬菌体疗法感兴趣,并将其作为阻止军营中肠胃病暴发的一种手段。

美国小说家辛克莱尔·路易斯(Sinclair Lewis)与科学作家保罗·德·克鲁伊夫(Paul de Kruif)合作撰写了《阿罗斯密斯》(1925)一书,将噬菌体疗法的概念介绍给美国民众,这本流行且获得成功的小说讲述了一个理想主义的年轻医生马丁·

阿罗斯密斯(Martin Arrowsmith)所进行的生物医学研究。在这本获得了普利策奖的小说中,阿罗斯密斯试图用他所发现的一种噬菌体终结加勒比海岛上黑死病的暴发。1931 年,根据这部小说改编的电影获得了奥斯卡最佳影片奖的提名。这部小说和电影提高了公众对噬菌体疗法和生物与医学研究的兴趣。在 20 世纪 30 年代,礼来制药厂和美国其他的制药公司进行噬菌体研究并考虑市场化治疗性的噬菌体产品。在抗生素被发现之前,公众对噬菌体疗法的热情很高。尽管在 20 世纪 60 年代之前,大概有 800 篇关于噬菌体疗法的文章发表,这些研究结果却不一致。关于噬菌体疗法有很多说法,一致的成功只受限于皮肤葡萄状球菌感染的治疗上。一些成功的故事只是来源于想要市场化噬菌体产品的公司,以及有一点或一点研究经验也没有的医生的坊间轶闻。大多数和噬菌体疗法相关的出版物都来自苏联,许多相关的报道声称在传染病的治疗上有很高的成功率,但是在苏联以外,这类似的工作一般被忽视。在冷战时期,苏联的出版物很少被西方科学家以及内科医生看到,因此他们倾向于不相信苏联的生物和临床医学。怀疑论者声称噬菌体疗法没有通过严格的临床试验,因此其安全性和疗效仍不确定。

1931 年,美国医学协会委托药学和化学协会写了一篇关于噬菌体疗法的综述。这篇协会发表的报告极大程度上表明,在那个时候人们关于病毒知道得很少,并且对于代列尔关于病毒是只能在活的细菌里增殖的寄生物理论仍有很多疑问。事实上,反对代列尔理论的批评家们支持噬菌体是一种酶,而不是一种新的微生物的假说。因此,他们认为任何有关代列尔无菌滤液的有利活性是受刺激的免疫系统中的酶或辅因子引起的,而不是他所谓的噬菌体。关于噬菌体疗法的怀疑主要基于他们相信在叶利亚瓦研究所和其他苏联中心的研究人员没有进行可控的临床试验。

随着 20 世纪 40 年代,青霉素和其他抗生素的成功引进,关于噬菌体疗法的研究基本上在欧洲和美国被放弃。随后在第二次世界大战之前,许多生物医学科学家错误地认为噬菌体疗法已经被充分地测试并证实无效。对于更多的科学家来说,细菌性病毒在成为分子生物学家偏好的实验对象之前,仅仅是为了满足实验室好奇心。相反地,叶利亚瓦研究所和类似的机构继续研究包括耐药性细菌在内的成百的细菌株的生长、生物化学性质以及噬菌体敏感性。在第二次世界大战期间,噬菌体疗法被用来治疗苏联士兵所患的痢疾、坏疽和其他种类的伤口感染。苏联科学家也尝试用噬菌体抵抗农场动物、渔场、植物以及未加工食物上的病原菌。战争之后,噬菌体疗法在苏联作为预防和治疗药物被广泛接受。在20世纪70年代和80年代,数百人在叶利亚瓦研究所工作,为整个苏联的军用和民用制造了成吨的噬菌体制剂,分析了成百上千的细菌样品,分离和鉴定了新的噬菌体并测试了噬菌体治疗制剂。噬菌体也被用来除去食物和水中,家庭、托儿所和医院设备表面上的细菌。随着1991年年底苏联解体,许多噬菌体研究中心消失了,随之消失的还有卫生保健和公共卫生服务的其他组成部分,但是叶利亚瓦噬菌体、微生物、病毒研究所却幸存下来。

20世纪90年代,在西方世界,耐药性细菌日益增长的威胁重新唤起了对噬菌体研究的兴趣。自从引进磺胺药后,科学家们发出了关于耐药性病原体进化的警告。然而,尽管出现了对青霉素、链霉素和其他药物的抗性,公众和医学界普遍认为,人类仍将继续发现更强力的抗生素。由于多重耐药病原体变得越来越普遍,重返抗生素前时代——不可治愈的传染病和流行病的时代,可能导致一些西方科学家重新评估噬菌体疗法和噬菌体的作用。在21世纪初,西方国家一些公司参与了叶利亚瓦研究所和其他一些苏联新独立的共和国的噬菌体生产公司的合作项目,希望将噬菌体产品推向西方市场。俄罗斯和西方噬菌体倡导者之间的合作促使了之前不为人知的俄罗斯的研究,以及关于噬菌体疗法的综述被翻译成英文并出版。

尽管科学问题和障碍可能会阻挡对噬菌体疗法的研究,可是倡导者认为,经济因素和监管方面的考虑是最重要的障碍。上市新药的研发和测试是非常昂贵的,费时且困难。美国药物批准所要求的标准和文件可能会抑制噬菌体疗法的开发和营销并且增加治疗的成本。依赖微生物的发酵行业的领导警告说,如果生产设施被破坏性的噬菌体污染,可能会造成严重的问题,不管是偶然的还是蓄意的破坏。对噬菌体疗法的批评人士警告,除非噬菌体制剂经过严格的净化,否则它们可能会产生有害的碎片和由死细菌释放的毒素。

噬菌体疗法的支持者指出,开发和测试第一个抗菌剂虽然有很多问题,但青霉素的成功鼓励人们继续努力寻找其他广谱抗生素。抗生素被认为是一个神奇的药物,可以用于治疗广泛的传染病,且不需要对病原体过度鉴定。相比之下,治疗性噬菌体必须不断地评估并挑选可以靶向快速进化的菌株。特定细菌的噬菌体的特异性对医生来说是一个问题,因为他们依赖广谱抗生素。通过对噬菌体的基因组测序,发现它们怎样寻找、进入和接管它们靶向宿主的功能,科学家也许能够设计出安全有效的治疗性噬菌体。这样的噬菌体可能在病原性细菌攻击病人时比任何已知的抗生素具有更强的特异性。

噬菌体疗法的批评者警告说,大多数关于噬菌体和细菌的信息都是实验室研究的结果,而它们在更自然条件下的相互作用,以及它们对病人免疫系统的可能影响知之甚少。理论上,当病人体内易攻击的细菌被杀死时,噬菌体也会消失,但是噬菌体可以从其他病毒,其宿主细菌或其他细胞中获得基因。噬菌体可能从治疗的病人传播到其他人或其他环境,结果是不可预测的。当它们复制时,噬菌体可能会和其他微生物交换基因,包括分泌毒素的基因和抗生素抗性基因。新的病原致病病毒可能会通过重组和突变产生,并有可能攻击病人或胃肠道中的正常微生物群。研究人员希望能够制造出能够杀死他们预期的细菌靶标的病毒,但是在杀死细菌之后不能使宿主菌裂解,从而使它们不能经历进一步的复制周期。尽管如此,还是不能完全确定治疗性噬菌体不会获得突变,从而克服建立保护机制的企图。

许多科学家认为已经是时候更仔细地研究噬菌体疗法的潜力,重新审视现有的文献和基于现代方法和知识的计划研究。在农业、畜牧业、食品加工、食品产品、水处理设备等方面,使用特定的噬菌体来治理环境,可能对于担心噬菌体治疗人的人们来说更容易接受。如果成功的话,使用噬菌体预防家畜感染,可以减少抗生素的不恰当使用和抑制耐抗生素菌株的发展。将噬菌体试剂应用到医院设备、仪器及其表面可以减少医院感染的问题。噬菌体可以用于饲养场和肉类加工厂,并在肉类上喷洒以杀灭细菌,它们在使用后灭活从而减少对人的转移。一些专家认为,一些针对普通细菌的噬菌体属于科学家公认安全的范畴。然而,人们可能会像对待转基因食品一样对噬菌体处理过的肉和家禽产生怀疑。自 20 世纪 80 年代早期,英国和美国的科学家开始研究治疗性噬菌体在系统性感染、腹泻型疾病,以及不同的实验动物烧伤中的作用。实验动物上有希望的实验结果、东欧临床文献的综述、大众媒体上的报道增加了科学界对噬菌体疗法的兴趣,以及公众对这一领域更广泛的认识。

研究人员预计在未来将有更多的噬菌体被分离和鉴定。科学家们传统上从污水处理工厂、动物园动物和渐渐康复的病人那里搜集噬菌体，但他们也许能找到可以攻击几乎任何环境中的细菌的噬菌体，包括土壤、污水、海洋、河流、沼泽和温泉。尽管成千上万的噬菌体被分离，但只有相对较少的噬菌体被完全鉴定和分类。海水样本中微生物生命的初步研究表明，噬菌体在决定海洋生命中发挥关键的作用。尽管在马尾海这样的地方，由于缺乏营养和微生物而被认为是海洋荒漠，以在基因组学的先驱工作而闻名的克雷格·文特尔(J·Craig Venter)却在那里发现了数百万种独特的物种、单细胞生物和病毒的踪迹。根据文特尔的说法，噬菌体的活性可能会影响微生物的分布和密度，包括海洋、河流、湖泊等之中潜在的病原体。代列尔的目标是将噬菌体转化成治疗疾病的"战士"，与文特尔所谓的合成基因组学的潜在应用的预测相比，这似乎更合理，合成基因组学也就是设计能执行各种特定任务的微生物，从制造药物到创造新能源。

分子生物学和噬菌体

20世纪30年代，病毒学与细菌学逐渐分离成为一门科学学科。有关病毒和生命本质的哲学辩论并未解决，但分析病毒的手段却是之前研究蛋白质和其他复杂大分子的化学和物理技术。然而，直到1953年，萨尔瓦多·卢里亚(Salvador Luria)才发表了《普通病毒学》，这是第一本关于微生物分支的主要教科书。书中对于病毒的描述清楚地表明了病毒和其他微生物的基本不同在于：病毒只能通过进入活的宿主细胞，并接管它的代谢装置进行繁殖。病毒因此被认为是"具有感染性的细胞内寄生虫"。像其他的微生物一样，病毒包括遗传信息，但它们需要使用活细胞中的生物合成机器来复制新的病毒颗粒；也就是说，病毒是一种感染源，它只能通过进入活宿主细胞并接管它的代谢装置才能繁殖。因此，病毒被描述为介于大分子、基因和细胞之间的"活分子"。

所有的病毒由核酸芯和保护性的蛋白衣壳组成，核酸芯作为病毒的基因组，一般是脱氧核糖核酸(DNA)或核糖核酸(RNA)。尽管病毒的体积小并且相对简单，它们的形状、结构以及感染宿主的能力不同，其宿主从细菌、真菌、藻类到植物、动物、人类都有。不同病毒基因组的大小和其复制所需要的时间十分不同。例如，一些噬菌体在不到 1 小时的时间内就产生了新的病毒颗粒，但一些动物病毒需要几天才能完成这个过程。

病毒的起源是不清楚的，它们可能是从失去了很多细胞成分的微生物或从祖细胞中逃脱的基因进化而来，获得了感染细胞的能力。病毒的行为，甚至是那些只攻击细菌的病毒，都被证明比预期的更加复杂。在 20 世纪 40 年代，科学家能够证明两种不同的噬菌体的存在：裂解性噬菌体和溶原性噬菌体。裂解性噬菌体接管细菌、复制并裂解宿主细胞，释放出新的噬菌体。溶原性噬菌体不是立即复制和杀死它们的靶细胞，它们可以在靶细胞中复制或将它们的 DNA 整合到宿主的 DNA 上。在这种情况下，噬菌体仍隐藏在宿主的基因组中和它的子细胞中直至某些刺激触发其重新激活。早期噬菌体研究人员不知道溶原噬菌体的存在，他们简单地认为所有的噬菌体都是攻击并杀死了它们的靶细菌。最终，研究者们发现了一些病毒可以引起人类疾病，比如疱疹病毒，也能在人类细胞中建立潜伏感染。在潜伏了很长一段时间之后，潜伏的病毒开始变得活跃并开始复制，产生新的病毒攻击寄主细胞。

法国微生物学家安德烈·勒沃夫（André Lwoff）因他对溶菌酶的研究而获得了 1965 年的诺贝尔奖，他主要对微生物的生理、生物化学和生命周期感兴趣。最终由于勒沃夫对以溶原体为原型的持久潜伏性感染的兴趣，他后来从事着可能是病毒起源的致癌基因的研究。通过对细菌的溶原菌株的艰苦研究，勒沃夫证明了这种细菌的遗传物质中有一种形态的病毒，他称之为噬菌体原，尽管噬菌体原和它的宿主可以和平地共处许多代，可一旦潜伏的病毒被激活，它就开始复制。最终感染的细菌细胞被裂解，释放出大量新的病毒，其中一些携带了来自原细菌宿主的遗传物质。1953 年，乔舒亚·莱德伯格（Joshua Lederberg）和诺顿·津德尔（Norton Zinder）证明，噬菌体可以将细菌基因从一种细菌转移到另一种细菌，这是一种被称为转导的现象。一种包含溶原性噬菌体的治疗性噬菌体，可以将毒素或耐药性基因转导到先前无害的细菌中。

在 20 世纪 40 年代早期，马克斯·德尔布吕克（Max Delbrück）、阿尔弗雷德·赫尔希（Alferd Hershey）、萨尔瓦多·卢里亚以及其他分子生物学的先驱采用细菌性病毒作为他们的模型系统,探索基因的本质、化学性质以及在遗传方面的作用。细菌性病毒为一种全新的遗传学方法提供了完美的"实验动物",这对原本研究物理学的科学家尤其具有吸引力。科学家们利用有限的裂解噬菌体,探索了关于基因结构、突变、基因调控以及信息在分子水平上的传递等问题。在美国和欧洲使用大肠杆菌和有限的裂解噬菌体作为工具研究基因的物理基础,而德尔布吕克及其噬菌体小组在改变噬菌体研究的焦点方面起着重要作用。关于这个模型系统的研究证实了 DNA 是遗传物质,认识到基因表达过程中 RNA 是信使,阐释了基因编码,以及其他分子生物学的核心概念,1969 年,德尔布吕克、卢里亚、赫尔希由于发现病毒遗传学的基本原理而共同获得了诺贝尔奖。

在 20 世纪 40 年代,大多数化学家、物理学家和遗传学家认为遗传物质一定是蛋白质,但是奥斯瓦德·艾弗里(Oswald T. Avery)的转化实验表明,在细菌中核酸可能是遗传物质。在 20 世纪 50 年代使用细菌性病毒证实了艾弗里的观点,在此之前,大多数科学家对这种可能都持怀疑态度。噬菌体研究者怀疑噬菌体可能像细小的皮下注射的针头,可以将它们的遗传物质注入被感染的细菌,并将其空的病毒衣壳留在外面。为了验证这种可能性,赫尔希和他的助手玛莎·蔡斯(Martha Chase)使用放射性元素标记噬菌体的蛋白质和 DNA。他们的实验表明,是噬菌体的 DNA 而不是蛋白质进入细菌细胞。在 1953 年,詹姆斯·沃森(James D. Watson)和弗朗西斯·克里克(Frances Crick)提出了 DNA 的结构模型,帮助解释了 DNA 在生物遗传方面的生物功能。噬菌体研究使沃森提出了他所称的基因分子生物学中的中心法则,即 DNA 使 RNA 产生蛋白质。然而,在 10 年内,主要通过研究动物和肿瘤病毒,很明显中心法则至少在最初的形式中,没有预测到信息也可能由 RNA 转移到 DNA。

癌 症 和 病 毒

弗朗西斯·佩顿·劳斯(Francis Peyton Rous)报道了一种病毒和鸡的癌症之间的关系,从而鉴定了第一株肿瘤病毒。1909 年,劳斯着手在普利茅斯岩石母鸡上出现的肿瘤进行一系列实验。在成功地将肿瘤移植在其他鸡身上之后,劳斯证实了肿瘤可以通过肿瘤组织的无细胞过滤液转移。病毒学家之后认为致病因子是一种逆转录病毒,现在被称为劳斯肉瘤病毒(RSV)。直到 20 世纪 50 年代,劳斯认为滤过性病毒可以引起至少一种形式的癌症的观点一直被忽略,但从那时起,许多其他病毒和人类以及动物的癌症联系了起来。这些病毒被称为致癌、致瘤或转化病毒。1966 年,劳斯因为其在劳斯肉瘤病毒以及恶性肿瘤和病毒之间的关系上的开创性研究而获得了诺贝尔奖。

关于肿瘤的研究导致了逆转录酶的发现,并且证实了不同于最初形式的分子生物学的中心法则,遗传信息可以从 RNA 流向 DNA。霍华德·特明(Howard Temin)和戴维·巴尔的摩(David Baltimore)分别发现了逆转录酶,这是一种病毒基因编码的酶可以将 RNA 逆转录成 DNA。这一发现对解释一类叫作逆转录病毒的病毒非常重要,人体免疫缺损病毒(HIV)就是其中的一种,它可引起获得性免疫缺陷综合征,即艾滋病。1975 年的诺贝尔生理学或医学奖被授予了特明、罗纳托·杜尔贝科(Renato Dulbecco)和巴尔的摩,以表彰他们发现肿瘤病毒和基因、病毒和癌症之间的关系。特明在研究劳斯肉瘤病毒的时候指出,抑制 DNA 的合成以及依赖 DNA 的 RNA 合成可以抑制劳斯肉瘤病毒的感染。这一发现令人吃惊,劳斯肉瘤病毒的基因组是单链 RNA,这里推测 RNA 是一种遗传物质。为了解释他的发现,特明提出 DNA 中间体参与了劳斯肉瘤病毒感染。作为对他的发现的解释,特明提出了前病毒假说。

根据前病毒假说,在 RNA 病毒进入宿主细胞之后,DNA 前病毒被合成。DNA 前病毒包括 RNA 病毒基因组的遗传信息,而子代病毒 RNA 是由 DNA 前病毒合成的,这一假说也可以解释劳斯肉瘤病毒遗传物质在宿主基因组的整合。在 1970 年,特明和水谷哲(Satoshi Mizutani)证实了劳斯肉瘤病毒感染过程中有一种酶可以将单链病毒 RNA 转录成 DNA。《自然》杂志的一名匿名评论者给这种酶起名叫"逆转录酶"。与此同时,巴尔的摩在拉舍尔小鼠白血病病毒中证实了逆转录酶的存在。RNA 肿瘤病毒和逆转录酶迅速成为研究哺乳动物细胞分子生物学的基本工具。病毒学家提出,现代人类基因可能仍然包含被整合进人类祖先的基因组的逆转录病毒。

尽管在鸡和其他动物上发现了肿瘤病毒,但在生物医学领域,人们对这些发现与人类癌症的相关性持怀疑态度。然而，一些流行病学研究表明，感染物包括病毒、细菌、原生动物和寄生虫可能在人类癌症的形成和发展中起着重要作用。特别是伯基特淋巴瘤病人的病理样品中的爱泼斯坦—巴尔病毒支持了这种假说，即病毒在人类癌症的发展进程中有着非常重要的作用。伯基特淋巴瘤最早是由丹尼斯·帕斯森·伯基特(Denis Parsons Burkitt)鉴别的，在二战期间他曾在非洲担任英国陆军医生，除了他的传教使命之外，他对医学地理和流行病学也颇感兴趣。他一直在非洲的乌干达堪培拉做一名全职医生，直到 1966 年，他在伦敦的医学研究委员会任职。

1957 年，伯基特检查了几个在头部和颈部患有不同寻常的、快速生长的肿瘤的孩子。他怀疑自己发现了一种从来没有描述过的儿童型癌症，伯基特对其他非洲医院的医生进行广泛的调查以寻找更多的病例。在分析了这种新型淋巴瘤的发生率和地理分布之后，伯基特得出结论，这是在热带非洲最常见的儿童癌症。发现这种癌症和疟疾的地理分布有着密切的关系之后，伯基特对此进行推测，就像疟疾和其他热带疾病一样，癌症的发生可能和昆虫媒介相关。(其他关于非洲和欧洲疾病模式的对比研究使伯基利确信，典型的西方饮食中缺乏纤维，导致了例如糖尿病、憩室病、肥胖、高胆固醇水平以及结肠癌等疾病的发展。关于这一假说他出版了几本书。)

伯基特通过文章和演讲，成功地使他的非洲儿童淋巴瘤的研究引起了人们的关注。1961 年，在参加了伯基特的一场演讲之后，英国病毒学家迈克尔·安东尼·爱泼斯坦(Michael Anthony Epstein)向他索要了一些非洲病人的组织样本。1964 年，埃普斯泰因及其同事伊冯·巴尔(Yvonne Barr)在培养的淋巴细胞中鉴别了一种疱疹病毒，现在被叫作爱泼斯坦—巴尔病毒(EBV，简称 EB 病毒)。尽管 EB 病毒被发现是因为伯基特在非洲儿童型癌症上的研究，但其实这种病毒在全世界很常见。此外，儿童和青少年在第一次感染的时候很少出现任何症状。如果是年轻人感染病毒，大约一半的人患有一种普遍轻微的疾病，被称为传染性的单核细胞增多症。健康的人似乎一辈子都携带这种病毒，但是这种病毒显然跟一些癌症的发展有关，最明显的是伯基特淋巴瘤、霍奇金淋巴瘤和鼻咽癌。

大约在埃普斯泰因和巴尔发现这种病毒 20 年之后，它的整个基因组被成功测序。因此,科学家们可以分析病毒基因的组成、功能、表达形式以及感染时病毒和人类细胞的相互作用。虽然免疫系统试图攻击病毒,EB病毒已经进化出多种躲避免疫反应的策略。然而,关于病毒诱发癌症的方式以及与EB病毒相关的各种癌症发病率的显著地理差异仍然存在很多问题。其他癌症的流行病学研究表明,病毒可能与15%到20%的全球癌症问题相关。在与EB病毒相关的癌症中,其他与感染因子相关的癌症的发病率似乎在地理分布上有所不同。许多不同的直接与间接的途径,从慢性炎症到细胞修复机制的抑制,到免疫抑制和氧化作用,似乎联系了感染因子和癌症的发展。病毒如何建立潜伏性感染最终导致严重的疾病比如癌症,研究人员对这一复杂问题越来越感兴趣。这种研究是极其困难的并且结果是模棱两可的。

尽管采取各种措施治疗各种疾病,从流感到艾滋病,病毒性疾病都没有特异的治疗方法,尽管抗病毒药物正在改善一些病毒的治疗和预知。预防性疫苗仍是控制病毒性疾病最主要的手段,但不是所有的病毒性疾病都有安全有效的疫苗。许多公共卫生专家对研制针对艾滋病等难以治愈的病毒性疾病的疫苗的可能性非常悲观(为了详细讨论艾滋病,请参见第七章"新兴感染性疾病")。一些病毒,例如可能引起艾滋病的艾滋病病毒以及流感病毒,因为它们的高突变率而不断变化。了解病毒并找到预防和治疗病毒感染的方法对于处理病毒性疾病至关重要。尤其是病毒成了越来越多的复杂的慢性疾病的嫌疑对象,作为原因或促成因素时,例如多发性硬化症、爱泼斯坦—巴尔综合征、慢性疲劳综合征、自身免疫性疾病、糖尿病、癌症、心脏病、老年人的退化性脑疾病等等。病毒的全球分布和在野生与驯养的动物和人中传播的证据也在增加。

三种常见的人类癌症和特定的病原体之间的关系似乎已经建立:肝癌和乙型肝炎、丙型肝炎,宫颈癌和乳头瘤病毒,胃癌和幽门螺杆菌。研究病毒和癌症之间的关系促进了预防性疫苗的发展。乙型肝炎疫苗最初是为了预防急性乙型肝炎而研发,但这种疫苗也可以预防肝癌的发生。例如在中国台湾地区,统计研究表明,在20世纪80年代引进乙肝接种疫苗项目后的10年到20年,那些接种过疫苗的人感染乙型病毒和肝癌的发病率显著降低。病毒学家怀疑病毒参与各种形式的白血病、淋巴癌症和一些脑部肿瘤。人类疱疹病毒-8被认为是卡波西肉瘤发生的原因,这是一种在艾滋病人身上经常发生的癌症。一种多瘤病毒似乎与一种罕见的皮肤癌——默克尔细胞癌相关。卡波西肉瘤和默克尔细胞癌都是一种罕见的癌症,一般感染年龄超过65岁的人,但是这种癌症在免疫受损的人群中出现的概率越来越大,无论是由于艾滋病毒/艾滋病,还是由于器官移植接受者使用的药物。

亚病毒感染物:类病毒和朊粒

病毒之前曾被认为是所有可能病原中最简单的一种,也就是说,在感染物世界里活分子存在一个独特的地方,即介于大分子、基因和细胞之间,但是对曾经被认为是非典型性病毒疾病的研究导致了更小的感染物的发现。尽管它们的结构简单明了,但确实造成了毁灭性的疾病。一种被称为类病毒和朊粒的全新的感染性病原体的发现,对传统微生物学和分子生物学的中心法则提出了一个意料之外的挑战。这些发现拓展了疾病微生物学理论的范围,促使人们寻找一些和活细胞作用的未知的亚病毒颗粒,并且提出了关于这些感染物在自然界的作用的新问题。

类病毒

通过对一种植物病理学家假定是由病毒引起的感染性疾病——马铃薯纺锤块茎疾病的研究,导致了类病毒的发现。因此,这种鲜为人知的植物疾病对类病毒的发现和烟草花叶病毒对病毒的发现一样重要。马铃薯纺锤块茎疾病发展缓慢,但是可以将疾病传播给番茄。威廉·雷默(William B. Raymer)和米里艾尔·奥布莱恩(Muriel O'Brien)提出了一种相对快速检测感染物的方法。然而,试图从患病的番茄植株中分离病毒的尝试全都失败了。在1965年,西奥多·O.迪纳(Theodor O. Diener)开始和雷默一起解决这个问题,他们提出了一个令人惊讶的结论:引起马铃薯纺锤块茎疾病的不是病毒。迪纳称这种感染物为类病毒,因为它和病毒很像,但它似乎比已知的任何病毒都要小。破坏RNA的酶能使类病毒失去感染性,但是用破坏DNA和蛋白的酶处理却没有作用。因此,传染物的物理和化学特性表明,与典型的RNA病毒不同,类病毒没有蛋白衣壳。由于类病毒的性质和相关传染病病原体的流行观点相矛盾,迪纳花了6年证实了一种全新的植物病原体的存在。

在 1971 年,迪纳报道说,马铃薯纺锤块茎病是由一种裸露的、只有单链 RNA 分子构成的新的传染病原体引起的,这种病原体只能在特定的宿主细胞内复制。尽管迪纳的概念最初是相当有争议的,但在其后 30 年的时间里,科学家们发现了几十种其他的类病毒物种和数百种变种,其中包括鳄梨斑类病毒、桃潜花叶类病毒、番茄类病毒、柑橘曲叶病毒以及梨泡状溃疡类病毒。跟病毒一样,这些类病毒入侵宿主细胞并利用细胞的代谢和复制元件增殖类病毒。所有的类病毒由单链 RNA 组成,但和 RNA 病毒不同的是,类病毒没有一种保护性的蛋白外壳。与反转录病毒的 RNA 不同,例如可以引发艾滋病的艾滋病病毒,类病毒 RNA 不编码基因,尽管缺少保护性的蛋白外壳,类病毒的 RNA 似乎非常稳定。

大多数类病毒似乎在细胞核内进行复制,并引发一系列生化事件,最终导致疾病症状,比如发育迟缓。尽管植物疾病导致了类病毒的发现,研究者随后意识到这些新的传染病原体可以用来研究各种 RNA 分子在植物细胞和细胞器中的作用。植物学家希望找到预防类病毒引起的疾病的方法,但是他们也认为类病毒和噬菌体以及逆转录病毒一样,可以成分子生物学的有用工具。类病毒可以作为探针研究植物蛋白、核酸出入细胞核的方式。如果类病毒的感染受到严格的控制,导致发育不良的类病毒可以用来创造非常理想的矮树品种。

尽管类病毒如何繁殖,从细胞到细胞的转移并在植物中引起疾病的机制到现在仍有很多困惑,这些裸露的 RNA 病原体的发现促使了对外源核酸分子和人类疾病之间的相互作用的研究。这样的研究导致了动物和人类中类似类病毒的亚病毒的感染病原体的发现。一种特别危险的肝炎叫做丁型肝炎是由一种名为丁型肝炎病毒的类病毒实体引起的。丁型肝炎只发生在感染乙型肝炎病毒和丁型肝炎病原体的人身上,可能导致肝功能衰竭。研究人员正试图阐明一些有启发性的证据,表明这个亚病毒世界包含其他秘密的引起疾病的病原体,其中一些是独立运作的,另一些则似乎需要辅助病毒来繁殖和引起疾病。

朊粒

类病毒在许多方面可能和病毒不同,但它们含有核酸,所以仍然符合分子生物学的基本框架。朊粒是在 20 世纪 80 年代发现的一种全新的传染病原,对病毒学、微生物学以及分子生物学领域提出了基本问题,因为朊粒中没有核酸。在朊粒被发现之前,所有已知的病原体都含有 DNA 或 RNA 形式的核酸作为遗传物质。目前已知由朊粒引起的疾病最初被认为是一种难以捉摸的实体。内科医生、病毒学家和人类学家卡尔顿·盖德塞克(Carleton Gajdusek)将其描述为"慢病毒"。在 20世纪 50 年代,盖德塞克参与了一种神经退行性疾病——库鲁病的研究,这种病似乎只发生在新几内亚的人群中。这种毁灭性的疾病开始于无法控制的颤抖并发展成痴呆,每年造成数百人死亡,大多数的受害者是妇女和儿童。

考虑到这种疾病在人群中的模式,盖德塞克认为库鲁病可能是在悼念仪式上感染了一种病原体引起的,作为尊重和悲伤的象征,妇女和儿童将已故亲人的大脑吃掉。盖德塞克和他的同事利用感染库鲁病患者的大脑组织,可以将这种疾病传染给一系列的黑猩猩。但由于感染症状在两年后也没出现,盖德塞克认为库鲁病是一种由非传统的感染病原体引起的,他称之为慢病毒。在对库鲁病进行研究的同时,盖德塞克发现类似的病灶也发生在绵羊的大脑中,这是一种被称为"羊痒疫"的进行性的神经性疾病。尽管这种疾病从 18 世纪开始就出现在羊的身上,但是与患病动物一起工作的人似乎没有感染这种疾病。盖德塞克在医学文献中寻找类似库鲁病和羊痒疫的疾病,并开始研究一种罕见的、进行性的致命痴呆,被称为"克雅氏病"(CJD)。和库鲁病一样,克雅氏病可以传播给黑猩猩,并且在长期潜伏后出现症状。

盖德塞克因发现新方法理解长期慢性感染病而获得 1976 年诺贝尔生理学或医学奖时,他在一次名为"非常规性病毒和库鲁病的起源和消失"的演讲中总结了他的工作。朊粒是引起库鲁病、羊痒疫和克雅氏病的病原,被证实远比盖德塞克和其他科学家预想的更不寻常。史坦利·普鲁希纳(Stanley Prusiner)发现朊粒并提出了一个有争议的解释朊粒的起源和传播的假说,因此获得了 1997 年的诺贝尔奖。

1972 年,普鲁希纳的一个病人死于克雅氏病,他开始研究将克雅氏病与库鲁病和羊痒疫联系起来的文献。克雅氏病是一种罕见的疾病,通常会影响老年人。然而,普鲁希纳的工作表明这可能是由一种缓慢的病毒引起的,就像库鲁病和羊痒疫相关的尚不明确的感染病原,使用羊痒疫作为实验模型,普鲁希纳发现他可以将病原传染给仓鼠。当他从患病仓鼠的大脑中试图分离和鉴定这种传染病原,普鲁希纳发现它对分解蛋白的酶很敏感,但不受破坏核酸的操作规程影响。普鲁希纳开始怀疑羊痒疫感染原可能不含有核酸,尽管所有已知的感染原的遗传物质即便是最小的病毒,都含有 RNA 或 DNA。为了描述羊痒疫病原体的独特性质,1982年,普鲁希纳引入了"朊粒"这个术语,代表"蛋白质感染粒子"。对朊粒的研究表明它们非常稳定,它们可以耐受煮沸、医院清洁剂、热以及紫外辐射这些可以杀死其他病原体的方式。普鲁希纳的朊粒只有蛋白的假说很有争议,但支持者和反对者许多寻找核酸和羊痒疫之间关系的尝试都失败了。

尽管在 20 世纪 90 年代早期,人们仍在怀疑和争论,但许多科学家已经接受了普鲁希纳的蛋白质—朊粒假说。普鲁希纳的假说导致在实验动物以及人体中编码朊粒的基因的发现。根据他的理论,朊粒可以以两种不同的构象存在,其中的一种是无害的蛋白,在另一种构象中,朊粒促使良性蛋白转化和聚集。经过几个月到几年的潜伏,这些变异蛋白的聚集体形成类似丝状缠绕并最终破坏脑细胞,导致致命的脑疾病。跟细菌和病毒不同的是,朊粒引起很小的甚至不引起免疫反应,因为它们没有被认为是外来入侵者。朊粒被描述为一种蛋白质的感染病原体,不携带任何核酸,建立了引起疾病病原体的新的领域并且增加了其他特异的病原体存在于环境隐蔽角落的可能,或者以潜伏状态隐藏在植物和动物的细胞和基因中的可能。

所有被认为是朊粒引起的疾病被称为传染性海绵状脑疾病,也就是中枢神经系统的进行性和退化性疾病。病脑的提取物可以把这些疾病传染给以前健康的动物。动物的朊粒疾病包括绵羊和山羊的羊痒疫、传染性的水貂脑病、慢性消耗性的骡鹿和麋鹿疾病、猫的海绵状脑病以及牛海绵状脑病(BSE,通常称为疯牛病)。朊粒导致的人类疾病包括克雅氏病、致死性家族失眠症、施特劳斯综合征、库鲁病。跟库鲁病不同,库鲁病只在新几亚的人们中发现,克雅氏病具有偶发性,影响世界上超过 60 岁的人口中每百万里面的一个。在已知病例的 10％到 15％中似乎克雅氏病有遗传基础,但绝大多数都是自发产生的。一些病例与医疗干预相关,比如器官移植、大脑植入电极、使用了受污染的临床器械,等等。在 20 世纪 70 年代,一场不寻常的克雅氏病病例成群暴发,是由于患者使用的生长激素来自人类尸体的脑垂体。疾病的暴发结束于基因改造的生长激素变得可获得。

直到 20 世纪 80 年代,当疯牛病第一次在英国出现,还没有历史证据证明羊痒疫传染给牛、人类以及其他动物。第一个记录在案的疯牛病发生在 1984 年,当时几头英国奶牛死于一种之前未知的疾病。在 2001 年,意大利、西班牙、德国、法国、葡萄牙、比利时、丹麦以及英国的许多牛都死于疯牛病。大概 20 万头牛受到疾病的影响,数百万头牛为了终止疾病的暴发被毁掉。疯牛病流行病似乎起始于将含有牛和羊的肉和骨粉作为营养添加剂添加到牛的饲料里。这本质上是将食草动物变成食肉动物,或食人族,就像新几内亚的库鲁病患者一样,新的饮食方案为牛感染羊痒疫病原体提供了一个前所未有的机会。当疯牛病在 1992 年达到顶峰时,数以百万计的疯牛被毁掉,但是到那时,被污染的肉制品可能已经进入了人类食物链。1988 年,英国政府禁止使用来源于动物的饲料添加剂。但是在 1994 年,一种与疯牛病、克雅氏病有关的症状在人群中得到了诊断。该病被标记为 vCJD(变异型克雅氏病),表明似乎是克雅氏病毒的一种新变种。所有患变异型克雅氏病的案例的总数,大约有 120 例,考虑到数以百万食用过污染肉制品的人,这个数字相对比较小,但这种疾病通常是致命的。疯牛病也在家猫和一些动物园动物中传播。

自从疯牛病暴发以来,跨种族障碍的朊粒传播的例子被相继发现。在美国和加拿大的部分地区,一种叫慢性消耗病的可传染的海绵组织脑病在鹿和麋鹿中地方性流行。因此,猎鹿人出现类似克雅氏病的情况表明,人们可以通过食用感染的鹿肉感染上朊粒疾病。在 20 世纪 80 年代,成千上万的水貂感染了一种致命的海绵状脑病,因为它们食用了所谓"躺下牛"(downer cows)的肉,也就是濒临死亡而躺下的奶牛。尽管是由疯牛病引起的恐慌引起了公众对朊粒的关注,但在野生动物中朊粒疾病的发现表明,这些疾病可能比最初的被怀疑的范围传播得更广。此外,新疾病的出现,例如疯牛病和变异型克雅氏病的例子,似乎特别突出了农业、粮食产量、以及先前隔离的植、动物和传染性病原体的全球再分配所带来的意想不到的后果。

微生物生态学

自 20 世纪 90 年代以来,微生物生态学的领域的先驱们一直在探索在自然生态系统中发现的复杂微生物种群。这些研究表明在大多数的环境中只有很小一部分的微生物种类被鉴定出来。许多不知名的生物不能通过传统的实验技术培养出来,但是分子生物学的技术开始揭示微生物群落在不同栖息地的遗传多样性。通过 DNA 和 RNA 测序,科学家们正在评估不同栖息地发现的大量的微生物种类。然而,朊粒的发现表明,研究人员不得不在探索亚微观生态系统的同时,观察其核酸外的实体。

第五章 卫生革命、公共卫生、清洁运动与流行病防治

卫生革命与清洁运动

至 19 世纪末，微生物学使我们有可能发现许多流行病的具体发病原因和传播途径。对于极少数的疾病，科学家和医生已经研发出预防性疫苗和血清疗法，不过微生物学对于治疗帮助有限。得益于麻醉剂和无菌技术，外科医生能够比他们的前辈做更复杂的手术。但是，当伤口感染时，他们也像中世纪的同行一样无计可施。可见，19 世纪的微生物理论在公共卫生领域的作用主要在于为应对流行病提供指导。一旦识别出病原体，研究人员即可在食物和水、空气中的飞沫或粉尘、蚊子和蜱虫以及与病人接触的人群中寻找病原体。一些直接影响到个人的公共卫生措施，比如强制接种疫苗和隔离病人等，不仅存在争议，且效果也不见得明显，但是改善环境卫生、食品检验和巴氏杀菌（即加热杀菌）却有助于降低因食物和水受污染而引起的群发性传染病的威胁。公共卫生倡导者需要可靠的数据来评估不同疾病的发病率和预防措施的有效性。

纵观历史，因人类社会、经济和环境等变化而带来的健康风险，向来是公共卫生政策关注的焦点。在约翰·格兰特（John Graunt）发表的《论死亡率清单》（1622）中，发病率和死亡率两大趋势已十分清晰，这被认为是利用人口动态统计（如对出生、婚姻、死亡、寿命等的统计）来分析决定社会健康因素的一个里程碑。格兰特试图从当地的"死亡率清单"（每周的葬礼清单）和教区执事的婚姻和洗礼记录中推导出大概的趋势。根据格兰特的计算，城市的死亡率比农村地区要高。婴儿和儿童

的死亡率尤为惊人:约40％的婴儿活不到1周岁,仅有一半的新生儿能活到16周岁。沉重的疾病负担促使人们寻找有效的方法来预防疾病和改善生存状况。

关于公共卫生医学领域的发展、其所要达到的目的以及采用的方法(有些方法甚至是强迫式的),我们可以在公共卫生和社会医学先驱约翰·彼得·弗兰克(Johann Peter Frank)的著作中找到答案。他在《人类的痛苦——疾病之母》一文以及六卷本的《卫生监察大全》(1777—1817)中系统地阐述了有关的理念。《卫生监察大全》是一部具里程碑意义的代表性作品,作者在书中广泛探讨了社会、经济和政治因素对健康和疾病发生的影响。弗兰克将启蒙哲学中最崇高的理想和实用的公共卫生目标结合起来,试图说服欧洲的统治者,他们的人民是国家最大的财富。因此,国家的富强和繁荣有赖于通过法规和计划来提高人民的健康和生产力,以保护人民免受疾病,促进健康。弗兰克呼吁建立一个全国性的卫生监察体系,兴办专门学校培养接生员和外科医生,建立医院为穷人看病。在弗兰克看来,诸多疾病皆因不合理的社会制度造成,在那样的制度下,农民和工人长期处于痛苦不堪的生活环境。

在现代微生物理论普及之前,所谓的瘴气理论曾经风行一时,包括疾病是由病菌传播的理论也无法与之匹敌。即便在19世纪晚期,有关疾病成因的瘴气说仍大有市场,一些著名的公共卫生改革者也为之竭力辩护。他们坚称,恶劣的卫生状况、污秽和有害气体引发了流行病,并在欧洲迅速发展的城市蔓延开来。不少对微生物理论嗤之以鼻的专家学者积极投身清洁或卫生革命运动,并声称在改善城市健康方面成绩斐然。到19世纪末,随着许多内科医生和外科医生都接受疾病成因的微生物理论,这场原本的清洁运动又结合了科学发现的元素,这样一来,人们对于流行疾病的认知以及防控又达到了一个新的高度。正如慕尼黑卫生研究所创始人马克斯·冯·佩滕科弗尔(Max von Pettenkofer)的著作所言,不管是什么理论推动了卫生革命运动,大扫除和全面清除污染对降低流行病和地方病的压力至关重要。佩滕科弗尔因其在卫生学和流行病学的开创性工作而备受尊敬。他认为,比起疾病的微生物理论,现代卫生科学将会提供更多关于流行病起源的有用信息。佩滕科弗尔反对巴斯德和科赫提出的主要理论,他认为有毒的瘴气、土壤条件和气候干扰是导致疾病的主要原因。因此,他得出的结论是,卫生革命是预防流行病最有效的手段。尽管佩滕科弗尔的瘴气理论和罗伯特·科赫的微生物理论之间存在冲突,但两者都坚信卫生保健的科学研究对于抗击流行病意义重大。

公共卫生运动的领导人通常是知己,他们对流行病的起因有足够的了解,使疾病的征服成为可能。必不可少的是,需要投入足够的资源以改善个人和公共卫生,缓解让疾病暴发蔓延的悲惨社会环境。实施卫生改革措施需要卫生工程师、政治家、官僚以及科学家和医生的共同努力。埃德温·查德威克(Edwin Chadwick)是英国卫生改革运动的领导人之一,他是道德哲学家杰里米·边沁(Jeremy Bentham)的信徒,也是实用主义的倡导者。然而,查德威克所谓的"卫生观念",早已隐含在他遇见边沁之前所写的一些文章中。公共卫生政策或卫生理念可以被看作功利主义学说的一个完美例子,即社会应该为最大多数人的最大利益而组织。

在1832年被任命为英国济贫法委员会成员后,查德威克余生都致力于分析英国工人的卫生状况,降低贫困救济的成本,制定管理公共卫生的政策。在他著名的1842年关于济贫法委员会的报告中,查德威克建议通过建设排水沟和下水道来改善城市环境。在拥挤的城市贫民窟中,流行病和地方性疾病是由大气污染导致和传播的。大气污染可追溯到动植物废料、潮湿、污物和过度拥挤的住宅。为了证明在伦敦饮用水中发现的污染物,查德威克调查了大量含垃圾、污物和微生物的水样本。他得出结论,由污染和污物造成的疾病,比英国的任何战争都多。这些疾病造成了更多的死亡和残疾,摧毁了家庭,贫困的男人、女人和孩子都被送到济贫院和孤儿院。因此,政府官员可以通过修建排水沟和下水道来改善工人的健康状况;清除房屋、街道和道路上的污物和垃圾;改善家庭用水和洗涤垃圾的水供应。他认为,这些项目的费用将因流行病和地方性疾病负担显著减少而得到补偿。改善工人阶级的健康状况,将会减少寻求救济的人数。对不同城镇、城市和地区的比较研究表明,如果污物和腐烂物通过排水系统、适当消毒、改善通风等措施彻底清除,流行病和地方性疾病几乎就会消失。

据查德威克所说,城市贫民窟里的有毒气体对人类健康构成直接威胁。许多公共卫生改革者确信流行病是空气污染所致,但是很难理解为什么有些人,包括那些在下水道和化粪池工作的清道夫,尽管他们暴露在令人讨厌的恶臭中,却通常都很健康。然而,1858年异常炎热的夏季,巨大的恶臭袭击伦敦,使得政府官员不能再逃避这样一个事实:泰晤士河和流经伦敦的其他河流已经变成了开放的下水道。尽管暴雨和变冷的天气最终结束了这场危机,但巨大的恶臭表明需要建造新的污水管道系统来处理城市垃圾。1880年巴黎经历了一场巨大的恶臭,引起人们对由恶臭引发的潜在致命流行病的广泛恐惧。到1895年,由于路易·巴斯德的疾病微生物理论影响越来越大,人们对恶臭引起的流行病的恐惧与日俱减。

疾病微生物理论并没有完全取代将流行病与污物或有毒气体的恐惧联系起来的卫生观念,但是巴斯德、科赫及其门徒们的工作逐渐将生物医学研究纳入公共卫生和卫生工程。例如,建立了细菌实验室,用于分析食物和水,以及对特定流行病的诊断。公共卫生细菌实验室致力于识别病原微生物,而不是寻找环境污物和污染。

水 传 播 疾 病

西方国家的卫生改革者都受到了查德威克关于英国劳动人口卫生状况(1842年)的报告的启发。在美国,美国统计协会的创始人和第一任主席莱缪尔·夏塔克(Lemuel Shattuck)对卫生状况进行了类似的调查。他关于促进公共卫生和个人健康的总体规划(1850年)报告中包括了国家公共卫生示范法。然而,人们可能会认为,正是欧洲人所称的亚洲霍乱造成的恐惧,迫使市政府制定了防治污物和建立更安全的供水系统的计划。死于霍乱的人数实际上是19世纪死亡率的一小部分,但是由疾病引起的恐慌和之前由黑死病引起的恐慌一样大。

欧洲人直到19世纪才知道亚洲霍乱,当时战争、贸易和旅行打破了以前将疾病限制在印度有限地区的地区壁垒。1817年,霍乱显然从南亚逃脱,并开始在各港口传播,大概是由受感染的海员和商人携带的,一直传播到了俄罗斯、中东、欧洲和北美。一开始,欧洲的内科医生认为,亚洲霍乱可能是之前某种已知疾病更致命的形式,非特异性的胃肠疾病,分别被称为假霍乱、欧洲霍乱、秋季霍乱或痢疾。对霍乱流行的进一步研究使医生相信,这种疾病与其他胃肠道疾病大有不同。霍乱的发作通常始于突然的腹泻、呕吐和痉挛。许多病患迅速从轻微的不适发展到剧烈的呕吐,还有一种叫作"米泔样粪"的水泻,这种腹泻含有大量肠黏膜和细菌。随着肾脏衰竭和循环系统崩溃,体液和电解质的灾难性流失导致脱水和休克。在严重的情况下,症状出现的 24 小时到 48 小时内会发生休克、昏迷和死亡。

解释霍乱起源和传播的尝试反映了医学界对流行病的分歧。传染似乎是最不可能的解释,因为很明显,那些检查病人或对霍乱患者进行尸检的医生很少感染这种疾病。大多数医生认为霍乱流行是由当地环境条件造成的,比如污物、热量和湿度,这些产生了有害气体和臭气。卫生改革使空气、水、街道和房屋更加清洁,人们就能控制和预防霍乱的暴发。因此,霍乱的暴发使人们产生对污物、污染和污水的普遍恐惧,远在病原体最终确定之前。

在城市,霍乱成为研究流行病学和公共卫生运动先锋们的焦点。英国内科医生约翰·斯诺(John Snow)对霍乱的研究已经成为流行病学调查和推理的模型。斯诺对 1854 年伦敦霍乱暴发的研究,被称为"宽街流行病"研究,已经成为流行病学史上的一个里程碑,尽管它只是斯诺对该病病因和传播的分析的一部分。在宽街流行病暴发前的六年,伦敦经历了霍乱流行,据卫生总理事会 1848—1849 年霍乱疫情的报告,伦敦有超过 1.4 万居民死亡。当斯诺分析这一流行病的分布情况时,他开始怀疑当地的供水,将受污染的水与所有感染霍乱的人联系起来。斯诺得出结论,霍乱的具体原因是通过口腔进入消化系统的。随后,霍乱患者的排泄物通过水传染给了新的受害者。

当宽街流行病暴发时,斯诺立即怀疑当地的供水。对疫情的详细研究,尤其是死亡模式的研究,揭示了几乎所有的已知病例都与宽街水泵有关。斯诺认为,水井已经被霍乱患者的排泄物所污染。在斯诺对疫情进行分析后,当地的监护委员会同意移除宽街上水泵的手柄,尽管疫情已经开始平息。主要出于怀疑,亨利·怀特海德(Henry Whitehead)牧师对宽街的疫情暴发进行了详细研究。除了证实斯诺的假设之外,怀特海德还不辞辛劳地对所有受疫情影响的人进行采访,最终发现了水井是如何受到污染的。在采访路易斯夫人时,她住在宽街 40 号,怀特海德得知,她的女儿在霍乱暴发前不久就感染了一种致命的腹泻。无疑,在当时,无差别的发烧和流感对孩童来说很常见且危及生命。路易斯太太清洗完宝宝弄脏的尿布,将用过的水倒进了前院的污水池。这栋房子里的大部分居民都把废料扔到后院,而不是污水池。怀特海德指出,这个污水池距离宽街上的水井只有几米远。大约在路易斯夫人的孩子死后两天,霍乱暴发了。当路易斯先生染上霍乱时,即将成为寡妇的路易斯夫人又把一桶被污染的洗涤水扔进污水池。幸运的是,那时手柄已经从水泵中移开,那口井不再作为饮用水的来源。因此,尽管拆除手柄并没有终结可怕的宽街霍乱流行,但它很可能避免了该地区疫情的再次暴发。随后对污水池的检查发现,部分堵塞的污水管和剥落的墙壁使污水渗入到附近的水井中。据推测,路易斯夫人和她的洗涤水给污水池和水井造成了致命的污染。

1866 年,当伦敦另一场霍乱暴发时,流行病学家和医学统计学家威廉·法尔(William Farr)得出结论,霍乱死亡和供水管道之间存在明显的联系。他的研究表明,伦敦白教堂地区的流行病是由伦敦东部水务公司的供水系统引起的,该公司出售的水来自莱亚河。当法尔在议会前证实疫情的暴发时,显然,他忍不住表达出对"瘴气理论"继续支持者的嘲讽。他指出,将霍乱暴发归咎于空气污染完全符合商业利益,因为虽然没有人能出售人们呼吸的空气,但商人们可以通过出售饮用水赚取巨额利润。

虽然约翰·斯诺指出霍乱是由受污染的水引起,但没有明确找到具体起因。1854 年,意大利组织学家菲利普·帕西尼(Filippo Pacini)提出证据,证明在霍乱患者的肠道中发现了一种微生物。虽然通常情况下,逗点状细菌引起霍乱归功于罗伯特·科赫的发现,但是 1965 年,国际命名委员会提出"帕西尼霍乱弧菌"以纪念帕西尼。1884 年,科赫宣布他发现了导致霍乱的病原体;因为它活泼和摇摆的动作,被称为逗点形菌或霍乱弧菌。随后,科赫证明它可以在水、食物、脏衣服、床上用品以及潮湿的泥土中生存。尽管科赫无法找到一种动物模型来明确表明他已经分离出了霍乱的特定致病因子,霍乱弧菌与霍乱的间接证据足以使许多细菌学家相信,霍乱的暴发是由受污染的水引起的。

马克斯·冯·佩滕科弗尔是德国著名的化学家和流行病学家,他否定科赫对霍乱弧菌研究的重要性,认为霍乱暴发是由潮湿的土壤或地下水中的特殊条件产生瘴气,并在有害空气中传播引起的。佩滕科弗尔制定的卫生改革,以及瘴气致病引发的恐惧,使慕尼黑的下水道系统得到改善,肠道疾病显著减少。霍乱患者的排泄物和霍乱细菌可能是导致霍乱传播的众多因素之一,但佩滕科弗尔认为,单单细菌或传染病本身不会导致霍乱的流行。当考虑流行病的时候,出于实际和哲学的原因,医生们不得不考虑更加复杂又相互制约的一系列有诱因和刺激的原因,其中包括:瘴气;堕落的习惯;不道德的行为;恶劣的生活条件;过度拥挤;受污染的水;有毒气体,尤其是污水池散发出的气体;通风不畅和阳光不足。1892年,佩滕科弗尔通过吞下培养的霍乱弧菌,公开挑战科赫及其疾病微生物理论。也许是由于先前的感染,佩滕科弗尔并没有感到任何明显的不适。

虽然对霍乱的具体原因和导致流行病因素的争论进行了多年,但对这种疾病的恐惧是建立公共卫生委员会和市政实验室用以对疾病进行常规细菌诊断的一个关键因素。通过研究霍乱疫情和在疾病频发地区寻找弧菌,细菌学家发现霍乱弧菌不需要人、污水池和水井也能存活。弧菌可以在淡水或淡盐水中生长和繁殖,与浮游动物、贝类和甲壳类动物,包括牡蛎和蓝蟹等可食用的物种生存在一起。霍乱弧菌在恒河、墨西哥湾、切萨皮克湾及其他水道上繁衍。当条件不利时,弧菌进入一个类似于孢子的状态。霍乱弧菌利用微小的甲壳类动物作为宿主生存和移动,直到条件允许它们引发新的疾病。已经发现许多不同菌株的霍乱弧菌,它们的毒性差异很大。致命的霍乱弧菌寄生在肠道内,产生一种毒素,破坏人体调节水摄入和流出的能力。1960年,沙特阿拉伯的厄尔托霍乱杆菌检疫站首次发现了霍乱弧菌的一种重要亚型。厄尔托霍乱杆菌的毒性比典型生物类型小,但它能产生更多无症状的携带者,他们会不断地排出弧菌。流行病学家认为,它比传统亚型传播范围更广,除了在印度次大陆。2000年,霍乱弧菌的基因组,包括用于合成毒素的基因已经被测序。

霍乱使人们认识到城市化加剧了流行病的危险,但是当科学家发现这些传染病的原因和传播方式时,他们可以采取公共卫生措施加以控制。霍乱暴发加强了对大规模、耗资巨大的公共工程项目的支持,为各大城市带来干净的水。随着净水系统的安装,霍乱在20世纪30年代基本被大多数工业化国家所驱逐,尽管霍乱在俄罗斯、中东、非洲和亚洲仍然是一个严重的公共卫生威胁。氯气有助于水从病原微生物中安全分离,但随着霍乱的威胁被人们遗忘了,比起微生物污染,富裕国家的人们往往更担心供水系统中的氯。公共卫生专家担心,瓶装水产业的发展可能会导致忽视维修公共供水系统的基础设施。这可能导致霍乱在19世纪的贫民窟中暴发蔓延:为富人提供安全饮用水,为穷人提供有问题的水。

在世界上许多地方，霍乱仍然是一个公共卫生问题，因为超过 10 亿人无法获得安全饮用水。在许多贫穷国家，农村地区和城市贫民窟的饮用水受到寄生虫、细菌和病毒的严重污染。公共卫生专家估计，世界上大约一半的穷人仍然患有水传播疾病。在 20 世纪 60 年代和 70 年代，印度和孟加拉国有数千人死于霍乱。柬埔寨、安哥拉、津巴布韦、伊拉克、苏丹、埃塞俄比亚、索马里、肯尼亚、乌干达和秘鲁也暴发过霍乱。在美国，散发的霍乱病例通常是由墨西哥湾的海鲜消费造成的。前往霍乱流行地区的旅行者通过饮用受污染的水或食用受污染的食物，尤其是生贝类，患上了这种疾病。

在严重的霍乱流行期间，通常报道约 50% 至 60% 的死亡率，但在一些暴发期，死亡率高达 80%。传染病专家认为，几乎所有的霍乱病人都可以通过静脉注射液来拯救。不幸的是，在霍乱暴发和腹泻病很常见的地区，静脉注射所需的医疗资源几乎不存在。在严重脱水的情况下，口服补液通常是无效的，但在 20 世纪 70 年代，研究人员发现，口服适当溶液的葡萄糖和盐能够迅速吸收，以拯救霍乱患者。如果有安全的水可用，即使在最原始的环境下，口服补液也能防止大多数婴儿患者死于严重的腹泻。通过适当的口服或静脉补液治疗，病死率会小于 1%。

1991 年，在南美洲秘鲁首次发现了 20 世纪的霍乱流行。秘鲁约有 1 400 万人感染，35 万人住院。虽然致死率仅为 1% 左右，但大约有 300 至 500 人死亡。追踪发现，有些病例是由被污染的飞机餐所致，这些飞机从秘鲁离开。这再次证明了世界上任何地方的传染病，只要一架飞机就能传播至另一个地方。据泛美卫生组织报道，在 1991 年秘鲁暴发霍乱的 6 年之内，由于水质、环境卫生和卫生学方面的不足，霍乱已经在 14 个国家传播。据报道，出现数以千计的病例，数百人死亡，但专家怀疑，报道出的只是一小部分，并不是所有的霍乱病例。流行病学家认为，霍乱的暴发与异常温暖的海洋洋流有关，这些洋流促进了由浮游生物所携带的霍乱弧菌的生长和传播，这些浮游生物是在海洋中漂浮的微观植物和动物的混合物。温暖的海水促进了它们的生长，从而增加了霍乱流行的机会，因为那里的人们无法获得安全的水供应和适当的卫生设施。1991 年在秘鲁发生的关于霍乱流行的错误信息，包括声称该疾病在加氯消毒后被终止了。这是不真实的，因为在疾病最流行的地区，供水是非常原始的，而且很少加氯消毒或处理过。除了在首都利马，秘鲁的饮用水供应在霍乱流行时期通常没有加氯消毒。

在 21 世纪初,霍乱仍然存在于 75 个国家和各个大洲。流行病学家估计每年有数十万人感染霍乱,但这种威胁的真正程度是未知的,因为政府倾向于将霍乱死亡视为肠胃炎、肠道流感、食物中毒,或者腹泻的其他委婉说法。联合国在 2006 年发表的一份报告中指出,在能源、贫困和全球水资源危机中,有 10 亿多人从被人类和动物粪便污染的水源中取水饮用、洗涤和烹饪。由于缺乏安全饮用水和足够的卫生设施,贫穷国家每年有 200 多万人死亡。每年有 200 多万儿童死于腹泻和其他与脏水及卫生设施落后相关的疾病。许多医学专家一致认为,查德威克的卫生理念对人类健康和福利的贡献比其他任何医疗进步都要多,包括抗生素的发现和疫苗的发展。霍乱的暴发也证明了一种卫生主义学说,即贫穷、污染和卫生条件落后是产生和传播流行病最重要的因素。即使是繁荣的现代化城市,也容易受到流行病的影响,这些流行病是一些自然灾害带来的,例如洪水,以及人为灾难,比如战争和军事侵略。当基本服务——饮用水、卫生设施和卫生保健——被中断时,霍乱和伤寒症便成为重大的公共卫生风险,尤其是在难民和流离失所的人群中。

伤　寒　症

霍乱和伤寒症的暴发是由类似的情况造成的。这两种都是由水传播的细菌性疾病,它们挑战了传统的公共卫生措施,因为检疫措施和隔离病人并不一定会破坏传播链。就霍乱而言,造成伤寒症的细菌通常是由被感染者的排泄物所污染的水和食物传播的。伤寒症的症状包括发热、头痛、粉疹、恶心、呕吐、腹泻或便秘、精神错乱、昏迷、谵妄和昏迷。肠壁的穿孔和血管的损伤可能会导致痛苦万分、危及生命的腹膜炎(由于肠道物质逸出而引起的腹腔内感染)和内出血。据医生们的普遍估计,伤寒症的死亡率在 8% 到 15% 之间。

在尸检过程中,通常会在小肠中发现有特征性的病变、炎症迹象和溃疡。最初,伤寒细菌在肠道中繁殖,但进入血液的细菌可以攻击脾脏、骨髓和其他器官。伤寒通常与贫困和缺乏卫生设施有关,但这种疾病也对富人和名人构成了威胁。维多利亚女王挚爱的丈夫阿尔伯特王子在经历了数周日益严重的肠胃炎、发烧和精神错乱后于 1861 年去世，自此女王一直处于悲哀之中，直到 1901 年去世。

就像约翰·斯诺研究霍乱一样，威廉·巴德致力于研究伤寒症。他的辛勤工作建立了研究流行病的艺术和科学，他的《伤寒的性质、传播方式和预防》(1873)就是一本杰出的代表作。巴德是一位英国乡村医生，在巴黎和皮埃尔·查尔斯·亚历山大·路易斯(Pierre Charles Alexandre Louis)一起研究医学。路易斯是著名的病理学家，他使用统计方法建立了现在所谓的循证医学的基础。路易斯对肠道发热(肠道疾病)的研究将临床观察到的症状与尸检发现的炎症和溃疡的症状联系起来。伤寒症曾与肠道病变联系在一起，被称为"派尔集合淋巴结"，这是约翰·康拉德·派尔(Johann Conrad Peyer)和其他解剖学家在 17 世纪 70 年代首次提出的。当时，伤寒与其他发热性疾病并没有明显的区别，但一些医生认为"慢神经热"(伤寒)会演变成一种致命的疾病，即腐败恶性热、战争发热、船热或斑疹伤寒(更多关于斑疹伤寒的信息，请参见第六章)。伤寒、斑疹伤寒、痢疾和其他传染性疾病很可能会在士兵和水手中盛行，因为这些人生活在拥挤又不卫生的环境下，所以军事医生可能会把一些伤寒症诊断为疟疾或痢疾。

巴德在几个小村庄担任医生时，有机会调查了几例伤寒暴发的过程。经过观察，他相信伤寒是通过一些常见因素传播的，据他推断是受污染的水。为了防止伤寒的传播，巴德建议用氯酸盐(也称为漂白粉)、碳酸或硫酸亚铁(硫酸铁)来为受污染的厕所、排水沟和下水道消毒。巴德的第一篇经典论文《论"肠道热"》于 1859 年在英国医学杂志《柳叶刀》上发表，但他的里程碑论文《伤寒症》直到 1873 年才发表。

据巴德所说，在大城镇和城市实践的医生往往是反传染论者，但乡村医生有更好的机会来跟踪伤寒症及其他疾病个别病例出现的顺序。事实上，其他国家的医生也观察到类似的模式，他们支持巴德的结论，即这种疾病是通过伤寒患者的排泄物传播的。然而，反传染论者继续辩称，即使伤寒有时是通过受污染的水传播的，它也可能是环境条件和由污物产生的瘴气自发产生的。无论巴德和其他传染理论倡导者们进行了多么深入的研究，都没能确定疾病的最初来源。即使是在孤立的社区，有时也不能查出第一个"引入"的病例。当时，健康、无症状携带者的概念尚不清楚。

卡尔·约瑟夫·埃贝特(Carl Joseph Eberth)在 1880 年,即巴德去世的那一年,发现了伤寒症的病原体——伤寒沙门氏菌。科赫和乔治·加夫基(George Gaffky)证实了埃贝特的微生物发现,但直到 1886 年,细菌学家才能够在实验室中进行纯化培养。通过研究城市流行病,公共卫生内科医生了解到,受污染的水并不是影响伤寒沙门氏菌传播的唯一因素。在她的职业生涯早期,作为美国职业医学创始人的爱丽丝·汉密尔顿(Alice Hamilton),在 1902 年在伊利诺斯州的芝加哥进行了关于伤寒的研究,证明了环境卫生与伤寒之间的关系。她的研究表明,那些肮脏、拥挤的城市贫民窟里的贫困居民所共享的户外厕所和卫生间滋生大量苍蝇,这些苍蝇也能传播伤寒。由于汉密尔顿证明苍蝇可以运输细菌并污染食物,因此公共卫生工作者认为苍蝇是危险的"有翅膀的细菌",而不仅仅是一种讨厌的生物。除了努力清理城市贫民窟,芝加哥的公共卫生工作者还呼吁对牛奶进行加热杀菌,因为有证据表明,受污染的牛奶可能是伤寒和其他传染病的来源。

在 20 世纪的第一个 10 年里,一些细菌学家在健康个体的排泄物中发现了活跃、有传染性的伤寒细菌,这些人的伤寒已经痊愈很久了。事实上,大约有 3% 到 5% 的人感染了伤寒并成为携带者。罗伯特·科赫和他的门徒们相信,健康的传染病携带者是伤寒流行病学的重要因素。由于发现一些携带者间歇性地分泌细菌,对携带者的定义就变得复杂起来。

当医生和公共卫生工作者意识到看起来健康的人群也会排出活性沙门氏菌时,这种疾病就代表健康携带者也成为公共卫生的敌人。患伤寒症之后分泌伤寒杆菌超过 12 个月的人被定义为携带者,但一些慢性携带者被归类为间歇性携带者,因为他们只在不定期的情况下才会分泌伤寒杆菌。这种现象使我们很难发现并有效监控伤寒携带者。感染伤寒的患者表面痊愈后,大约有 10% 的人会在几个月内继续排泄伤寒杆菌,大约 5% 的人成为慢性携带者。导致伤寒杆菌成为慢性感染的因素还不清楚,但患者的年龄、性别和之前的胆囊疾病似乎起了一定的作用。虽然很多江湖医生传出未经证实的说法,但治疗慢性携带者的尝试通常都是失败的。20 世纪 50 年代,抗生素仍然被视为神奇药物,研究发现磺胺类药物、青霉素、氯霉素以及这些药物的联合用药对预防或永久治愈携带者几乎没有任何作用。只有切除胆囊(胆囊切除术)手术有一定效果,因为伤寒杆菌显然是隐藏在胆道系统

（胆囊和胆管）中。

最著名的一个健康携带者的例子是，一个名叫玛丽·马伦（Mary Mallon）的厨师，至少导致了47例伤寒及3例死亡病例。"伤寒玛丽"已经成为一个表面健康的人的通用术语，他们知道会危及他人，却不愿采取适当的预防措施来防止传染病的传播。1869年马伦出生于爱尔兰的蒂龙县，15岁时为了寻找更好的生活移民美国。抵达纽约后，她很快找到了工作，先是作为佣人，后来又成为一名厨师，薪水更高。1906年，她为一户在长岛度夏日的富裕人家烹饪。短短几周内，该家庭的11名成员中就有6人感染了伤寒症。乔治·索珀（George Soper）是该家庭雇用的土木工程师，他调查了这一疾病的起源，怀疑马伦是罪魁祸首。通过追查她之前的工作经历，索珀发现，她曾在纽约7个不同的家庭服务过，与20多个伤寒病例和至少一个死亡病例有关。

在马伦拒绝提供血液和粪便样本进行分析后，纽约市卫生部门的官员安排萨拉·约瑟芬·贝克（Sara Josephine Baker）医生和几名警察强行将马伦带进一家医院进行细菌测试。贝克毕生致力于公共卫生和儿童福利事业，他认为公共卫生部门必须利用国家的权力来防止流行病的传播。尽管对伤寒杆菌的检测是阳性的，但马伦坚持认为她完全健康，从来没有患过伤寒症，并要求释放自己。相反，她被关在东河兄弟岛的一家医院里。虽然公众很同情她的处境，但马伦还是被关了大约3年。纽约市的新任卫生专员恩斯特·莱德利（Ernst J.Lederle）同意释放马伦，只要她发誓永远不会再做厨师。莱德利希望马伦在洗衣房工作，而不是厨房，并让当局了解她的就业情况。马伦一获得自由，就换了一个新名字，重新开始她的厨师生涯。她认为这是一个贫穷、没有受过教育的女性唯一的实用选择，她必须养活自己。

1915年，当她在曼哈顿斯隆妇产科医院的厨房工作时，引发25例伤寒症，其中包括2例死亡病例，导致当局重新扣留了马伦。这次疫情暴发后，公众几乎不再同情马伦。美国公共卫生协会利用"伤寒玛丽"的案例，赋予公共卫生当局更多权力来检查和管理那些在餐馆、酒店、公共机构、奶场等地掌管食物的人。1916年，纽约市卫生部门对成千上万的食品加工人员进行了细菌检查，但与马伦不同的是，其他伤寒携带者很少被监禁。马伦被关在兄弟岛，直到她1938年死于肺炎。尸检报告证实了她的胆囊中仍有伤寒杆菌的猜测。

虽然玛丽·马伦肯定不是唯一一个给他人带来疾病和死亡的健康携带者,但她却成为臭名昭著的"伤寒玛丽"。例如,1899 年到 1909 年,英国福克斯顿暴发伤寒疫情,最终追溯到一个在该地区不同农场里挤牛奶的人。直到 1909 年,当局都没有将疾病的传播与健康携带者联系起来,只把传播者定义为"N"先生。N 先生60 岁时,最终被确认为伤寒症的源头。他感染了至少 200 例伤寒症,但他声称自己从未患过这种疾病,细菌检测发现他的粪便中有沙门氏菌。与马伦不同的是,N 先生并没有被监禁,但他最终同意离开福克斯顿和乳制品行业。

与"伤寒玛丽"传奇的版本相仿,马伦并不是唯一一个因对公众健康构成威胁而被监禁的健康携带者。调查记者和历史学家还发现了其他伤寒携带者,他们被迫终生隔离。20 世纪 50 年代,托马斯·比利(Thomas Bewley)在伍德福德桥(现在是伦敦郊区)的克莱伯里医院任职时,他发现两个病房仍有 14 个病人被列为伤寒携带者,尽管每个人都经历了胆囊切除手术(外科手术切除了胆囊)。初次诊断后很长一段时间,这些病人仍然被隔离,这让他们感到惊讶。比利让他们重新测试,发现他们的粪便样本对伤寒杆菌是阴性的。2008 年,英国广播公司开展的一项调查引起了媒体的广泛关注,揭露了一群女性迅速被贴上"英国伤寒玛丽"的标签。1907 年至 1992 年期间,至少有 43 名来自伦敦的女性伤寒携带者被关在英国萨里的长林(Long Grove)精神病院。萨里历史中心的研究人员保存有该机构的一些记录,尽管大部分资料在 1992 年长林被关闭时已经销毁。长期以来,由于伤寒携带者的身份被认为是对公共卫生的威胁,所以长林建立了"伤寒玛丽"制度。虽然他们在入院时显然不是精神错乱,但当抗生素改变了对伤寒症的治疗时,这些病人被认为过于脆弱、精神受损,如果在外面生存的话。

每年大约有 2 000 万人患上伤寒症,50 万人左右死亡。在美国,每年约有 400例病例报告,但绝大多数感染是通过国际旅行获得的。美国内科医生不太可能熟悉这种疾病,因为它主要在发展中国家存在。在发展中国家,伤寒杆菌的耐药性变得越来越普遍。伤寒沙门氏菌是属于沙门氏菌属的三个物种之一。这组细菌所引起的所有疾病都被称为沙门氏杆菌病,但只有伤寒沙门氏菌引起伤寒症。2008 年通过使用复杂的新技术,对几种不同菌株的基因组进行了测序。研究人员希望破解几个不同版本的细菌 DNA 序列，会有助于找到更好的诊断方法、治疗方法，以及预测导致伤寒的菌株的分布和演化的方法。研究人员怀疑这种微生物在 10 000 年到 43 000 年前就变成了人类的病原体。健康携带者可以在全世界传播不同种类的伤寒沙门氏菌。伤寒沙门氏菌的基因组表明它已经很好地适应了人类宿主的存在，并且已经失去了许多沙门氏菌群中其他成员的基因。的确，除了人类，伤寒沙门氏菌没有其他已知的宿主。伤寒沙门氏菌的耐药菌株的发展表明，提供有效的治疗，尤其是对慢性携带者，将变得越来越困难。公共卫生专家希望，能够确定和识别特定菌株的基因，因其使伤寒沙门氏菌的特定菌株具有特别的毒性，很可能会产生慢性携带者，这将导致更有效的疫苗接种运动，从而最终消灭伤寒。

第六章　　传染病防控的艺术与科学

天花：预防接种、疫苗接种和根除

　　公共卫生倡导者普遍认同，除建立安全的饮用水和排污系统外，预防性的疫苗接种是医学史上最好的挽救生命措施之一。另外，在全球范围消灭天花的努力也表明，各国公共卫生部门的合作能够为疾病的防控带来显著成效。人体内的天花病毒很可能是由某种野生或家养动物的痘苗病毒进化而来的。这种病毒起初只局限于亚非地区，但随着人口迁徙、战争和贸易的深入，最终传入了中亚、中国、波斯和欧洲地区。在中世纪以前，欧洲仅有零星暴发的天花疫情，但到了17世纪，已然成为欧洲国家儿童常见的传染病。尽管医生以往一般都根据疾病的症状，如高烧、腹泻、皮肤病变等来诊断疾病，但在9世纪时，有一名叫做拉齐斯（Rhazes）的波斯医生却指出应注意区分麻疹和天花。他认为天花是儿童成长时期血液中的杂质发酵所造成的必然结果。在17世纪的英国，天花已十分常见，甚至素有英国希波克拉底之称的托马斯·西登哈姆（Thomas Sydenham）也相信这种可致命的斑疹伤寒是人在生长过程中所无法避免的。

　　天花病毒一般通过咳嗽、打喷嚏或说话时喷出的飞沫在人与人之间传播，也可通过患有天花疱疹的脓液或结痂的衣物、毯子或裹布传播。病毒进入人体内大约两周后，会出现一些非特异性症状，如头痛、咳嗽、背痛、肌肉酸痛和乏力，这是系统感染的最初表现。等到出现标志性的皮疹时，感染者可能已将病毒传给很多人。带脓水疱通常分布于患者的口、脸、四肢，甚至手掌和足底，会留下永久性的疤痕。

重型天花患者有时会因心脏衰竭、继发感染或内外出血而死亡。败血症、肺炎、丑陋的疤痕、失明和失聪也是天花常见的并发症状，而天花中最凶险的一种，即黑天花或出血性天花，几乎绝对致命。

拉齐斯和西登哈姆都认为，良好的医治有助于康复并降低死亡的可能性，而不当的治疗则会导致脓包、失明、脑膜炎和死亡。得了天花，即使症状十分轻微，然后又康复的患者都对天花病毒具有永久的免疫力。免疫（immunity）一词与病毒（virus）一样，来自拉丁语，在生物医学领域具有特定含义。最初"immunity"指对法律义务的特别豁免，如免于纳税。在医学领域，它指的是对特定病原体的抵抗能力。在人类历史的大部分时期，所谓免疫都须在染上疾病并战而胜之以后方可获得。

也许是认识到轻度天花和重度天花可以使人体产生同样的免疫功能，一些人于是开始尝试让自己染上轻度天花。比如，某些家长可能故意让孩子与轻度天花患者接触或使用即将痊愈的天花患者的床上用品。在亚非、印度和土耳其，一些医生也尝试通过在健康人的小伤口或抓痕内植入天花脓液来引起轻度的天花。在中国，以前人们会让孩子吸入由天花疤痂硬壳制成的粉末。在18世纪之前，欧洲的医生一般不认可这种做法，认为既野蛮又迷信。

这种故意引起天花的做法叫作嫁接（ingrafting）、接种（inoculation）或是天花疫苗接种（variolation）。[接种（inoculation）一词来源于拉丁语 inoculare，意为"嫁接"，而天花疫苗接种（variolation）一词来源于拉丁语 variola，意为天花。]通过接种而得的天花通常较为轻微，只会导致少量的皮肤病变和疤痕。一位驻奥斯曼帝国大使的妻子玛丽·沃特丽·蒙塔古（Mary Wortley Montagu）夫人在君士坦丁堡期间曾注意到土耳其人接种天花的习俗，并在写给英国的名人朋友的信中详细讲述了接种的过程。在回英国前，玛丽夫人让她的儿子接受了安全接种。为了鼓励更多的人接种天花，玛丽女士在伦敦一次天花病流行期间安排女儿也进行了接种。1722年，针对牧师和医生关于天花接种不道德又危险的指责，玛丽夫人在伦敦的报纸上发表了一篇题为《一名土耳其商人对天花接种的简单说明》的匿名文章。《飞行邮报》的编辑并未透露作者的身份，但弱化处理了她对"无知无赖的医生"的愤懑言辞。虽然不少医生和牧师仍持怀疑态度，许多贵族和上流社会人士却开始接种。1714年,伊曼纽尔·蒂蒙尼(Emanuel Timoni)和雅各布·帕拉里尼(Jacob Pylarini)分别在英国皇家学会哲学学报上发表了几篇宣传天花接种的文章。相关报道传入英国殖民地新英格兰后,德高望重的卡顿·马瑟(Cotton Mather)牧师和札布迪尔·博伊斯顿(Zabdiel Boylston)也进行了接种试验。

　　1721年,在波士顿暴发天花疫情期间,马瑟和博伊斯顿为将近300人进行了天花接种。虽然牧师、医生和政府官员对天花接种实验不屑一顾,但是等到疫病结束之后,博伊斯顿所做的详尽的记录证明了接种预防的价值。在这次疫病中,自然感染天花病毒的人群死亡率约为14%。(当时波士顿居民数量为12 000人,其中约半数感染了天花,844人死亡。)在预先接种天花的280人中,仅有6人死亡,而且这6人中可能有人在接种前就已经感染了天花。当时2%的死亡率,对于现代疫苗接种来说显然过高,不过,与自然感染天花的情形相比,其优势仍十分巨大。对于经历过天花疫病的父母来说,考虑是否要为孩子接种天花、权衡其利弊是一项前所未有的重大职责。至18世纪末,尽管不同的人接种天花取得的效果不尽相同,总体来说,天花接种已为人们所广泛接受。天花接种对于天花整体的发生率并没有很大的影响,但它证明医疗干预可以减少自然感染天花所带来的死亡和毁容的风险。不过,天花接种逐渐成为一种常规的预防措施。在此基础上,爱德华·詹纳还发现了另一种更为安全的预防天花的方法。

　　詹纳是在格罗斯特郡乡村行医的一名医师,他震惊地发现,一些来接种的人似乎对天花病毒具有免疫力,虽然他们从未得过天花或接种过天花疫苗。他试图证实这一发现,并发现一种叫作牛痘的轻微疾病似乎可以使人对天花产生免疫。挤奶女工和农场工人由于经常会接触到病牛乳房上的脓包,容易感染牛痘。为证明牛痘与天花之间的联系,詹纳给健康人接种了从牛痘脓包中提取的物质。他的试验证实了牛痘能够使人对自然获得和人工接种的天花病毒产生免疫的假设。通过把拉丁语中天花和奶牛两个单词相结合,詹纳创造了牛痘疫苗(Variola vaccinae)一词。为将他的新接种方式与传统的天花接种加以区分,詹纳创造了疫苗(vaccination)这一新词。1798年詹纳发表了一篇被誉为疫苗学史上里程碑的著名论作,名为《对以格罗斯特郡为代表的英国西部各郡常见疾病天花,亦称牛痘,其疫苗接种原因和影响的调查》。

批评者指责疫苗接种不卫生且危险。尽管这一将病毒从动物转移到人类身上的过程遭到了一些反对，但在监狱和孤儿院进行的试验表明，这种方法是安全有效的。疫苗预防接种的支持者认为疫苗接种是医学史上最伟大的发现。很快在全世界范围内，预防接种取代了旧式接种。在长途运输中疫苗的活性通常通过一系列人到人之间的传输来实现，通常以未受过接种的孤儿为载体。19 世纪 50 年代，英国强制推行疫苗预防接种。公共卫生官员预测，如果所有国家都采取强制免疫，天花终将消失。在美国，疫苗接种的领先推动者本杰明·伍特豪斯（Benjamin Waterhouse）将他的部分疫苗送给托马斯·杰斐逊（Thomas Jefferson），而后，杰斐逊让全家都接种了疫苗。杰斐逊在 1806 年一封写给詹纳的信中预测道，在不久的将来天花将被完全消灭。

与詹纳及其支持者的乐观态度不同，批评者们仍旧继续攻击疫苗接种。反对接种疫苗的人常常警告说，干扰上帝的意志和自然法则是不道德的，也是危险的。他们认为，故意把动物身上不健康的物质引入健康的人体内是不卫生、不自然的。疫苗在人到人之间的传播被攻击为不卫生的过程，可能传播梅毒和其他疾病。反对疫苗接种运动的领导者们尤其反对建立强制接种的法律。这些反对者中还包括英国哲学家赫伯特·斯宾塞（Herbert Spencer），他不赞成自愿接种，并完全反对强制接种的措施。英国博物学家和自然选择的发现者之一阿尔弗雷德·拉塞尔·华莱士（Alfred Russel Wallace），谴责强制接种，认为其侵犯了人类的自由和健康。反对疫苗接种运动的成员来源非常广泛，包括科学家、医生、非正统的治疗者、自由主义者、各种宗教团体的成员和社会改革家，他们认为，疫苗接种会使国家和富裕阶层忽视疾病的社会根源，即贫穷、拥挤和不卫生的条件。

针对强制免疫的法律的通过，反对者们组织了游行示威，出版了小册子，并赢得了广泛的公众支持。在公共卫生局试图强制接种、隔离疑似天花病人，或监禁拒绝接种的流行病病人期间，反疫苗接种的抗议往往会演变为具有暴力性。1901 年在波士顿的天花暴发期间，反对者们领导了反疫苗接种运动。在英国，1907 年法律规定公民有权选择不接种疫苗，对此，反疫苗接种者宣称取得了胜利。在马萨诸塞州，要求废除强制接种法的运动引发了导致强制性疫苗接种合宪的一个具有里程碑意义的法律案例（约翰逊诉马萨诸塞州）。1905 年，最高法院判决政府胜诉。

法院宣判国家可以通过法律强制接种疫苗,以保护公众免受危险传染病的侵害。虽然强制施行了疫苗免疫法,在 20 世纪的最初几十年,美国的疫苗接种率在工业化国家中却是最低的。第二次世界大战后,疫苗接种法的实施效果大大改善。到了 20 世纪 70 年代,美国境内天花的患病风险变得很小,公共卫生署建议终止常规接种。

全球根除天花行动

到 20 世纪 60 年代,对于大多数富裕的工业化国家居民而言,接种天花疫苗产生不良反应的可能性比感染天花病毒的可能性要大得多。在此期间,美国每年有 6 名到 8 名儿童因接种疫苗引发相关并发症而死亡。尽管如此,只要天花存在于世界上的某个角落,来自天花的威胁就不容忽视。这种威胁在 1971 年得到证实:一名南斯拉夫的穆斯林神职人员在身处伊拉克朝觐期间感染了天花。在他返回南斯

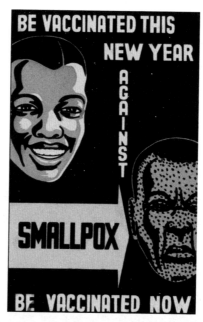

图 6.1　图为一尼日利亚拉各斯海报,该海报推进了全球根除天花运动
资料来源:美国卫生和公众服务部,疾病控制和预防中心,公共卫生图片部

拉夫后,有 175 人感染了天花,其中 35 人死亡。当政府认识到天花导致的潜在危机并开始大规模接种疫苗后,疫情才得以控制。对于大多数富裕的工业化国家而言,在全球范围内消灭天花,为解除疫苗接种带来的威胁提供了人道且经济的解决方案。科学家从未发现天花有动物宿主和人类病毒携带者,这使得全球性消灭天花成为一个可实现的目标(见图 6.1)。

1959 年,世界卫生组织呼吁根除天花。在天花根除计划启动之际,天花仍在 33 个国家中流行,其中 11 个国家有少量输入性天花病例。据世界卫生组织统计,1966 年,全球约有一亿天花病例,其中约有 200 万人死亡。这些死亡病例主要集中在孟加拉国、巴西、印度、印度尼西亚、尼泊尔、巴基斯坦以及撒哈拉以南非洲地区。流行病学家通常对世界上最贫穷国家消灭天花的可能性持怀疑态度,但是该计划仍取得了重大进展。直至 1974 年,天花病毒被封锁于巴基斯坦、印度、孟加拉国、埃塞俄比亚和索马里的部分地区。三年后,仅有埃塞俄比亚和索马里仍然存在天花病例。1977 年,最后一例在实验室外被确诊的天花病例为一名在索马里一家医院工作的 27 岁青年阿里·马欧·马林(Ali Maow Maalin)。院方最初将其误诊为疟疾,而后又将其误诊为水痘,因此未将其隔离。经过 3 年的密切监视,世界卫生组织于 1980 年正式宣布天花在世界范围内被人类消灭。天花根除运动的领导者以及公共卫生倡导者提出了合乎逻辑的下一步,即汲取天花根除运动中的经验教训,消灭小儿麻痹症、麻疹、白喉、百日咳等其他可预防疾病。

1982 年,世界卫生组织建议,除美国和俄罗斯的指定实验室可储存样品外,其他国家应在 2 年内全面停止例行性疫苗接种并销毁所有天花病毒样品。这些病毒收集容器中的天花样品数量其实相当庞大。美国一处安全设施中的一病毒收集容器内就包含约 500 株天花病毒。1978 年,伯明翰大学医学院的摄影师珍妮特·帕克(Janet Parker)因感染天花病毒死亡,这一事件充分证明了将天花病毒保存在研究实验室所带来的危险。而这些病毒显然是从实验室的通风管道逃脱的。由于该实验室过于老旧且无法为天花研究提供安全可靠的环境,伯明翰大学原先已计划将其关闭。伯明翰事件后,许多研究人员赞成将其储存的天花病毒全部销毁。美国微生物学会、美国病毒学会协会、美国典型培养物保藏中心等专业机构起初也是支持销毁所有病毒样本的。许多科学家出于对政治因素、道德因素而非科学因素的考虑,同样支持将所有天花病毒样本尽数销毁。天花病毒销毁一事向世人传达了一个振奋人心的消息:在全球人民的通力合作下,一种可怕的病毒已被人类消灭。而一些科学家依然还持有这样的观点:由于一些尚未发明的技术可能最终将确定宿主特异性、毒力因子和病毒进化的相关重要信息,而这些信息可能会促进对于更先进的诊断测试以及更安全的疫苗和抗病毒药物的开发研究,因此病毒样品应该得到保存。当研究人员发现天花病毒菌株有趣的基因排序时,这一预测得到了证实。对不同病毒基因进行比较分析能使人类更好地了解病毒的传染性、毒力及其历史,因此科学家们目前达成的共识是:天花病毒和其他致病病毒的基因应该得到保存和研究。

天花属正痘病毒属,其中还包括牛痘、骆驼痘、猪痘、猴痘等。根据痘病毒及其基因组测序的特点可以推测,痘病毒可能是由一种共同的天然宿主为啮齿动物的祖先病毒进化而来。虽然天花没有已知的动物宿主,但最近的研究表明,痘病毒具有从其他动物宿主体内转移到人类宿主体内的能力。猴痘病毒是天花病毒的近亲,20世纪50年代,该病毒在扎伊尔的猴子体内被首次发现,而松鼠、老鼠以及其他小型啮齿类动物则是其天然宿主。直到20世纪90年代猴痘在非洲中部暴发之际,科学家还依然认为这种疾病很少在人与人之间传播。当时出现了数百起人类感染猴痘病例,感染死亡率为10%左右。直到2003年,猴痘才出现在了非洲以外的国家地区。当时,加纳冈比亚的非洲巨鼠被运到美国的宠物商店。病毒借此机会传染给其他啮齿动物,其中包括作为宠物出售的草原犬鼠。最终,美国中西部地区报告了约一百例猴痘病例,这其中还包括接种过天花疫苗的儿童。

虽然天花属正痘病毒属,但对人类而言却有其特殊性。人类现已根据病毒毒力初步区分了不同病毒毒株并将其隔离。据历史学和流行病学相关证据表明,天花病毒中毒性较大的病毒主要出现在南亚一带,其中毒性较小的病毒主要出现在欧洲以及北非地区。天花病毒的体积异常巨大,19世纪80年代的研究人员通过光学显微镜就可以观察到该病毒。

尽管詹纳对于马的相关疾病与牛痘之间的关系进行了猜测,但牛痘病毒的起源仍然不明。虽然天花病毒与牛痘病毒同属正痘病毒属,但是它们却是截然不同的物种,因此相互之间不能转化。当科学家能辨别不同的病毒种类及其亚型时,马痘已经灭绝。如今,牛痘仅仅存活于实验室中。牛痘病毒的基因组于1990年完成测序。4年后,科学家完成了对天花病毒的测序。与具有约12个基因的脊髓灰质炎病毒相比,天花病毒有187个基因。病毒学家希望通过对天花、牛痘以及其他痘病毒基因和免疫学的研究,揭示病毒性疾病的历史、宿主特异性以及毒力等方面的背后机制。

来自自然界的天花威胁现已消除,但是,人们对于将病毒用于细菌战的担忧与日俱增。由于天花病毒稳定性强、繁殖能力强以及扩散能力强并能引起一种具有传染性、毁容性和潜在致命性的疾病,因此该病毒被认为是生物恐怖主义的理想制剂。军事专家认为,天花在战场上是无效的,但天花的潜在威胁会让常人陷入恐惧与歇斯底里中。由于常规疫苗接种在根除天花运动完成后便已停止,所以,天花暴发可能会造成毁灭性后果。因此,1980年以后出生的人对于天花病毒几乎都没有免疫力。最糟糕的情况是,在天花并未肆虐过的"处女地"上,它会造成至少30%的死亡率。生物恐怖主义分子可能会选择最致命病毒的亚型,或根据研究人员于2001年改造的鼠痘病毒制造一种更具毒性的毒株。改造过的病毒可以感染并杀死先前已接受免疫接种的小鼠。从理论上而言,基因工程也可以改造天花病毒,但所谓的"人肉炸弹",即被自然界中的天花病毒感染的"殉道者"可以通过在机场、商场、剧院等公共场所咳嗽或打喷嚏引发天花暴发。在空气流通性差的狭小空间中,天花的感染率会变得非常高。

18世纪,天花在美国可能被当作特工用于生物战。许多轶事表明,欧洲人试图通过给美国原住民使用天花患者使用过的毛毯来使他们感染天花病毒。在一些日记、期刊和军事通信中发现的线索表明,英国指挥官在独立战争期间企图利用天花来对付美军。华盛顿可能猜测到英军的这一企图,1777年,他决定让全军在福吉谷秘密接种抵抗天花病毒的疫苗。英国士兵在入伍时就已经接种了这种疫苗,但天花对大陆军来说仍是一种威胁。因为华盛顿19岁时感染过这种疾病,因此他深知天花的破坏性影响。

讽刺的是,现在认为在没有迫在眉睫的威胁的情况下使用这种根除天花的疫苗太危险。20世纪60年代,显然,每百万进行常规疫苗接种的人中会有一两人死亡,但有相当数量的人出现轻微甚至严重的并发症。专家估计,如果美国恢复普遍接种疫苗,每年可能有 180 人死亡。艾滋病患者、自体免疫疾病患者、器官移植受者、癌症患者、孕妇、婴儿和皮肤病患者不能接种疫苗或接触最近接种过这种疫苗的人。在天花疫情期间,那些痘苗病毒并发症风险高的人可能最容易受到天花病毒的侵害,除非受到群体免疫的保护。没得过天花的人不太可能抵抗疫苗接种带来的风险。2003 年的调查显示,事实上,美国传染病协会的许多成员都不接受接种天花疫苗。美国免疫实践咨询委员会在 2003 年提出,在没有迫在眉睫的威胁的情况下,反对大规模的天花疫苗接种计划。

制造生物武器的企图,对那些从事病原体工作的人员和靠近生产和储存设施的人来说有其固有的危险性。1971 年,苏联的一场天花武器化现场试验导致哈萨克斯坦的一个港口城市阿拉尔斯克暴发天花。调查人员认为,有艘船离准备进行生物武器测试的岛屿太近,船上的一名船员感染了天花病毒,并将病毒带到阿拉尔斯克,传染给其他人。10 人感染了这种疾病,有 3 位从未接种疫苗的人丧命,因此数以千计的人开始接种这种疫苗。1992 年,苏联科学家肯·阿利贝克(Ken Alibek)叛逃到美国,后来他向美国透露了苏联的细菌战计划的诸多细节。阿利贝克广泛阅读关于苏联细菌战研究的报告《生物危害》,他暗示天花病毒样本可能在苏联解体后被失去工作的科学家出售或隐藏。根据阿利贝克的说法,当世界卫生组织宣布根除天花成功时,苏联增强了对天花作为生物武器的研究。1997年,部分因阿利贝克的揭露,五角大楼开始了一个重大计划,为军方制造新的疫苗。

试图通过普遍免疫根除麻疹和小儿麻痹症

1974 年,联合国世界卫生组织认可这一目标,即通过普及疫苗接种来保护儿童免于这 6 种可预防的传染性疾病:麻疹、骨髓灰质炎、腹泻、百日咳、破伤风和结核病。

20 世纪 80 年代期间,发展中国家只有不到 20％到 40％的儿童接种疫苗来防治这些疾病,然而全球健康领导者认为普及疫苗接种的目标已被大多数国家所接受。

麻　疹

受天花战役成功的鼓舞,公共卫生倡导者号召根除另一种由空气病毒传播的高度传染性疾病——麻疹。世界卫生组织的官员们认为这是一个切实可行的目标,因为自 20 世纪 60 年代起,安全有效的麻疹疫苗已被接受使用,显然,这些病毒还没有动物宿主。就像天花一样,根除麻疹我们就不再需要接种疫苗。牛瘟是一种发生在牛身上的传染性疾病,麻疹病毒和产生牛瘟的病毒紧密相关,这表明这种原始形式的病毒从牛身上转移到人身上。因为麻疹是最具传染性的人类疾病之一,它只能在人口稠密区维持传播。起初麻疹发生在一个隔离的群落,对成人和儿童都是致命的,但所有幸存者都会对这种传染性疾病产生免疫,只有新生婴儿才会在感染这种传染病后再次受到外界病毒的入侵。

尽管人们普遍认为麻疹是一种以独特的皮疹为特征、相对较小的儿童疾病,但这种病毒却可以导致肺炎、失明、脑炎、抽搐、昏迷和死亡。如同亚急性硬化性全脑炎这种致命的大脑疾病,如果麻疹病毒具有潜伏感染的话,数月或几年后,它会重新恢复活力。麻疹每年仍扼杀大约 100 万名儿童,他们大多来自发展中国家。研究者发现,缺乏维生素 A 的儿童特别容易感染麻疹从而失明甚至死亡。因为麻疹感染会暂时抑制免疫系统,所以这些孩子极易感染其他传染性疾病。

20 世纪 60 年代早期,麻疹每年会夺走大约 600 万名儿童的性命。1963 年引进麻疹疫苗之后,富裕国家患麻疹的人数急剧下降。1962 年,美国有 50 万人患有这种疾病,到 1983 年,这一数字降至 1 500。到 1990 年,疫苗接种率减少,麻疹病例数已上升到约 3 万例。公共卫生专家认为疫苗接种率接近 100％是控制麻疹的必要条件,因为这种疾病感染性太强。在许多国家,疫苗接种率下降和麻疹死灰复燃之间的关系已经得到证实。世界卫生组织的官员估计,从 1999 年到 2007 年,这场全球麻疹运动挽救了 200 多万人的生命。在一些地区,接种麻疹疫苗和小儿麻痹症疫苗的儿童也可以获得打虫药、维生素 A 和经杀虫剂处理过的蚊帐。

脊髓灰质炎

脊髓灰质炎，也被称为小儿麻痹症，世界卫生组织选出的可以通过普遍接种疫苗进行防治的六种疾病之一。在小儿麻痹症疫苗推广之前，脊髓灰质炎是最令人恐惧的儿童流行病之一，因为当病毒侵入神经系统的时候，会导致永久性残疾甚至死亡。20世纪80年代每年感染脊髓灰质炎的儿童多达50万人，世界卫生组织的官员曾呼吁到2002年根除脊髓灰质炎。

显然，到目前为止，即使在小儿麻痹症多发区，麻痹性脊髓灰质炎也不太常见，但有证据表明，在古埃及和希腊出现过散发病例。18世纪至19世纪的内科医生发现了一种伴随着下肢肌肉永久性衰弱的儿童流行疾病。19世纪末，这种疾病在欧洲和美国发生的几次特别严重的暴发表明，这种疾病在大龄儿童和年轻人中更频繁地发生。流行病学家的结论是，小儿麻痹症是婴儿常见的消化道疾病之一时，因为大多数成年人已经具有了免疫力。感染病毒的婴儿可能在受孕期和哺乳期间获得了母体抗体的保护。

流行病历史表明，现代卫生条件深刻影响着肠道感染的患病率和发病率，但对不同疾病的影响程度不同。由于脊髓灰质炎病毒存在于人类的粪便中，因此个人卫生及环境卫生的现行标准对麻痹性脊髓灰质炎的发生造成威胁。即便是在卫生和婴幼儿护理方面取得重大进展的社区，年龄较大的儿童和年轻人仍然容易感染这种病毒。显然，绝大多数脊髓灰质炎会产生非常轻微的症状，但有些病例会导致永久性瘫痪、呼吸衰竭和死亡。一些脊髓灰质炎患者最终会经历症后综合征，其特征是疲劳、肌肉组织损伤、关节疼痛和呼吸问题。因此，小儿麻痹症专家警告说，即使小儿麻痹症已被成功根除，先前感染造成的问题也可能持续数十年。

对导致小儿麻痹症的病原体的不成功鉴定，表明该病可能是由可过滤的病毒引起的。1908年，卡尔·兰德斯坦纳（Karl Landsteiner）证明，无细胞过滤脊髓制剂可将麻痹性脊髓灰质炎传染给猴子。病毒学家最初认为脊髓灰质炎病毒主要与神经系统有关，但在1948年，约翰·恩德斯（John Enders）、托马斯·韦勒（Thomas Weller）和弗雷德里克·罗宾斯（Frederrick Robbins）证实可以在几种人体组织中培养脊髓灰质炎病毒。由于建立了对于研发小儿麻痹症和其他病毒性疾病疫苗至关重要的技术,1954 年恩德斯、韦勒和罗宾斯被授予诺贝尔生理学或医学奖。该发现表明有三种重要的脊髓灰质炎病毒亚型,因此脊髓灰质炎疫苗的生产变得尤为复杂。病毒不同毒株的存在表明了这样一个事实,虽然小儿麻痹症反复发作是罕见的,但并非不可能。对一种类型的小儿麻痹症具有免疫能力,不一定可以对其他类型的麻痹症产生免疫作用。20 世纪 50 年代,病毒学家已经确定了三个主要的脊髓灰质炎病毒免疫组。

许多病毒学家试图制造脊髓灰质炎疫苗,由乔纳斯·索尔克(Jonas Salk)开发的灭活病毒疫苗是第一个获得普遍接受的。1947 年,索尔克获得美国国家小儿麻痹症基金会的支持,研究脊髓灰质炎病毒并研发出一种疫苗。索尔克用甲醛灭活病毒并在猴子身上测试他的制剂来确定病毒已经死亡,从而建立了一种疫苗。为了证明他的疫苗是安全有效的,索尔克给自己、他的妻子和他的三个孩子分别接种了疫苗。

1953 年,当索尔克在美国国家科学基金会上展示他的初步调查结果,人们立即要求开展大规模的试验。许多制药公司包括帕克维斯、礼来制药和卡特实验室竞相生产疫苗为进行囊括超过 40 万个孩子的临床试验。1955 年,经试验结果分析,国家科学基金会的官员和专家推断出索尔克疫苗是安全有效的。公众普遍支持这一论断,少数美国人认识到科学家仍在进行讨论,关于灭活小儿麻痹症疫苗和活性小儿麻痹症疫苗各自的优点。

美国国家科学基金会启动了 1954 年的现场试验,但是联邦政府有权批准和管理商业小儿麻痹症疫苗。国家科学基金会要求制造商生产许多十一针连续的通过他们安全检测的疫苗,但联邦政府并未要求实施同样严格的标准。使用工业生产设备大规模生产疫苗出现了一些问题,不同于研究中制造的相对数量少的疫苗中出现的问题。1955 年,卡特实验室在加利福尼亚伯克利市生产的有缺陷的小儿麻痹症疫苗导致 200 位注射者永久性瘫痪,10 名注射者死亡。这是人们后来所称的卡特事件。卡特事件推动了更优化的疫苗的生产方式、更严格的检测标准的实施。但卡特事件也搭建了一个责任制度体系,而这使很多医药公司放弃了发展、检测、生产和销售疫苗。人们普遍认为早期尝试准备的脊髓灰质炎减毒活疫苗是失败的,因为那些注射过的一些人分泌出毒性活病毒。人们认为活性脊髓灰质炎病毒本质上是有危险的,因为减毒病毒会转变到或者恢复到有毒性的状态。阿尔伯特·塞宾认为尽管灭活小儿麻痹症疫苗比活性减毒小儿麻痹症疫苗更易培育,灭活小儿麻痹症疫苗的效果却不会持续很长。

更有甚者,活疫苗可以通过投药到嘴里来仿制正常模式的感染以诱导长期乃至永久的免疫。赛宾疫苗不断发展,在猴子的肾脏细胞中一共培育出了三种重要的脊髓灰质炎病毒毒株,它们对于猴子和人类来说都不再危险。尽管赛宾的口服疫苗有诸多优点,负责小儿麻痹方面的联邦基金致力于推行索尔克疫苗而不愿意赞助与之竞争的其他疫苗。然而,世界卫生组织继续支持口服小儿麻痹疫苗的试验,因为它们成本较低且更容易实施。

临床试验在墨西哥、捷克斯洛伐克、新加坡和苏联非常成功,此后,口腔小儿麻痹疫苗被广泛使用。当越来越多的人接种疫苗,先天小儿麻痹的案例减少了很多。脊髓灰质炎减毒活疫苗可以使那些接触接种婴儿的人感染并产生免疫。这种叫作接触免疫的现象似乎是一个较好的方法,它将免疫的级别提到一个较高的层次上。当自然界中依然存在脊髓灰质炎病毒并对人类造成重大威胁之际,那些已经接种过疫苗的人相对而言被视为具有一定优势。如果未接种疫苗的人具有感染先天的脊髓灰质炎病毒的风险,那么传播减毒病毒的好处可能大于其风险。当接触先天的脊髓灰质炎病毒的风险被忽视,减毒脊髓灰质炎病毒的传播是有潜在危险的。在19世纪80年代,在一些本质上无脊髓灰质炎的国家,接触活的脊髓灰质炎疫苗相关的风险比接触这一疾病的风险更大。美国在1994年被官方认证为无脊髓灰质炎地区。8年以后,欧洲也被认证为无脊髓灰质炎地区。美国以及其他的一些富裕的国家逐渐停用口服的小儿麻痹疫苗,但只要小儿麻痹症还在这个世界上的某个角落存在,注射灭活小儿麻痹疫苗来得到免疫就还是有必要的(见图6.2)。

至于天花的案例,公共卫生专家决定在富裕的国家,防止不良反应的最有效最公正的方法是在全世界范围内根除这一疾病。在1988年,世界卫生大会制定了全球脊髓灰质炎根除行动,提倡在2002年以前在全球范围内根除小儿麻痹症。尽管世界卫生大会制定的目标被证实是太过乐观,但这项全球运动在全世界范围内的确带来了小儿麻痹症案例的大量减少。在1988年,在125个国家,小儿麻痹症仍

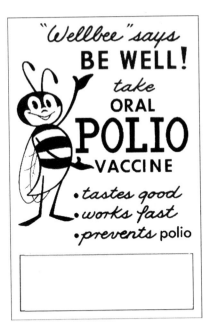

图 6.2 1963 年,疾病控制和预防中心宣传的"好蜜蜂"系列海报是美国国家公共卫生安全计划的象征,旨在促进公众接受赛宾口服小儿麻痹疫苗
资料来源:美国卫生和公众服务部,疾病控制和预防中心,全球健康奥德赛博物馆

然是地方病,该病每天致使上万名儿童瘫痪。2001 年,大约有来自十个国家 600 多起案例被报道。2004 年,诸多小儿麻痹症瘫痪的案例中的半数被报道,但小儿麻痹症在印度、巴基斯坦、阿富汗、埃及、尼日尔、尼日利亚仍是地方病。尽管截至 2000 年,很多国家已经显然实现了三种脊髓灰质炎病毒的根除。原发型病例的威胁仍然存在,正如图 6.2 所呈现的那样。2000 年至 2006 年间,尼日利亚小儿麻痹症扩散到其邻国。尼日利亚的小儿麻痹导致瘫痪的案例数量增加,其罪魁祸首是人们对于接种疫苗的抵制,主要是穆斯林团体。直到 2005 年,迫于数百起区域内小儿麻痹致瘫案件的压力,非洲那些曾经无脊髓灰质炎的国家从 2000 年开始继续进行大规模的疫苗接种活动。尽管进行了数年的大规模疫苗接种活动,小儿麻痹症在印度、尼日利亚、索马里、尼日尔、阿富汗、孟加拉国和印度尼西亚地区仍然是个威胁。在印度,流行病学家发现在腹泻病普遍的地区,口服的小儿麻痹疫苗的效果并不是很显著。到 2006 年,公共卫生专家质疑如果全球不能共同出力提高可饮用水的供给以及改善在贫困地区的卫生设施,根除小儿麻痹症还是否可行。

虽然天花和小儿麻痹症均可通过接种疫苗的方式预防,且两种病毒都没有天然的动物宿主或带菌体,但这两种疾病的自然发展过程却是截然不同的。与天花不同的是,小儿麻痹症的感染类型通常为隐性感染,并不是所有的感染者都会显示出明显的感染症状,而且可能在疾病的急性期结束后的很长一段时间内感染者的排泄物中仍会带有脊髓灰质炎病毒。研究人员已完成脊髓灰质炎病毒的小型基因组测序并将其公布在公用数据库中,该测序具有多种用途。2002 年,合成生物学领域的研究人员宣称,他们合成了一种脊髓灰质炎病毒,该病毒可导致小鼠的瘫痪。鉴于隐性感染的危险性以及生物恐怖分子利用脊髓灰质炎病毒制造出更具毒性的毒株的可能性,对于未经免疫的人群而言,这个看似没有脊髓灰质炎病毒的世界仍然存在一些潜在威胁。小儿麻痹症根除计划的批评者质疑了在无脊髓灰质炎病毒国家取消常规免疫接种的相关假设。2005 年,在明尼苏达州的一个阿米什小型社区内发生的几起小儿麻痹症感染案例同样也在警示世人应继续进行疫苗接种。

疫苗对于人类健康的影响力远超其他任何方面的医学进步。因此,那些从未患过儿童疾病的成年人通常会低估这类疾病的威力。在疫苗接种普及之前,仅美国一个国家每年都会有数以万计的儿童死于麻疹、百日咳和白喉,有两万名婴儿因母亲在怀孕期间感染风疹而造成先天性失明、失聪或智障。小儿麻痹症导致了成千上万的儿童瘫痪和成百上千的儿童死亡。苏联解体导致了包括常规疫苗接种在内的公共卫生服务被打乱。流行病学家估计,这造成了约 20 万例的白喉病例以及约 5 000 人的死亡。尽管如此,由于医疗干预或误判、误用和错误生产而导致的潜在疫苗接种风险以及疫苗接种副作用仍然值得关注。“卡特事件”就是与美国疫苗生产相关的最为臭名昭著的事件之一。

1955 年,在索尔克氏疫苗投入市场后不久,由加利福尼亚州伯克利的卡特实验室生产的未灭活疫苗造成了一场波及成千上万人的脊髓灰质炎大流行。约有 20 万人接种了含有活体脊髓灰质炎病毒的卡特疫苗,其中约 7 万人出现肌无力症状,200 人永久瘫痪,10 人死亡。与疫苗相关的死亡报告引起了广泛的恐慌情绪并导致疫苗接种的暂时停止。与此同时,该事件也督促了相关部门建立更为严格的疫苗检验程序。调查人员发现,卡特实验室的研究人员在生产脊髓灰质炎疫苗的过程中犯了几个错误,使其未能在最终产品中检测出活体病毒。在将疫苗投入市场前,该实验室研究人员已在猴子身上进行了疫苗接种,并丢弃了大量不合格的疫苗。然而,这种标准的安全测试的灵敏度并不能满足对于少量活体病毒的检测。

1954 年,在对脊髓灰质炎症进行的现场试验取得成功后,美国国立卫生研究院下属的一个联邦政府机构——生物制剂控制实验室得到授权,向礼来公司、派德药厂、皮特曼—摩尔制药公司、惠氏公司和卡特公司颁发脊髓灰质炎疫苗的生产许可证。尽管生物制剂控制实验室的科学家们多次发出警告,但是由于需求量极大,相关机构还是获得了许可证并将脊髓灰质炎疫苗迅速投入市场。在卡特公司生产的疫苗投入市场后不久,就有医生开始上报由于疫苗接种导致瘫痪的患儿病例,而这些患儿的接种部位通常为手臂。虽然科学家们确定卡特疫苗中含有活体病毒,但是采取行动却非常困难,因为 1902 年颁发的《生物制品管制法》仅赋予了联邦政府规范血清、抗毒素以及相关疾病疫苗运输问题的权力,并未赋予该机构强制制造商停止销售已获生产许可的疫苗的权力。当美国卫生局局长要求卡特公司召回所有脊髓灰质炎症疫苗时,该公司遵从了,但卡特公司相关官员仍然坚称他们公司生产的疫苗并未导致瘫痪型脊髓灰质炎。在那时,从自然环境中感染脊髓灰质炎病毒仍对人们构成严重威胁。美国疾病控制和预防中心(简称 CDC)的流行病学家提供的证据表明,该公司官员的辩解看似合理,但可能性微乎其微。亚历山大·朗缪尔的流行病学情报服务的证据表明,较之前五年儿童瘫痪的平均发病率,接受污染疫苗接种的儿童瘫痪发病率比预期高出十倍。此外,由疫苗中病毒引起的麻痹效果比从自然环境中感染脊髓灰质炎病毒引起的麻痹效果更为严重,这可能是由于更具毒性的 1 型病毒直接注入肌肉组织引起的。

卡特公司官员并未接受指责,相反,他们辩称病毒学研究以及疫苗生产面临的困境与该公司生产政府批准的疫苗无关。作为制造商的卡特公司声称,他们只负责遵循政府制定的指导方针。许多针对生产脊髓灰质炎疫苗的公司(卡特公司、惠氏公司礼来公司和派德药厂)的民事诉讼都是在庭外和解的,但是 1958 年针对卡特实验室的判决成为未来对制药公司提出索赔的一个里程碑式判决。因卡特公司疫苗导致瘫痪的儿童的律师认为,该公司销售的是"灭活脊髓灰质炎疫苗",因此卡特公司应 100% 确保疫苗不会造成脊髓灰质炎。该案法官在对陪审团作出的法律要点说明中指出，如果疫苗造成原告瘫痪，陪审团必须认定卡特公司有罪；即，虽然卡特公司遵循了既定程序，但是该公司仍需承担赔偿责任。尽管陪审团成员并不认为卡特公司疏忽大意，但是仍然认定该公司有罪，并向原告赔偿 12.5 万美元。卡特公司律师在一次不成功的上诉中警告称，无过错但仍需承担责任的判决会阻碍新产品的开发。作为法律界里程碑式的判决，该判决引入了一个原则，即制造商"并未疏忽大意"，但对其产品所造成的损害仍负有经济责任。卡特公司案的判决同时也向公众提出了疑问：谁应当为疫苗伤害承担责任？制药公司，政府，保险公司，受害方，还是公众？判定卡特公司负责这一判决的批评者认为，这一先例会影响疫苗的研发和销售。疫苗对全球人民都有益处，但它们只占大型制药公司利润的很小一部分，而由疫苗引发的责任问题却占其责任事故的一大部分。据美国疾病控制和预防中心 2007 年发表的一项研究表明，美国 13 种可以被儿童疫苗预防的疾病的死亡率在 2006 年降至最低点。自从美国引入常规疫苗接种以来，包括天花、白喉、脊髓灰质炎、麻疹和风疹在内的许多曾经致命的儿童期疾病已基本消失，其他疾病也急剧减少。儿童通常接种白喉、百日咳、破伤风、乙型肝炎、脊髓灰质炎、细菌性肺炎、流感嗜血杆菌、麻疹、腮腺炎和风疹疫苗，其他疫苗也正在投入市场。

风疹疫苗通常作为麻疹、腮腺炎、风疹三联疫苗（MMR）的一部分给药。到 20 世纪末，这种一度普遍流行的疾病在广泛接种过风疹疫苗的地区基本消失了。但是，由于这种疾病仍在许多发展中国家流行，病毒依然对所有未接种的儿童和孕妇构成威胁。风疹，也称德国麻疹或三日麻疹，是一种高度传染性疾病，可导致皮疹以及轻度呼吸道症状，患病后获终身免疫。由于儿童患病后出现的皮疹以及短暂的患病时间，风疹最初被误认为是温和的麻疹，直到 19 世纪末，才正式确认为是一种不同的疾病。成年女性在感染后有时会出现严重的并发症，但最为危险的感染人群是妊娠期前三个月的胎儿。风疹与先天缺陷之间的关系在 20 世纪 40 年代首次得到确认。当时，澳大利亚眼科医生诺曼·格雷格（Norman Gregg）爵士注意到，怀孕期间感染风疹的妇女所生婴儿的先天性白内障发生率较高。20 世纪 60 年代风疹的大规模暴发证实了该病与一些先天缺陷，亦称先天性风疹综合征（CRS）：白内障、失明、心脏缺损、耳聋和智力缺陷之间的关系。1961 年风疹病毒的分离以及 CRS 病例的激增促进了风疹减毒活疫苗的研发和广泛应用。疱疹病毒和巨细胞病毒(CMV)也会导致严重的先天缺陷。胎儿在发育或出生时感染巨细胞病毒可导致脑过小、脑炎、癫痫、耳聋、智力缺陷甚至死亡。研究人员怀疑其他不确定的病毒和细菌感染可造成胚胎受损和婴儿死亡。

反对接种者与疫苗抵抗者

　　反对接种的抗议运动开始于天花接种的引入,并逐渐集中于反抗新生儿天花疫苗接种的命令。从一开始,抗疫运动的领导就质疑了用于证明天花疫苗安全性和有效性的统计数据的可信度。20世纪60年代,人们在了解了脊髓灰质炎、麻疹、风疹、腮腺炎、白喉、百日咳以及天花的危险性后,普遍认可预防性疫苗的价值。到了20世纪90年代,公共卫生专家指出,最有可能逃避强制性疫苗接种的社会经济人群正在发生转变。在20世纪90年代之前,未接受疫苗接种的人群在穷人和没有医疗保险的儿童中最为常见。但自1994年开始实施"儿童疫苗计划"后,经济条件不再是阻止疫苗接种的障碍,相比于贫困家庭,富裕家庭和中产阶级家庭更可能逃避免疫接种。传染病学专家试图告诫公众,现代反对接种主义者已对公共卫生构成重大威胁。

　　反对和詹纳接种相关的强制免疫的激进主义与敌对声音从未完全消失。现代反对常规免疫的运动开始于20世纪70年代,来自大不列颠的一些报告称百日咳疫苗会造成永久性脑损伤。百日咳是由百日咳杆菌引起的一种细菌感染,该细菌会产生毒素以攻击呼吸道内的细胞。该细菌最有可能引起婴幼儿、老年人和免疫力低下患者出现致命的并发症,如严重内出血、肋骨骨折、疝、肺炎、痉挛、脑炎、痉挛性麻痹、智力迟钝和其他神经系统疾病。20世纪40年代,在引入百日咳疫苗之前,该疾病是导致美国幼儿死亡的主要元凶之一。百日咳、白喉和破伤风三联疫苗(DPT)的研制成功是公认的疫苗接种学界的一项重大进展,但该疫苗副作用的发生率却极高。据抗疫运动相关激进人士介绍,疫苗中的百日咳相关成分会造成癫痫、智力低下、学习障碍、雷亥综合征、婴儿猝死综合征(SIDS)等不良反应的出现。尽管有关部门已于20世纪90年代引进了一种改进的DPT疫苗,但该疫苗仍然是抗疫运动有关人士争论的焦点。在美国,曾有数百起针对疫苗制造商的诉讼。对此,制药公司通常会选择提高疫苗价格或退出疫苗市场。由于免疫率的下降,百日咳在许多国家暴发。在英国,免疫率从80％下降到30％,该病造成了数万名因病住院儿童的死亡。统计研究表明,接种疫苗儿童的神经系统疾病发病率并没有增加,这一点似乎并没有引起抗疫运动有关人士的注意。据抗疫运动有关人士的流行病学研究表明,他们并没有发现哪一类人群特别容易受到疫苗诱发疾病的伤害。

在20世纪的最后几十年里,公众逐渐失去对包括政府、科研机构以及制药行业在内的权威机构的信任,越来越多的人开始质疑疫苗的安全性。抗疫运动团体称,疫苗是一种非自然的、非常危险的有毒物质,会导致致命疾病以及残疾的发生。疫苗被认为是造成多种疾病的元凶,其中包括孤独症、学习障碍、多发性硬化症和一种被称为格—巴病(急性感染性多神经炎)的瘫痪。儿科医生认为,说服人们相信接种疫苗带来的好处远大于风险已变得愈发困难。公众对于疾病的抵抗力与日俱增,这可被视为是接种疫苗的功劳,而公众因此却得出一个错误结论,即所有传染病都可以通过抗生素治愈。疫苗接种可谓取得巨大成功,截至2000年,大多数来自富裕的工业化国家的人们对脊髓灰质炎、白喉、百日咳、麻疹、腮腺炎或风疹并没有直观的了解。因此,他们普遍低估了传染病的危害且高估了接种疫苗的风险。虽然任何的医疗干预都可能对某些人造成不良影响,但疫苗接种带来的副作用远比疾病带来的影响要小得多。

许多被认为是接种疫苗而带来的不良反应,实际上是逻辑谬误的典例:没有根据的假设,即事先采取行动的事件是由于先前的行动造成的。根据科学和逻辑的规定,在接种疫苗后的几天,数月甚至几年内,疫苗成分不一定总会引起不良反应。正如科赫的假设中所指出的,证明因果关系是一个艰难的过程。尽管如此,从20世纪90年代以来,反疫苗运动的影响越来越大,要求免除适龄儿童强制性免疫的呼声持续高涨。尽管大多数公立学校实行强制性免疫规定,但在美国获得免疫豁免权并不是很困难。每个州都允许对疫苗免疫功能低下或过敏的儿童进行医学检查,几乎所有州都允许基于宗教信仰进行免疫豁免,许多国家会根据哲学或个人信仰实施豁免。基于宗教的免疫豁免已致使阿米什人、门诺派人和基督教科学界暴发小儿麻痹症、麻疹和风疹。一些教会已经建立起来获得了父母的捐款,这些父母寻求保证宗教豁免的证书。在俄勒冈州,华盛顿州和加利福尼亚州的某些地区,对豁免的要求特别高。在这种趋势日益严重的情况下,麻疹、腮腺炎、百日咳和其他可预防疾病的暴发会危及未接种的婴儿和儿童以及因年龄或医疗问题而易感的人群。一些父母拒绝给孩子接种疫苗,认为这是危险和不自然的做法,主张恢复古老的民间方法,故意将儿童暴露于儿童疾病的"自然"状况下,以建立免疫力。他们忘记了儿童死于可以通过接种疫苗进行预防的疾病是多么的自然。因此,本杰明·富兰克林(Benjamin Frankin)警告这些父母,没有办法预测以自然方式感染的疾病的严重程度或结果。当然通过接种疫苗抵抗疾病不只限于富裕的工业化国家。在尼日利亚、印度和穆斯林批评者声称接种小儿麻痹症疫苗会导致女孩不育的地区,小儿麻痹症死灰复燃,这表明许多因素都可能会影响父母对疫苗接种的态度。

1986 年,美国制定了"全国疫苗伤害赔偿计划",作为"国家儿童疫苗伤害法"的一部分。尽管有法律诉讼的威胁,该计划还是鼓励制造商继续生产疫苗。科学家、流行病学家、统计学家和其他专家被要求评估和审查科学证据,并将他们的发现呈现给特殊的疫苗法庭。人们无法通过联邦疫苗法院起诉制造商,但如果法院接受儿童曾受到过疫苗伤害的事实,该计划将提供医疗费用和损害赔偿。制药公司声称,该体系不能为成人提供足够的保护,并会抑制疫苗的发展和可用性。该方案的批评者认为,补偿方案并没有向公众宣传接种疫苗的风险和益处,加剧了人们对疫苗的怀疑和恐惧。

20 世纪 90 年代,基于疫苗引起自闭症的说法,反疫苗诉讼的主要目标是麻腮风三联疫苗和硫柳汞(一些疫苗中使用的汞基防腐剂)。自闭症是一种会引起行为、交流和正常社会交往能力问题的神经紊乱症,据说每 150 名儿童中就有 1 人受到影响。从 1999 年至 2007 年,大约有 5 000 名自闭症儿童的父母在疫苗法庭提出索赔。20 世纪 70 年代早期,麻腮风三联疫苗在美国得到了广泛的应用,1988 年以来,它在英国得到了广泛的应用。研究者发现不管有没有硫柳汞,自闭症与疫苗之间没有任何联系之后,对数以千计的儿童进行了长达 12 年甚至更长时间大规模、控制良好的研究。2001 年,研究者发现从儿童疫苗中去除硫柳汞对孤独症发病率并没有什么明显影响。一些重大医学研究表明,不论是否有硫柳汞,所谓的自闭症和麻腮风三联疫苗之间的关系,都是巧合,没有什么因果关系。在自闭症首次得到承认的年代,儿童定期接种疫苗。关于硫柳汞的争论可能会被 2008 年提出的一个案例所取代,该案例认为接种疫苗的"压力"引起甚至加剧了线粒体疾病,导致所谓的线粒体自闭症。

流行病学研究发现麻腮风三联疫苗与自闭症之间没有因果关系,这一发现在很大程度上被大众媒体所忽视,对公众的疫苗危险意识影响甚微。大众媒体报道普遍无视科学研究,强调那些将疫苗与自闭症联系起来的耸人听闻的故事。新闻界特别关注 1998 年由英国研究人员安德鲁·维克菲尔德(Andrew Wakefield)在著名医学杂志《柳叶刀》上发表的一篇文章。尽管他的研究只包括 12 个孩子,并且没有对照组,媒体报道宣称,维克菲尔德的工作证明麻腮风三联疫苗引发自闭症和炎症性肠病。科学家和调查记者密切关注韦克菲尔德的工作,发现与《柳叶刀》中讲述的内容存在严重差异,他们还发现维克菲尔德与在诉讼中反对疫苗制造商、代表自闭症儿童家属的律师之间存在一种非常有利可图的业务关系。当批评者认为这种利益冲突会产生一些与维克菲尔德的客观性和可信性相关的严重问题时,维克菲尔德争辩道客观性与《柳叶刀》这篇论文无关,因为这是一份临床报告,而不是一份科学论文。然而,媒体报道焦点在麻腮风三联疫苗和自闭症之间的所谓因果关系上。媒体风波引起人们的恐慌,加剧了人们对维克菲尔德的指责,结果免疫率急剧下降,随后麻疹和腮腺炎病例大幅增加。

在评估疫苗的安全性和有效性时,富国和穷国间风险和收益的平衡存在很大差异。发展中国家的传染病负担重,医疗资源有限,因此迫切需要预防性疫苗。然而,在富裕国家非常有效的疫苗在贫困地区的效果可能没有那么好,这正如脊髓灰质炎疫苗和轮状病毒疫苗所表现的那样。引起婴幼儿腹泻的轮状病毒非常普遍,几乎所有儿童在五岁前都会感染这种病毒。大多数症状是轻微的,但腹泻和呕吐会导致严重脱水和死亡。尽管静脉补液几乎总是有效的,但是这种疾病每年会造成 60 万以上的儿童死亡。1998 年引入的一种轮状病毒疫苗一年后被撤销,因为它与肠套叠相关,这是一种危及生命的肠道阻塞。每万名接种疫苗的儿童中自然就有一人出现原因不明的症状。对于贫穷国家来说,疫苗的好处已经超过了它可能带来的轻微风险,但制造商不能销售那些在美国被认为不安全的疫苗。2006 年,一种新型口服轮状病毒疫苗获得批准,大量临床试验表明,接种疫苗的儿童和服用安慰剂的儿童的肠套叠发生率大致相同。尽管流行病学资料显示接种疫苗的儿童的肠套叠病例数明显低于预期的自发病例数,但在这一年中,有关疫苗安全的问题仍有发生。

绝大多数抗疫苗活动都集中在儿童疫苗上,但针对特定成人群体的免疫接种尝试也颇具争议。为了应对生物恐怖主义的威胁,决策者呼吁对武装部队成员和一线救护者进行强制性免疫,以此来对抗可能被用作武器的病原体。天花和炭疽病是两种最有可能被用作生物武器的疾病,因此天花疫苗和炭疽疫苗因为其潜在的不利影响而颇具争议。1998年,为了回应伊拉克和其他国家生产生物武器的警示,美国国防部发起了"炭疽疫苗免疫计划"。反疫苗组织动员反对接种计划,声称它引起了海湾战争综合征和其他医疗问题。2002年,五角大楼同意只让暴露风险最高的部队接种炭疽疫苗,但许多士兵都拒绝接种该疫苗。

癌症病毒和疫苗

自引进詹纳的牛痘疫苗以来,几乎所有的疫苗都是通过反复试验研制出来的。疫苗学家现在充满希望,因为分子生物学、基因组学和免疫学的进展将引起疟疾、结核病和艾滋病毒/艾滋病等疾病疫苗的设计,这些疫苗已经抵制了传统疫苗。一些有关病原微生物更微妙的慢性影响的研究也可能促进疫苗的发展,从而预防、治愈或是缓解慢性感染、自身免疫性疾病、过敏症和某些类型的癌症。

1910年,劳斯建立了癌症与病毒之间因果关系的证据。直到1966年,劳斯才获得诺贝尔生理学或医学奖,该奖项认可了他对动物肿瘤病毒研究的贡献并激发了利用这种疫苗预防人类癌症的希望。由希勒曼(Maurice R. Hilleman)开发的第一个被批准的抗病毒癌症疫苗是为了预防一种具有感染性、易致命的疾病,家禽养殖户称这种疾病为范围麻痹或马立克氏病。病毒感染会导致腿部神经受损、瘫痪以及皮肤、心脏、肾脏、肝脏、卵巢和脾脏肿瘤。在美国生长的所有鸡中约有20%受到引发马立克氏病的疱疹病毒的影响,约有30%受感染禽鸟死亡。尽管在疫苗界以外鲜为人知,但是希勒曼对麻疹、腮腺炎、甲型肝炎、乙型肝炎、水痘、脑脊膜炎、肺炎和流感嗜血杆菌等疫苗的开发作出了重大贡献。希勒曼的马立克氏病疫苗可以被认为是对这一观念的证明,即制备可以预防由病毒引起的癌症的疫苗是可能的。乙肝疫苗在 1981 年获得批准,被认为是第一个可以预防与乙型肝炎病毒相关的肝癌的疫苗。美国食品和药物管理局(FDA)于 2006 年批准了一种更为复杂、颇具争议的癌症疫苗,旨在预防某些种类的人乳头瘤病毒(HPV)菌株引起的宫颈癌。

1932 年,理查德·肖普(Richard Shope)发现了一种引发奇怪肿瘤的病毒,这种肿瘤是在鹿角兔体内发现的,这些兔子长着大型疣或肿瘤,看起来就像角一样。肖普证明通过给健康的实验室兔子注射无细胞的肿瘤提取物,可以将这些兔子纤维瘤传送给健康的实验室兔子。兔乳头状瘤病毒是引发人体疣、生殖器疣、宫颈癌和其他疾病的大型病毒家族的成员。对人类乳头状病毒的鉴定以及人类乳头瘤病毒在人类癌症发展中作用的认识,是几个世纪的观察、推测和研究的高潮。1842 年由意大利医生多梅尼科·安东尼奥·列·斯特恩(Domenico Antonio Rigoni-Stern)发表的一篇有关宫颈癌和乳腺癌等流行疾病的文章,被认为是首次尝试发现死于这些疾病的女性群体之间差异的文章。由于已婚妇女比尼姑更有可能死于宫颈癌,尼姑死于乳腺癌的可能性更大,因此医生认为宫颈癌可能与女性的性史有关。

流行病学研究表明,约有一半的宫颈癌女性有生殖器疱疹病史。在寻找其他可能与宫颈癌相关的病毒药物的过程中,哈拉尔德·楚尔·豪森(Harald zur Hausen)发现了暗示性证据,即生殖器疣相关的人乳头瘤病毒(HPV)可能与宫颈癌有关。豪森和他的同事在约 70% 的宫颈癌活检中发现了两种以前未知的人乳头瘤病毒:HPV16 和 HPV18。20 世纪 80 年代中期,豪森开始寻求支持来研发一种疫苗,预防由 HPV 诱发的癌症。最终,病毒学家发现了 100 多种不同的乳头瘤病毒毒株。大约有 40 个 HPV 菌株是通过性传播的,并且能够引起生殖器疣,但大多数宫颈癌、阴道癌、阴茎癌、肛门癌和直肠癌是由 HPV16 和 HPV18 引发的。

在美国,人乳头瘤病毒已成为最常见的通过性传播感染的疾病。流行病学家估计至少有 50% 的性活跃男性和女性患有生殖器 HPV,但许多人没有任何症状。只有一小部分感染 HPV 的妇女发生宫颈癌,但每年有 47 万个新病例和 24 万人死亡。大约 80% 的宫颈癌死亡病例发生在发展中国家。自 20 世纪 50 年代起,以乔治·柏柏尼科拉乌(George N.Papanicolaou)命名的巴氏涂片法(巴氏涂片)在美国被用于诊断癌前病变。尽管强调发现要趁早,每年大约有 4 000 名美国妇女死于宫颈癌,数千人通过接受痛苦的医疗手术来清除由 HPV 引起的前期癌和早期癌,检测特定 HPV 标志物的新测试仍在开发中。

到 2006 年,当默克公司研制的人乳头瘤病毒疫苗加德西(Gardasil)被批准在美国使用时,制药公司已经进行了若干项人乳头瘤病毒疫苗的试验。加德西可以针对四种人乳头瘤病毒的菌株,这些菌株会造成 70%至 90%的宫颈癌和生殖器疣病变,因为同样的人乳头瘤病毒菌株即同一株人乳头状瘤病毒,能够同时引发宫颈癌和肛门癌。澳大利亚和欧盟的政府官员批准 9 岁到 15 岁的男孩注射加德西疫苗。关于疫苗可以预防癌症,起初非常激动人心,但是所有女孩在 6 年级之前接种加德西疫苗的建议,让人乳头瘤病毒疫苗格外受争议。

加德西引起了一场关于预防接种带来的经济、政治、文化影响的讨论。加德西的反对者包括那些不相信制药行业的群体反对接种者,以及宗教和文化保守派,他们拒绝讨论人乳头瘤病毒和青春期前的女孩性行为之间关系。评论家认为,公共卫生官员关于人乳头瘤病毒的强制免疫接种,不能明确得出一个令人信服的理由,因为病毒不是通过学校的正常活动传播的。原教旨主义者主张人乳头瘤病毒疫苗的强制性接种,因为人乳头瘤病毒会成为私密的家庭问题。唯禁欲倡导者认为疫苗接种可能会助长乱性。支持疫苗可以预防特定癌症的人们担心,如何确保接种昂贵疫苗的机会平等,以及它会给家庭、政府机构和国际公共卫生项目带来的财政负担。

昆虫与节肢动物是疾病的带菌者

公共卫生措施曾经尝试通过隔离病人或者清除有害空气和污染水体的做法来预防传染病,但是这些措施对于那些通过昆虫或节肢动物传播的疾病几乎不奏效。古代作家曾经猜想昆虫在疾病传播中的作用,但是直到 20 世纪晚期都没有科学的证据建立。有一些在人类历史上最具破坏性的流行病是通过蚊子、跳蚤、蜱、螨虫传播的。在很多与这些带菌者有关系的疾病中,那些自然寄生在爬行动物、鸟类和哺乳动物身上的病原性病毒、细菌、原虫、寄生虫使得人类成为受害者。直到 20 世纪 20 年代,200 多种疾病被发现与昆虫或节肢动物有联系。建立媒介蚊虫与人类疾病之间的联系的荣誉传统上归功于帕特里克·曼森(Patrick Manson)和罗纳德·罗丝(Ronald Ross)。在 1880 年,帕特里克·曼森演示了蚊子在传播象皮病(丝虫病)中的作用以及其他一些由寄生虫引起的疾病。关于象皮病,极小的丝虫可以破坏淋巴系统导致腿和阴囊过度肿大。根据曼森的"蚊子理论",这些昆虫充当着中间宿主和能够引发热带疾病的寄生虫携带者的身份。在研究曼森的工作之后,罗纳德·罗丝展示了查尔斯·路易斯·阿方斯·拉韦朗(Charles-Louis-Alphonse Laveran)在人类血液红细胞中发现的疟原虫是由疟蚊传播的。这些发现表明如果特定疾病的病原体被昆虫或者节肢动物传播,跳蚤、蚊子、虱子、虫子、沙蝇、蜱等的地理分布会决定疾病的分布。

黄　热　病

自从 12 世纪早期,黄热病就普遍被局限于发展中国家,但它是 18 世纪美国最恐怖的传染病之一。流行病在费城、新奥尔良、萨瓦纳、莫比尔、查尔斯顿和加勒比群岛出现。的确,黄热病、疟疾和非洲奴隶贸易在加勒比人口塑造方面扮演了重要的角色。流行性黄热病杀死了很多欧洲居民并让其他欧洲人搬离了加勒比群岛。很多欧洲人错误地推断非洲人本质上对黄热病免疫,关于黄热病是否存在于前哥伦布时期的美国并不确定,但是免疫学和昆虫学的研究表明,病毒是从非洲传入美洲的。埃及伊蚊作为黄热病病毒的最佳带菌者,可能在非洲奴隶贸易中被带入美洲。

黄热病患者发病初期可能有发烧、打寒战、头痛、后背和四肢剧烈疼痛、咽喉痛、恶心、呕吐等症状。最终推算出黄热病的致死率是很难的,因为一些小的病例常常被忽视或者被误诊为疟疾。非洲的黄热病研究表明,15％至 20％的病毒感染者经历了黄疸、发高烧、精神错乱、肾衰竭以及口、鼻、眼部的出血。大约有 20％至50％的严重患者会昏迷,然后死亡。就像黄疸的发病一样,"黑色呕吐"揭示着胃出血,是一个不祥的征兆。在北方地区,流行性黄热病经常在夏季流行,接着在冷空气到来时消失。1793 年,费城毁灭性的传染病格外震撼了美国的文化中心、社会中心、政治中心。当冬天的到来终于使这场传染病的暴发告一段落时,费城 4 万个居民里大约有 10％至 15％死于该病。本杰明·拉什是新共和国最杰出医师,他将传染病归因于地方条件,包括城市码头上腐烂物排放的致病气体。反对他的人坚持疾病传自拉丁美洲,并且号召严格的检疫规定的征税。尽管如此,黄热病并不像传染病那样传播,因为照顾病人的人并不一定会感染上疾病。

由于 1898 年美西战争以及随后占领古巴,黄热病成为美国特别感兴趣的一种疾病,因为黄热病对于美国军队的威胁。在 1900 年,军医处处长派遣一个由沃尔特·里德(Walter Reed)带领的医生团队研究黄热病的病因以及传播媒介。黄热病委员会的成员遇见古巴医师胡安·卡洛斯(Juan Carlos),他最终收集有参考价值的证据表明了黄热病是通过雌性库蚊(现称埃及库蚊)叮咬传播的。他们将自身作为实验对象,里德的同事证明了黄热病不是通过污染物或者毒气传播的,只有被感染的蚊子或者是感染患者的血液能传播疾病。致病源在显微镜下不能被识别,但是过滤的血浆可以传播疾病。血浆经过高温处理后不能传播疾病,这揭示了病原体是可滤过的病毒而不是毒质。感染后病原体只存在于患者的血液头 3 天到 6 天。叮咬一个感染者以后,蚊子并不能携带传播病毒长达 10 天之久,但是在这次发病潜伏期之后,感染者余生仍具有传染性。

蚊子传播黄热病的发现为公共卫生活动确立了新的焦点。在很多城市,蚊子控制非常有效,公共卫生人员预测黄热病会很快被杜绝。不幸的是,所谓的丛林黄热病在南美洲和非洲的野生灵长类动物中被发现,这一发现终结了彻底消灭病毒的希望。然而,城市流行病的威胁被普遍降低到最小化,充分保护风险个体的唯一途径是建立预防的疫苗体系。第一支安全有效的黄热病疫苗在 20 世纪 30 年代由马克斯·泰累尔(Max Theiler)研发。泰累尔论证了黄热病是由病毒引起的,并因此获得 1951 年诺贝尔生理学或医学奖。不幸的是,疫苗作为日常使用对于受黄热病威胁地区来说太昂贵。因此,公共卫生人员仍在关注杜绝昆虫媒介和治理有碍健康的卫生条件以控制疾病。研究人员希望病毒基因组的研究可以使诊断测试更加准确,使疫苗更加完备,使治疗更加有效,使黄热病病毒和其他核糖核酸病毒的进化关系被更深刻地认识。

根据世界卫生组织统计,黄热病每年仍然可以造成 3 万起死亡病例,并且疾病似乎再次出现于那些在普遍控制范围内的区域。公共卫生专家警告人们,在人口密集的非洲城市同时暴发黄热病的话,国际疫苗储备将迅速全部被耗尽。从 1940

年到 1960 年的疫苗接种运动使黄热病病例急剧减少。那些注射过疫苗的人可能获得终生免疫,但是那些出生于疫苗接种运动之后的人在面对 20 世纪 90 年代再度流行的黄热病时成了易感染群体。现代的城市为埃及伊蚊设立了很多避难所,而病毒则开始针对新的缺乏天生免疫或疫苗性免疫的群体。在 2007 年,世界卫生组织、全球疫苗免疫联盟和其他的一些机构启动了重大举措为非洲西部数百万计居民接种疫苗。

疟　疾

疟疾常常被称为历史上最具破坏性的疾病。它的症状和"发烧"没什么区别,并且于世界的每个角落被发现。相较于其他疾病,疟疾给人们带来了更多的痛苦并夺走了更多的生命。疟疾可以成为慢性的、地方性流行的、使人衰弱的、致命的疾病。疟疾的症状包括头痛、干渴、发烧、颤抖、恶心、精神错乱、抽搐,但特别的是,疟疾患者会频繁地发烧打冷战,又间接伴随着明显的症状缓解。古代医生对于病人症状的计时关注较少,并且将发热疾病分为间歇性发热疾病和持续性发热疾病两部分。从最普通的疟疾形式比如人们知晓的良性间日疟到最致命的恶性间日疟,人们在不同形式、不同严重程度的疟疾面前是很脆弱的。内科医生基本上描述了三种类型的疟疾:良性间日的(每三天发烧一次)、良性每四天的(每四天发烧一次)、恶性间日的(经常持续发烧)。不同于其他传染病,患疟疾恢复以后并不会对后来的感染提供免疫。

疟疾是由属疟原虫专性细胞间原生动物的寄生虫引起的。有 100 多种疟原虫被知晓,但仅有 4 种疟原虫可以导致人类患疟疾,它们是:镰状疟原虫、间日疟原虫、三日疟原虫和卵形疟原虫。其他疟原虫菌株根据所知是会感染猿类、猴子、啮齿动物、鸟类和爬行动物。为了区分这 4 种人类会感染的疟原虫,科学家会将传统的疾病的医学形式与它们的特定病原体联系起来。能够引起恶性间日疟的镰状疟原虫在热带地区被发现。正如它的名字描述的那样,疾病经常是致命的,因为它会毁坏心脏、肾脏、呼吸系统和中枢神经系统。良性间日疟或称复发疟疾每三天发一次烧,它和间日疟原虫与卵形疟原虫都有关系。间日疟在亚热带和温带地区比较常见,它比较顽固并且很难被治愈,这是因为潜在的寄生虫可在肝脏中存活数月乃至一年。尽管间日疟一般不会致命,但是它可以导致严重的并发症,其中包括致命的脑型疟疾。卵形疟原虫是最常见的一种疟疾,它常见于非洲地区。良性每四天疟疾每四天发一次烧,它是由三日疟原虫导致的,并且只在亚热带地区出现。感染疟疾的孕期妇女是患并发症的高危群体,因为寄生虫已经准备好占领胎盘,这会导致母体和胎儿双方严重感染。在疟疾是地方性疾病的一些地区,疟疾是死胎、低出生率和婴儿死亡的重要原因之一。

尽管如今疟疾被认为是一种热带疾病,但因疟疾病而产生的烧热早先是在欧洲和美洲的大部分地区开始流行起来,最远至加拿大和斯堪的纳维亚半岛。纵观整个历史,疾病的分布受自然和社会因素影响,有时这些影响因素使得疟疾在某些地区盛行起来,并且有些时候在消除环境的影响因素后疾病仍可以持续存在。疟疾在人类的演化中和决定全球各地移民殖民探索的成败中,一直都起着至关重要的推动力。战争、土地发展、流水分布的改变、公共卫生系统的缺乏、全球化、气候变化,这些都为寄生虫和蚊子成为疟疾传播媒介创造了条件。古希腊和古罗马人把疟疾这一疾病归咎于沼泽里升起的有毒气体,但是直到19世纪末,人们才发现疟疾和蚊子之间的联系会导致沼泽地区疟疾滋生。疟蚊对于疟疾寄生物复杂的生命周期起着重要作用,因为它既是传染病的媒介又是疾原虫完成它们整个生长周期的寄主,雌蚊吸食受感染的人类携菌者的血液后会获得疟疾寄生虫,受感染的蚊子在它们的唾液腺里会携带寄生虫,当它们再次吸食另一个人的血液时,会将疟疾传播给新的受害者(见图6.3)。

人类的演化证实了疟疾的古老性和普遍性,因为演化由基因选择来表现,该选择也提供了预防疟疾的措施。当疟疾成了一个主要威胁时,提供选择性优势的基因也造成了遗传病形式的负担,比如镰状贫血细胞和地中海贫血症。镰状细胞疾病是由血红蛋白基因的突变导致的,该突变可改变血红蛋白分子的形状和特性。红细胞携带突变的血红蛋白会呈现一个非正常的镰刀状。如果这些细胞被疟疾寄生虫感染,在寄生虫能够繁殖和攻击新的血细胞之前,它们可能会被脾给摧毁。在疟疾高发的地区,个体继承镰状血红蛋白细胞和正常血红蛋白细胞的基因之后,明显地,更有可能生存和繁衍后代。然而不幸的是,继承了双亲镰状红细胞基因的

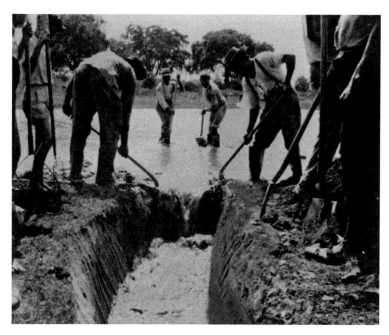

图 6.3　20 世纪 20 年代的一张照片展现了一幅美国南部地区工人们挖排水沟渠以促进
控制蚊子的画面。杜绝死水以减少那些传播疟疾和其他疾病的疟蚊的繁殖地
资料来源：美国卫生和公众服务部，疾病控制和预防中心，公共卫生图片部

个体在患上镰状红细胞贫血后，往往未到青春期便会夭折。贯穿一些种族的历史，
疟疾是一个选择性的外加力量，人群中镰状红细胞基因的出现率高达 10%。在一
些疟疾高发的亚洲或者东南亚地区，一些其他形式血红蛋白基因的突变也有被
发现。

　　金鸡纳作为第一个被发现可以有效针对疟疾的药物，一直被称为人类历史上
最有价值的药物。欧洲人直到 17 世纪 30 年代才了解到金鸡纳的药用功效，而传
统秘鲁印第安人早就使用了一种药剂，这种药用制剂来自金鸡纳树的树皮，可用作
治疗发烧的药物。在 18 世纪，欧洲的医生就发现当斟酌地准备给药时，金鸡纳（也
被称之为秘鲁树皮、耶稣会会士树皮或恶魔树皮）为治疗疟疾提供了一种特别的医
治方案。在 1820 年，化学家证实了奎宁为金鸡纳里面有效的药用成分。奎宁使得
欧洲人在疟疾地区存活成为可能，并且成了欧洲殖民统治的重要基础因素，这一点
在非洲尤其明显。

自从引入奎宁,研究者就已经证实许多化学制品可以杀死疟疾寄生虫,但是这些潜在的可用于治疗疟疾的药方很少既安全又有效,许多曾经对抗疟疾的强效药物,因为盲目且不当的使用失去了它们的有效性。氯喹是一种人工合成衍生的奎宁,在20世纪40年代得到发展,但是耐药的疟原虫菌株在60年代便开始出现了,事实上,到2000年时,氯喹已无用了。青蒿素是对抗疟疾最有价值的新型药物,它是于20世纪60年代从一种传统的中国药用植物蒿(黄花蒿)中分离出来的。当单独服用时,青蒿素能够快速减轻烧热症状,但是通常除去血液中的疟疾寄生虫需要至少7天时间。疟疾学家称青蒿素只能与其他药物结合使用,以减少寄生虫对其他任何一种药物产生潜在的耐药性。

自从金鸡纳被引入后,患疟疾的受害者一直被假医生、假内行所卖的假药困扰。调查者发现,在许多地区有超过一半的当地市场售卖的抗疟疾药物是假冒的。流行病学家估测,如果市场上的抗疟疾药物是货真价实的话,那么一百万疟疾致死人口中有1/5是可以被避免。鉴于疟疾造成的恶果,公共卫生工作者更希望看见药物造假被当作一种过失杀人的形式。

在20世纪上半叶,疟疾对人类的控制似乎成了可能的现实。在20世纪50年代,世界卫生组织曾宣传依赖于氯喹和杀虫药滴滴涕(DDT)的疟疾清除计划。DDT会排斥和杀死蚊子,在对抗疟疾和其他由蚊子作载体的疾病的斗争中,曾经被认为是最有效的武器。在美国、欧洲、拉丁美洲以及印度和亚洲其他地区的部分地方,对实际清除疟疾的赞美归功于DDT。公共卫生倡议者曾经警告过在富裕国家的疾病清除对贫穷国家患疟疾的人们来说是一场灾难。随着抗氯喹寄生虫、抗杀虫剂蚊子的出现,地缘政治学和经济因素使得疟疾又复苏了过来,雷切尔·卡森(Rachel Carson)出版的《寂静的春天》紧随其后表达了对DDT的恐惧。到20世纪80年代,全世界范围内清除疟疾的希望破灭了,采取对疾病的防控而不是消除成了一个更加合理的目标。在1998年,世界卫生组织的工作人员宣传了一系列减少50%疟疾病例的计划,这些计划的目的是减轻全球范围内的疟疾重担。不幸的是,在随后的5年内,疟疾专家得出结论,仅仅完成这不大的目标也是难以实现的,事实上,当面对疟疾病例数量可能翻倍的情况,再加之世界卫生组织的宣传有限,DDT作驱蚊剂使用已经变得小心翼翼并且有针对性。

每年有 100 万人到 300 万人死于疟疾，成千上万的人因寄生虫而备受折磨，来自疾病的攻击会使人感到虚弱乏力，并且 200 万人有被疟疾感染的风险。艾滋病和疟疾流行病的研究证实了一个猜想，即有艾滋病病毒和艾滋病的人极易受到疟疾的侵害。此外，有艾滋病病毒和艾滋病的人如果感染疟疾则更加容易传染给别人。因此，可以在这两种疾病高发的地区，从疟疾方面保护艾滋病病毒携带者和艾滋病患者，可以帮助限制艾滋病病毒众所周知的急速传播。在全球范围内，来自媒介传播疾病导致的所有死亡当中，有差不多 90％ 的死亡来自疟疾。在非洲，疟疾是杀死年幼儿童的主要杀手之一。

分子生物学有一些优势，比如成功测定了恶性病原虫、致命的疟疾物种、冈比亚疟蚊的完整遗传物质，这些优势可能会使得预防性疫苗、新的对抗疟疾的药物、昆虫驱除剂、捕蚊器得到发展。对于辨识疟疾寄生虫基因很重要，但还没有人类基因辨识能建立安全的药靶。怀疑论者曾预测在 2002 年，由疟疾基因组学产生的令人振奋的消息可能会变得适得其反，因为更务实的疾病控制项目会转移到资源上来。分子生物学已经使有效疫苗和新型药类最终的发展燃起了希望，但是简单的方法譬如蚊帐和驱蚊剂，对改变疟疾和其他以蚊子作为载体的疾病造成的伤亡人数，可以立即起到作用。许多令人兴奋的试验性疟疾疫苗已经制造并且测试出来，但是到目前为止，它们全都没有成功过。

以蚊子为载体疾病的复苏

到 20 世纪 60 年代，美洲地区对于埃及按蚊是禁地，但在随后的 20 年内，随着控蚊措施的松懈甚至是中止，蚊子的数量反弹激增，在同一时期，全球贸易、旅游业、社会发展、居住地的破坏、战争、移民和公共卫生服务的不重视，这些因素便利了病原体和其患病媒介的传播。尽管富裕国家的人们显得对疟疾病和黄热病缺少兴趣，但在 20 世纪 90 年代，西尼罗热在城镇地区的突然暴发，使得人们对以蚊子为载体传播的疾病产生了即刻的关注。西尼罗热恰好证明了一个新型病毒疾病在先前未受感染的地区能够传播得有多快，在美国第一例疾病暴发开来后的短短数年里，西尼罗热被认为是一个极其突出的公共卫生威胁，流行病学家曾警告称西尼罗热可能在众多古老或新型的由蚊子传播的疾病当中,成为第一个有办法传播到新地区的疾病。在预防疫苗短缺的情况下,消除蚊虫成为控制此类疾病的唯一方法。对于早期反对禁止使用DDT的人们,他们主张政府应该考虑以蚊虫为传病媒介的疾病复苏的危险性,并且政府应该使用DDT来控制蚊虫的数量。

登革热是另一种病毒性传染病,它类似于疟疾大多数在热带地区被发现,由埃及按蚊传播。埃及按蚊在1906年被认为是疾病传播的载体,并且一年后,研究者认为成因是具有过滤性的病毒。除了高烧、皮疹以及呕吐,登革热会造成关节和肌肉强烈的痛感,以至于当在北美亚洲非洲流行的该类传染病第一次被确诊后,这种病就被称为断骨热。尽管许多登革热的病例很轻微,但登革热出血型发热(DHF)和登革热休克综合征(DSS)会导致内出血、休克甚至死亡。世界卫生组织评估全球范围内每年有2 000万因感染登革热而产生的病例,其中包括报道的感染DHF或DSS的病例超过50万个。

登革热在非洲、亚洲、地中海西部、加勒比海以及美洲超过100个国家流行过,自从2005年新加坡、印尼、马来西亚以及其他东南亚国家经历了一次严重的登革热复苏,病毒似乎正在向新的地区扩散。登革热作为一个全球公共卫生的威胁,它急速涌现的最重要原因似乎是:激增的人口稠密城市缺少合适的供水系统和下水道系统,并且管理体系遭到滥用。激增的城市地区让更多的人接触到了埃及按蚊和全部四种登革热亚型病毒,国际贸易将蚊虫带到了世界各地,并且被感染的人在他们的病情被诊断出之前会携带不同的登革热亚型病毒前往新地区。

由于存在四种主要的病毒子型,确立一个对预防登革热烧热安全有效疫苗的尝试一直很困难,免疫某种类型病毒的疫苗并不会提供对其他类型病毒的免疫。在某类菌株入侵下幸免的人,如果他们被另一类菌株感染,会更可能受到登革热出血的折磨。为了预防登革热出血或登革热休克综合征,登革热疫苗需要同时对所有四种登革热病毒的子类型产生免疫。由于登革热病毒性的子类型逐渐没有了之前的地理隔离,更多人的正面临着来自登革热出血和登革热休克型综合征的危险。随着登革热威胁的不断增加以及在发展可预防疫苗上缺少进展,科学家们正在探索革命性的新方法,比如用沙尔巴克氏体菌株去杀死传病媒介蚊子。类似病毒,沙尔巴克氏体是专性的细胞内微生物,不可以在体外被培养,尽管它与立克次体以及埃立克体有很近的联系,但是沙尔巴克氏体对哺乳类动物似乎没有伤害,无论如何,它能寄生到许多不同种类的昆虫体内,这些被寄生的昆虫或许可以证实,沙尔巴克氏体在控制传播登革热和其他人类疾病的蚊子前面很有用。目前,控制蚊子仍是预防登革热流行病的唯一有效方法。

被忽视的疾病及其载体

世界卫生组织设立特别项目支持世界上最贫穷国家对疟疾、利什曼病、血吸虫病、锥虫病、丝虫病及其他疾病的研究。尽管其中许多疾病在富裕的工业化国家并不为人所知,但这些持续存在于全球细菌库的病毒可能会对旅客和军事人员产生影响。比如,2003 年,在从伊拉克和阿富汗回到美国的士兵体内发现了利什曼病毒。利什曼病毒别名黑热病或登革热。利什曼病是由利什曼虫属中的寄宿性原生虫病引起的,这些寄生虫寄生于脊椎动物体内,并通过微小的沙蝇传播。该疾病的临床反应会由局部的皮肤受损变成致命的内脏利什曼病。公共卫生通常会在屋内喷洒杀虫剂和杀死感染犬只来预防利什曼病,但这种方法并无成效。20 世纪 60 年代,初步试验表明巴龙霉素可有效治疗利什曼病。但是因为巴龙霉素属于罕见病药物,制药公司并没有大力开发和销售热带疾病药物。

虽然这一疾病在病区存在威胁,但是分子学家已经成功分析出利什曼病虫的基因组和蛋白质组。除蚊子和沙蝇之类的飞虫之外,许多人类和动物的重要疾病是由蜱、螨及其他吸血节肢动物传播的。19 世纪 90 年代,证明了蜱是牛的疾病(通常称为得克萨斯牛热)以及人的疾病(通常称为落基山斑疹热)的主要载体。在南方牛放牧的场所放牧后,患病的得克萨斯牛就会袭击和杀死北方牛。牛牧场主认为得克萨斯热病是由吸血蜱引起的,但是他却无法解释为什么南方牛一直接触蜱虫却仍然健康。1893 年,特奥巴尔德·史密斯(Theobald Smith)和弗雷德里克·基尔伯恩(Frederick Kilborne)发表了一篇具有标志性意义的文章,证明了牛蜱是双芽巴贝虫病的载体。史密斯除了提出了简单的预防得克萨斯热的方法,在免疫性质方面还提出了的有价值的见解。虽然南方的牛经常暴露在双芽巴贝虫病内,但由于受到母牛产生的抗体的保护,只会引起轻微的感染并产生主动免疫,而感染的成年牛就会受到严重的影响。

立克次体是一种异样细菌群，一般在活细胞内生存和繁殖，并以节肢动物为载体进行传播。立克次体会引起落基山斑疹热、斑疹伤寒、恙虫病、Q热、海啸热和立克次体痘等疾病。落基山斑疹首次记载于1899年。1906年，霍华德·泰勒·里基茨（Howard Taylor Ricketts）证明了木蜱是落基山斑疹的载体。三年后，里基茨发表了一篇初步报告，关于从该疾病患者血液样品发现的不寻常的微生物，然而他却无法在实验室里培养该微生物。里基茨还发现了引起斑疹伤寒的微生物。这表明斑疹伤寒和落基山斑疹热是两种不同的疾病。1915年，斯坦尼斯洛斯·沃泽克（Stanislaus Prowazek）和他的同事恩里克·达·罗查-力马（Henrique da Rocha-Lima）在伤寒暴发的期间，在德国监狱里，从俄国士兵身上感染了斑疹伤寒。罗查-力马恢复后隔离了该病毒，并称此病毒立克次体病原体，以纪念在疾病调查期间死于斑疹伤寒的沃泽克和立克次。因此，落基山斑疹热的病原体又称为立克次体。

查尔斯·尼克尔（Charles Nicolle）是突尼斯巴斯德研究所的所长。他在1920年证明，斑疹伤寒是由人体虱传播的。感染者身上的虱子可将疾病传染给猴子。这证明了虱子会对医院病人的管理产生直接影响。公共卫生工作的一个重点就是系统性的除虱，尤其是在第一次世界大战期间，1928年，尼克尔因为其对斑疹伤寒方面的贡献被授予诺贝尔生理学或医学奖。因为体虱就可以传播疾病，所以即使在今天，伤寒斑疹在世界许多地方仍然是问题。人体中常见的虱子（体虱、头部的虱子和阴虱）都可以传播人立克次体。大鼠、老鼠、飞鼠和其他啮齿类动物是常见的立克次体"存储体"。由伤寒立克次体引起的称为小鼠斑疹伤寒，是立克次体的相关疾病，通常由伤寒立克次体氏引起，通过跳蚤传播。尽管这一疾病广为人知，但在一些老鼠猖獗的城市和港口，这病也是一个特殊问题。在美国的一些地方，负鼠和猫是这一疾病的主要载体。

自从莱姆病得到认可以来，蜱传疾病已经引起了相当的关注。流行病学家和风湿病学家艾伦·斯蒂尔（Allen C.Steere）于1975年开始研究莱姆病并且得到了认可。不过，患者认为，人们应该记住波利·默里（Polly Murray），因为她让人们注意到在康涅狄格州莱姆及其周围的一些不寻常的少年类风湿性关节炎病例。因为病症一般发生在夏季和秋季，人们怀疑阎牛是虫媒。黑脚硬蜱是一种常见的寄宿于鹿和田鼠的蜱，也是莱姆病、埃里希体病和巴贝斯虫病的载体。流行病学调查表明，莱姆病是美国最常见的通过蜱传播的疾病。威利·布格德费尔（Willy Burgdorfer）于1982年发现了伯氏疏螺旋体（一种螺旋体）是引起该疾病的原因。

莱姆病疫苗是预防莱姆病的疫苗，该疫苗于1999年获得美国食品及药物管理局批准，然而全国疫苗咨询委员会建议该疫苗只能用于高风险感染疾病的人群。疫苗推广不久后，一些人提起诉讼，他们认为疫苗本身会引起莱姆病关节炎和其他症状的莱姆病。统计学家在对比接种疫苗的人群和对照组后发现这两组人群在慢性关节炎、肌肉疼痛、头痛、记忆丧失、瘫痪、疲劳等方面并无差别。尽管如此，疫苗因为诉讼的缘故于2002年撤出市场。

有关于莱姆病的争议为诊断和治疗复杂临床模式的疾病提供了显著范例。患者宣传团体认为，莱姆病可能成为一种慢性疾病。该病需要长期使用强效抗生素治疗，虽然严重但症状却不明确。斯蒂尔和其他科学家则拒绝慢性莱姆病的概念，他们认为这种治疗方法毫无用处并且存在风险。

全球健康：被忽视的热带疾病

流行病学家估计约有27亿人生活贫穷，而其中约有一半的人患有一种或多种使人虚弱的热带疾病。其中许多疾病是世界卫生组织和被忽视热带病全球网络合作的全球卫生规划的目标：布鲁里溃疡、恰加斯病、霍乱和地方性腹泻病、登革热、麦地那龙线虫病（麦角龙病）、地方性病变、人类非洲锥虫病（昏睡病）、利什曼病、紫癜、淋巴丝虫病（象皮病）、盘尾丝虫病（河盲症）、血吸虫病、土壤传播的蠕虫病和沙眼。尽管这些疾病在美国和其他富裕的国家并不常见，但是这些疾病每年都会夺走全球数十万人的生命。

奴隶贸易导致了许多热带疾病从非洲传播到美洲，这些疾病包括疟疾、雅司病、麻风病、几内亚蠕虫、丝虫病、蛔虫病、绦虫、钩虫和黄热病。奴隶贸易结束后，在美洲无法生存的非洲疾病基本消失了。例如，非洲昏睡病是由冈比亚锥虫引起的，如果没有传播媒介（采采蝇），该疾病就不能在美洲传播。相反，象皮病是由丝虫病（班氏丝虫）引发的，该病在南部的一些地方变得流行，那里有大量的蚊子作为载体。丝虫病在南卡罗来纳州的查尔斯顿和西印度群岛的巴巴多斯地区尤为常见。人们对疾病与蚊媒之间的关系的认识引发了 20 世纪 20 年代密集的蚊虫控制计划。世界卫生组织称,80 个国家中约有 1.2 亿人感染丝虫。淋巴丝虫病是不可治愈的,但是可以通过驱虫药预防传染和根除这种疾病。虽然驱虫药不会伤害感染者或杀死成虫,但其可以打破丝虫病传播的周期。世界卫生组织计划到 2020 年全球根除丝虫病,但这一目标似乎过于乐观。

许多影响贫困地区的疾病是由蠕虫或其他寄生虫引起的。寄生虫是指一种寄宿在别的生物体内且依附于宿主并损害宿主的生物。这个定义原本适用于所有微生物,但是科学的病菌学说建立之后,寄生虫这一术语很少用于指代病毒、细菌和真菌。当欧洲人和北美人发现他们最为关注的传染病是由细菌和病毒引起的,微生物学和寄生虫学就逐渐分离了。热带医学和寄生虫学是贫穷落后国家的两大问题,是生物医学科学的边缘学说。19 世纪的进化生物学家经常将寄生虫称为退化的生命形式,但由于其复杂的生命周期和特定的寄主需求,科学家很难在实验室中对其进行研究。实际上,寄生虫的机制通常相当复杂但是运作却非常成功。显然,为了适应不同的宿主和环境,寄生虫有多种机制改变宿主的习惯,这样会更容易找到下一个宿主。

一些流行病学家认为,鉴于国际旅游和商业的数量,病原体或寄生虫不会保持局限性。在快速变化的相互联系的世界中,沙加斯病和登革热表明被忽视的热带病也可能会威胁富裕国家。沙加斯病是以巴西医生卡洛斯·沙加斯(Carlos Chagas)命名的,他在 1908 年研究美国锥虫病时发现了一种新的锥虫。为了纪念奥斯瓦尔多·克鲁兹(Oswaldo Cruz)在巴西的流行性疾病研究中的贡献,这个新的锥虫命名为克氏锥虫。沙加斯病似乎是由南美洲的亲吻虫(又称为食虫蝽象或六锥蝽)传染的。这种吸血昆虫居住在屋内,喜欢在人们睡觉时咬人脸,被咬的地方就会留下含有寄生虫的粪便。在研究人员发现南美锥虫病及其传播过程的一个世纪之后,研究人员发现这种疾病也可以通过污染的食物传染。在墨西哥、中美洲和南美洲,每年大概有 2 000 万人感染这种疾病并且有 5 万人死于这一疾病。这种疾病可能会潜伏很多年,但其对心脏、肠道和神经系统的损害可能导致猝死。在现代医学实践中,输血和器官移植也可能传播该疾病。1988 年,第一个通过献血传播的病例发生在美国。2006 年，美国食品及药物管理局批准了对沙加斯病的检测，这样可以保护血液供应。

巴尔通氏病或卡里翁氏病是仅在南美的某些地区发现的疾病，它们通过沙蝇叮咬传播。该疾病又称为秘鲁疣或奥罗亚热。显然，这种疾病过去是由印加人发现的。秘鲁疣是这种疾病的慢性阶段，其特征是皮肤出现许多疣状皮疹，呈块状。在一些受害者中，这种疾病表现为奥罗亚热，奥罗亚热是一种急性、危及生命的全身性感染疾病。1885 年，医学生丹尼尔·阿尔西德·卡里奥恩（Daniel Alcides Carrión）用自己的血液接种了患有秘鲁疣的病人的血液，证明了秘鲁疣和奥罗亚热的根本特征。这个英勇但致命的实验证明，人们称为奥罗亚热的急性病和秘鲁疣的慢性病是同一疾病的两个阶段。巴尔通氏菌是阿尔贝托·巴尔通（Alberto Barton）于 1905 年发现的。

麦地那龙线虫病，通常被称为几内亚蠕虫病，对接触含有几内亚蠕虫幼虫的水的人是一种威胁。在新国王时期的埃及木乃伊中也发现了一些钙化的蛔虫（公元前 15 世纪）。人们感染这种疾病是由于饮用被吃了蠕虫幼虫的微小的节肢动物污染的水，如桡足类、水蚤。一旦进入腹内，蠕虫便从水蚤中解放出来，在体内移动。交配后，雄性几内亚蠕虫死亡，但雌性可能留在体内一年或一年以上，长达 2 英尺至 3 英尺。当成熟的雌虫快要离开人体，尤其是当穿过下肢的皮肤时，蠕虫出现的部位会产生疼痛和肿胀感。越想快速地甩掉这些虫子，这种疼痛会来得越快。试图更快速地移除蠕虫可能会导致它破裂，留一部分在身体内产生钙化，导致永久性畸形。在此期间，人们经常试图将双腿浸入水中来缓解灼热和瘙痒的感觉，而这就导致了幼虫进入当地的水系。甚至是缺乏适当的卫生设施和安全饮用水的地区，一个简单如过滤饮用水的步骤就足以去除桡足类，就可以预防几乎所有的几内亚蠕虫病。

在 20 世纪 80 年代，麦琴根病的病例数估计约为 350 万个，国际卫生工作者开始行动，开展根除这种疾病的运动。到 20 世纪末，病例数已经减少到 65 000 个左右，但在 13 个国家仍在肆虐。全球约 80% 的报告的麦角癣病例发生在苏丹南部，在那里，一些可预防的传染病，如盘尾丝虫病（河盲症）、沙眼、利什曼病、疟疾、昏睡病、霍乱和非特异性腹泻病的控制工作受到内战的干扰。即使 2009 年的原定目标不能实现,麦地那龙线虫病根除项目仍然希望消灭全球范围内的麦地那龙线虫病。

目前,可致盲的沙眼因为它的预防性,在美国和欧洲早已销声匿迹,但却依然存在于非洲、拉丁美洲和亚洲部分地区。世界卫生组织预计有 7 000 万人患有沙眼。沙眼衣原体是导致沙眼的微生物,他们在拥挤、不卫生的条件下生活的人群中繁衍生息。防治沙眼依赖相当简单的卫生措施,以防止传播,进行医疗干预,治疗早期感染。

欧洲人开始了解非洲的昏睡病是在 18 世纪,他们认为这是在苍蝇横飞的非洲地区,人类和牛群暴发的致命疾病。非洲昏睡病病人在死前可能会出现强烈的幻觉和昏迷。19 世纪 80 年代,人们发现在那些患有致命疾病苏拉病的马、骡和骆驼的血液中存在着 40 年代发现的锥虫。这种疾病是由一种咬人的苍蝇传播的,但它也可以让健康的动物因接触受感染动物的血液而染病。19 世纪 90 年代,英国殖民地农民发现,由于一种叫作那加那的病,在非洲养殖欧洲的牛是不可能的。大卫·布鲁斯(Davia Bruce)发现这种疾病是由舌蝇传播的锥虫引起的。布氏锥虫常见于野生动物,如水牛、角马和羚羊。非洲昏睡病的病原体冈比亚锥虫是在 1901 年被发现的。和纳加那一样,这种疾病也是由舌蝇传播的。世界卫生组织预计每年约有 15 万人感染非洲昏睡病,但是随处可见的采采蝇和寄生虫使大约 5 000 万人面临风险。用于治疗昏睡病的药物用法困难,并且用在患者身上会产生毒性。但是在 1980 年发现的一种药物依氟鸟氨酸是有效用的,使用它甚至可以使昏迷的患者苏醒过来。依氟鸟氨酸最初是作为一种癌症药物开发的,但是当这种药物在癌症治疗中被证明无效时,制造商就停止了生产。2000 年,赛诺菲-安万特(Sanofi-Aventis)着手探索将依氟鸟氨酸作为一种脱毛剂出售的可能性,Vaniqa(含依氟鸟氨酸)是一种防止女性面部毛发生长的外用霜。面对人们将依氟鸟氨酸作为一种昂贵的化妆品配方出售,而身患非洲昏睡病的人却因得不到治疗而死亡的负面看法,赛诺菲-安万特同意生产这种药物,并由世界卫生组织和无国界医生进行分发工作。

全球变暖和公共卫生

一些研究人员认为,气候变化可能扩大目前主要发展中国家肆虐的热带病范围。这也会对昆虫和节肢动物传播的疾病产生影响,因为温度和水分都可能是病媒和病原体存活和繁殖的限制因素。特别关注的问题包括一些众所周知的由被污染的水传播的疾病,如血吸虫病和由蚊子传播的疾病,如疟疾和登革热。但局限于孤立地区的一些疾病可能会对广大新地区构成威胁。温度的升高和降水量的变化以及池塘、湖泊、河流和海洋的水位,也可能会增加许多由污水或昆虫媒介传播的疾病的威胁。由蚊子传播的疟疾、登革热、黄热病和其他疾病的传播范围会增大,因为温度会影响蚊子的分布、蚊虫叮咬的频率以及病原体的滋长。影响传染病模式的因素之相互作用的复杂性,使得预测气候变化对人类健康的影响变得异常困难。不过,尽管流行病学家承认存在着很大的不确定性,但有很多理由让我们相信全球变暖将成为未来影响全球传染病分布的主要因素。

第七章　　新发传染病

微生物学和疾病模式的转变

20 世纪早期被称为微生物学和公共卫生的"黄金时代"。这段时期,健康卫生事业全面发展:预期寿命延长,婴儿死亡率下降,许多流行性疾病被成功控制。这似乎验证了那些被现代疾病微生物学理论所启发的卫生项目的成果。随着对传染性、流行性疾病恐惧的减弱,心血管病、肿瘤和其他慢性退行性疾病成为发达工业化国家的主要威胁,传统公共卫生工作的价值不再显著。在 20 世纪 60 年代,许多生理学家深信抗生素能够消除细菌性疾病的威胁,疫苗能够控制病毒性疾病。的确,在免疫系统领域荣获 1960 年诺贝尔生理学或医学奖的麦克法兰·伯内特爵士(Macfarlane Burnet)曾预言,感染性疾病正在消失,除了对病因的兴趣,未来针对传染性疾病的研究将会非常有限和无趣,这对于生物医学领域来说是个挑战。伯内特的预言反映了当时普遍流行的看法:至少对富有的工业化国家居民而言,同以往流行性疾病的战争已经取得了很大胜利,有乐观者甚至预测全球范围的胜利即将来临。1978 年,134 个国家和 67 个国际组织代表参加了初级医疗保健国际会议,采用的口号是"人人享有卫生保健"。五年后,联合国大会提出一项决议,签署了一项直至 2000 年针对全人类健康的全球性策略。

以往对疾病模式转变和人类预期寿命的研究,支持了全球健康问题能够被改善的乐观观点。虽然发病率和致死率的主要原因因时、因地而异,但是,在 1800 年至 2000 年间,世界各地人类的预期寿命发生了令人瞩目的改变。这次全球性的流行转型最显著的方面是预期寿命的增长,全球平均年龄从 1800 年的 30 岁左右增长至 2000 年的 67 岁。统计学家预测,至 2030 年,传染性疾病将仅占全球所有死亡原因的 30%。老年人群最主要的死亡原因将是心脏病、中风和癌症。然而,至 20 世纪末,多重耐药微生物的快速进化和新发传染性疾病的出现(如艾滋病),成功击碎了乐观者关于战胜传染性疾病的预测。一些甚至已经走在消灭边缘的疾病又卷土重来,并且传播到新的地区。此外,传染性疾病仍然是发展中国家的主要"杀手"。

新 发 疾 病

1998 年,在艾滋病被发现近 20 年后,第一届新发传染病国际会议举办,提示一些未预料到的威胁可能会快速变成主要大流行。该次会议后,流行病学专家开始强调开展长期项目去监控和应对新发、再发传染病的重要性。从广义上说,新发传染病可定义为过去未知或散在局部区域影响少数人,然后突然变得非常常见、分布广泛的疾病。新发现的疾病也许仅仅是给旧病冠以新名,例如曾隐藏在农村地区和隔离村庄的非特异的发热和腹泻类疾病。然而,因为了解引起发生率增加和地理范围扩大的影响因素对于计划有效的全球预防控制策略很重要,所以,从以下三个一般范畴来看待新发致病原是很有用的:(1)新发疾病被认为是以前从未影响人类的疾病;(2)过去几乎消失或者被有效控制的再发疾病;(3)病原体被生物恐怖主义用作生物武器而人为引起的疾病,2001 年的炭疽信件故意利用自然发生的病原体就是个很好的例子,经基因改造而增加毒力或耐药性的微生物也属于这个类别。

至 20 世纪 90 年代,公共卫生专家一般认为新的和过去隐藏的传染病正以超乎预料的速度出现在过去未被影响的区域,导致在那些对疾病并不熟悉的人群中的流行。微生物学家发现,一些病原体引起的新发传染病能够从传统的动物宿主转移到人。这个现象在过去零星发生了许多次,但是在现代社会,微生物一旦从动物传播到人,许多因素能促进其散播,包括快速的交通运输、非正规的医疗或外科治疗。未充分灭菌的医用设备和重复使用的一次性注射器在许多发展中国家很普遍,这些都促进了人免疫缺陷病毒/艾滋病(HIV/AIDS)及其他疾病的传播。在其他案例中,比如军团菌,一种新发疾病的偶发案例通常会被误诊,直至致病菌分离提供了鉴别诊断的新方法。病原体被鉴定后,研究者们发现,现代建筑的一些共同特征(如空调系统)为过去未知的微生物提供了新的生态学环境。

军团杆菌病:军团病和庞蒂亚克热

通过重新鉴定过去的区域性疾病和模糊分类(如来源未明的发热、未分化的肺炎),提高了诊断技术,加强了对人类疾病目录的监管。仅根据基础的临床症状,很难区分呼吸系统疾病,但是知道这些症状是否由病毒、细菌或者霉菌引起的,对于疾病治疗和阻止疾病传播非常重要。1976 年的军团病大流行很好地说明了作这种区分的重要性。那时,公共卫生官员们非常关心一个重要流感流行的可能性,并最初认为这场暴发可能是由猪流感病毒引起的。当时,成千的美国军队人员正在宾夕法尼亚州费城的贝尔维尼斯特拉特福德宾馆庆祝美国 200 周年纪念,其中超过 200 人染上一种罕见致病性肺炎,34 人死亡。经过对这次暴发的深入调查,1977年 1 月,研究者鉴别出病原体并将该病命名为“军团肺炎”。军团病是一种细菌性肺炎,而不是病毒性疾病,所以相应的抗生素治疗是有效的。这次流行最后归因于宾馆空调系统冷却塔里滋生的细菌。

虽然军团病在 1976 年才首次被识别,但是致病菌被鉴定后,流行病学家们发现嗜肺军团菌便是以前未能鉴别的世界性肺炎大暴发的起因。进一步研究显示,嗜肺军团菌会引起两种不同的临床类型:致病性肺炎即军团病和一种温和的感冒样疾病即庞蒂克亚热。军团病和庞蒂克亚热有时候均被称为军团杆菌病。人们通过直接吸入含有嗜肺军团菌的雾化水滴到肺部,从而染上军团杆菌病。军团菌以较低水平存在于河、湖、温泉和泥土中,但现代建筑中的空调和储水系统为其创造了新的“壁龛”,使其得以更多地生长繁殖。此外,军团菌还能在管道、水龙头和淋浴喷头以生物膜的形式存在。因此,人们很可能在室内吸入大量军团菌。许多案例能追溯到水的细菌性污染,包括空调系统、加热器、医用呼吸设备、漩涡浴、淋浴、热水浴缸、加湿器、制冰机、游泳池、装饰喷泉,甚至是食品杂货店里喷洒在水果蔬菜上的水。美国每年大约出现 8 000 个至 18 000 个病例,但是仍有许多病例没有被诊断或报道。军团杆菌病的暴发在世界各地都有报道,经常是在旧旅馆、游轮、医院、养老院、学校和监狱,死亡率大约为 5%—30%(见图 7.1)。

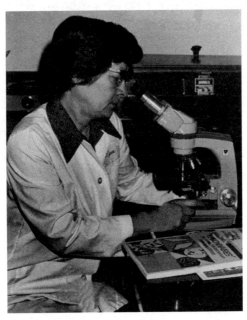

图 7.1 一位科学家正在检测 1980 年肺炎类疾病大暴发期间的样品,以确认军团病的诊断。军团病的致病菌——嗜肺军团菌于 1977 年被鉴定
资料来源:美国卫生和公共服务部,疾病控制和预防中心,公共卫生图片部

新发疾病和全球细菌池

21 世纪初,研究者们列出 175 种能引起新发疾病的病原体,其中大部分是由作为传统宿主的动物传播而来。病原体包括病毒、细菌、原生动物、寄生虫和真菌。20 世纪 70 年代以来,新发疾病有军团病、人类免疫缺陷病毒/艾滋病、埃博拉热、汉坦病毒肺综合征、西尼罗河热、严重急性呼吸道综合征(SARS)和疯牛病。

在现代运输方式和互联网出现以前,人类和动物区域性疾病的传播是很慢的、不可预知的少见事件。19 世纪和 20 世纪交通运输的发展使全世界人类、动物、微生物和信息交换发生变革,如飞机使得病原体和它们的载体在数小时内被带到世界任何地方成为可能。实际上,可以将飞机看作一只超级大蚊子,充当着众多外来疾病的全球化载体。现代贸易运输创造了一个全球细菌库和一个全球村。病原体成为人和货物在世界范围运转的一部分,而战争、移民、贸易、旅游、航空旅行等活动会加速其传播。贸易运输全球化去除了许多人、动物、病原菌活动的古老的物理屏障,会对未来人和动物(驯化及野生)的传染病模式带来显著影响。此外,人口密度和人类行为方式的改变也影响着潜在病原体的分布及新发疾病的出现。现代城市人口密度高,加速了传染性病原体的传播;人们出入原始的自然环境区域,可能会转移或接触作为潜在病原体库的野生动物;现代公共机构(如医院、诊所、养老院、监狱、学校和托儿所)中,大量陌生人的密切接触充当了传染病的培养箱和增殖器。

12 000多年前,人类以狩猎、采集为生,许多流行性疾病因人口密度太小而不能维持。但是,人类在屠杀和食用野生动物时,会获得传染源。当人类驯化了动物,获得了更可靠的食物和其他物品来源时,同时也改变了他们暴露于动物们所带微生物的情况。自新石器时代起,人类与驯养及半驯养动物接触紧密,由此可能导致来自驯养动物的流行病,包括来自山羊和奶牛的结核病、来自猪的百日咳、来自马的马鼻疽、来自牛的麻疹(牛瘟病毒)、来自鸡的伤寒症以及来自鸭的流感。

在古代,人类就曾将不同种类的动物当作同伴或宠物,而将宠物放在家里的行为也变得越来越流行。被猫、狗咬是许多严重损伤、感染和疾病的来源。猫带有许多对人类有危险的疾病,如猫抓病、弓蛔虫病、弓形体病。猫抓过感染了瘟疫的啮齿动物后,能够将鼠疫杆菌传播给人类;而弓形体病对于孕妇和她们的婴儿,以及免疫抑制的患者(尤其是艾滋病患者)而言,特别危险。宠物鸟能够传播沙门氏杆菌、梨形鞭毛虫病、流感、鸡新城疫和鹦鹉热。类似新石器时代的祖先,现代人类和动物如狗、猫、金丝雀进入了新的亲密关系,世界各个角落的外来物种也都加入进来,外来动物会被当作宠物售卖,如从非洲的囊鼠、刺猬到蜥蜴、草原黄鼠狼。纵观全世界,啮齿类动物为病原微生物的主要宿主,追溯它们的起源国家和与其他动物的接触情况发现,宠物是沙门氏菌、狂犬病、猴痘、兔热病等的重要来源。没有宠物的城市儿童也会暴露于典型农场动物所带的微生物,在参观动物园,尤其是儿童爱畜动物园时,还会暴露于更多外来生物所带的微生物。

食物中毒和食源性疾病

纵观历史,人类获得和处理食物方式的改变明显影响了食源性疾病的模式。通过屠杀、食用动物和接触动物粪便,旧石器时代的猎人和食腐动物无疑感染过不同的寄生虫和微生物。当动物被驯化后,人类会通过与动物亲密接触、喝牛奶或食用动物血而感染病原体。现代的食物生产、存储、加工方式普遍降低了暴露于食源性病原体的风险,但是许多人乐意和热衷于买寿司、生鱼片、生牛奶和未经高温处理的果汁。鱼能携带许多种寄生虫;生贝类能够传播甲肝和诺沃克类病毒;未经高温消毒的牛奶能够传播单核细胞增多性李斯特氏菌,引起具有生命威胁的李氏杆菌病。单核细胞增多性李斯特氏菌是一种大量存在于土壤和水中的细菌,健康的农场动物也能够携带该菌,蔬菜能够被土壤或者粪便肥料污染上该菌。这种细菌在适度的热、盐、酸、低温下能够存活,甚至能在冰箱中增殖。李氏杆菌病与许多食品有关,从热狗到豆芽,尤其对孕妇、婴儿、老年人、糖尿病患者和免疫系统低下的人特别危险。自 20 世纪 80 年代,更多强毒株被检测出来,李氏杆菌病在美国被认定为一个威胁。据疾病控制和预防中心(CDC)统计,每年约 2 500 人患有严重的李氏杆菌病,约 500 人死亡。肉毒中毒是一种极少见的、威胁生命的、瘫痪性疾病,由经常食用不合格的罐装食物引起,这些食物中含有由一种厌氧菌——肉毒梭状芽孢杆菌产生的强毒素。如今,许多人对其美容用途的熟悉程度要超过其作为食物中毒的致命形式。"肉毒中毒"一词源于拉丁词"botulus",因为"腊肠"是 19 世纪欧洲疾病的主要来源。海生哺乳类动物的脂肪中也发现了这种毒素,海生哺乳类动物是肉毒梭状芽孢杆菌很好的孵育器。阿拉斯加原住民的肉毒中毒可以追溯到食用来自搁浅鲸鱼的生鲸脂。此外,一些鸟类的大量死亡也是因食用了被肉毒梭状芽孢杆菌污染的鱼和杂草。

牛肉制备方式和分布的改变引起了一种致死性食物中毒的出现,这种食物中毒由大肠埃希菌 O157:H7 引起,在 20 世纪 80 年代被首次鉴定出来。大肠埃希菌属名埃希氏,因对根据细菌学来改善婴幼儿健康十分感兴趣的儿科医生西奥多·埃舍里希(Theodor Escherich)得名。1884 年,埃舍里希在显微镜下观察婴幼儿粪便样本时,发现了一种经常出现在正常成人粪便里的细菌。1919 年,这种细菌被命名为大肠埃希菌(Escherichia coli),以表敬意。卫生工程师们后来意识到,监测大肠埃希菌的水平能够为含排泄物的生污水是否出现在供水系统提供警示。

大肠埃希菌的许多菌株是无害的,有些甚至是有益的,属于正常肠道菌群成员,但有些菌株能引起泌尿系统慢性疾病或者致死性肠道感染。20 世纪 80 年代,大肠埃希菌 O157：H7 被第一个鉴定出来,它能产生一种引起严重血性腹泻(出血性结肠炎)、贫血和肾损伤的毒素,在当时引起了几个快餐店的感染。这种毒素对儿童、老人、免疫系统差的人最危险,抗生素对它通常是无效的,因为在感染被诊断出来前,致死性毒素通常已经释放入血液。在一些案例中,肾衰竭导致致命性情况被称为溶血性尿毒综合征(破坏红细胞,肾衰竭)。到 1998 年,疾病控制和预防中心估计大肠埃希菌 O157：H7 每年大约引起 4 万起食物中毒案件。随后的报道认为每年案例的数量实际应该更高,因为部分症状轻微的案例可能没有被报道。除了碎牛肉,其他因素也会引起大肠埃希菌 O157：H7 导致的食物中毒,如污染的水果和蔬菜、生牛奶、未经高温灭菌的奶酪、游泳池、儿童爱畜动物园,甚至一个未经高温灭菌的苹果汁品牌。大肠埃希菌 O157：H7 感染案例数量的增加提示肉类食品加工厂卫生条件差,饲养场被感染牲畜的粪便排放后,造成地下水污染,使得邻近农场的细菌越来越多。自 20 世纪 90 年代起,屠宰场和肉类食品加工厂增加了新流程以阻止被污染牛肉的扩散,但是大肠埃希菌 O157：H7 对食物供应安全依旧是个威胁。

疾病控制和预防中心估计每年约有 5 000 人因食物中毒死亡,7 600 万人生病。自 20 世纪 90 年代起,食源性疾病的来源有牛、家禽、海产品、鸡蛋、罐装辣酱油、小胡萝卜、菠菜、树莓、甜瓜、土豆、绿色洋葱、黄瓜、未经高温消毒的苹果汁和橙汁。在细菌性食物中毒大暴发中,肉禽蛋是常见的嫌犯,但是大肠埃希菌 O157：H7 和沙门氏菌的产生常与菠菜、莴苣等各种水果和蔬菜有关,这些细菌也许源于被动物排泄物污染的地下水。在过去,大暴发通常是局域性的,但是,随着蔬菜和肉类的集中式处理对区域性市场的取代,食源性病原体实现了全国性分布。交叉感染、在运输前清洗水果和蔬菜都为病原体的再分布提供了机会。

艾滋病流行的出现

　　第一个抗生素的有效性鼓舞人们相信所有的感染性疾病都能被这些奇迹般的药物治愈。虽然抗生素能够挽救无数生命，但是他们对病毒性疾病无效。疫苗有可能控制一些病毒性疾病，但是针对艾滋病（AIDS，获得性免疫缺陷综合征）、严重急性呼吸道综合征、西尼罗热、埃博拉热、拉沙热和其他自 20 世纪 70 年代被鉴定的致命病毒性疾病，尚无可用的疫苗。随着艾滋病流行，病毒性疾病治疗方案的局限性变得明显，良性或自限性感染在严重免疫缺陷患者中的难治性使这种局限愈加明显。艾滋病流行将普通细菌、真菌感染转变成致病性机会感染，并且挑战了肿瘤起源、病原体和免疫系统间关系等假说。

　　1981 年 6 月 4 日，疾病控制和预防中心在一周时事通讯"发病率和死亡率周报"中描述了当时在加利福尼亚州洛杉矶被诊断出的 5 个异常肺炎病例，发出了对未来艾滋病流行的第一次警告。病例中所有患者都曾是健康男同性恋者，在感染卡氏肺孢子菌（一种极少见的真菌，感染通常仅见于大剂量化疗的成年人或严重营养不良的儿童）后导致肺炎。1982 年，类似的病例在纽约、佛罗里达州、得克萨斯州被报道。当伴有卡波西肉瘤（一种常见于老年人的少见癌症）时，情况会更复杂。艾滋病的这种以卡氏肺孢子菌肺炎、各种机会性感染和卡波西肉瘤的出现为特征的神秘现象在艾滋病患者中进展很快，且几乎是致死性的。艾滋病患者的无望感行为最初源于他们意识到疾病致死所引起的情绪低落，但是艾滋病患者的验尸结果显示，该病的致病病原体在未进入脑组织之前，不会攻击中枢神经系统。艾滋病一旦被确诊，许多患者仅能存活 1 年至 2 年。至 1988 年年底，美国有几乎 5 万人死于艾滋病。在首次报道艾滋病后的 5 年里，美国公共卫生署估计，有超过 100 万美国人感染该致病病毒。20 世纪 80 年代，在里根政府执政期间，艾滋病应对变得更加困难，原因主要是该病最初与男同性恋有关，而当局否认他们存在威胁。艾滋病常在男同性恋、静脉使用药物者、来自非洲和加勒比海的移民、血友病患者、输血接受者，以及这些高危人群的性伴侣、女性患者的孕婴等人群中出现，提示了艾滋病可能是由某一未知的感染性病原体所致。流行病学和临床研究认为，该病通过性交、污染的针头、输血、血清和血产品，包括用来治疗血友病的凝血因子传播。

鉴定出一个破坏身体免疫系统、使人易受其他微生物损害的病原体是很大的挑战。临床证据提示，在症状出现前，艾滋病有一个较长的潜伏期（数月或数年不等）。此外，致病病原体对免疫系统的初始破坏，使得以前温和的病原微生物得以苏醒繁殖，更加阻碍了对这一特异性致病病原体的研究。如今众所周知的人类免疫缺陷病毒（HIV）是由巴斯德研究所的吕克·蒙塔尼耶（Luc Montagnier）团队和美国国立卫生研究院的罗伯特·卡洛（Robert Callo）团队于1984年发现的。其后，这一发现因生物医学界内部较大的争议和大众媒体对欺诈行为的过激指责而广为人知。在经过多次艰难的调查后，从实验记录本、采访、已发表的报道中所收集的证据支持：蒙塔尼耶首先鉴定出 HIV，卡洛第一个提出 HIV 能引起艾滋病。虽然蒙塔尼耶显然是第一个发现并报道 HIV 的人，但是卡洛的工作对确定 HIV 特异性引起艾滋病这一事实非常重要。此外，卡洛研究出的技术也使得在实验室培养HIV 成为可能。艾滋病致病病原体的鉴定推动了 HIV 血液检验技术的发展，从而阻止了 HIV 通过输血、器官移植和血产品的传播，尤其是对血友病患者。在优先权的激烈争论后，蒙塔尼耶和卡洛不情愿地接受了"HIV 共同发现者"的身份，这在很大程度上是美国总统罗纳德·里根（Ronald Reagan）和法国首相雅克·希拉克（Jacques Chirac）为解决 HIV 血液检测专利权争论而进行政治干预的结果。1986年，蒙塔尼耶和卡洛对艾滋病病毒的命名（LAV 和 HTLV-Ⅲ）被取消，HIV 最终被全球性采用。在 HIV 被发现后很久一段时间内，艾滋病这种复杂疾病能够被某一特定病毒导致的观点仍然存在争议。HIV/AIDS 理论的各种否定者确实引起了国际范围内的关注，艾滋病研究者们认为，这对努力控制艾滋病流行、阻止 HIV 传播和治疗感染人群是非常不利的。

科学家们发现了 HIV 的两个主要类型：HIV-1 亚型和 HIV-2 亚型。HIV-1 亚型遍及世界大多数地方，HIV-2 亚型几乎都发现于西非。1985年，一个与 HIV 非常相似的病毒被发现于非洲灵长类动物，被称为猴免疫缺陷病毒（SIV）。通常，病毒亚型在它们的宿主生物中不引起疾病，但当传播至其他物种生物时，可能会非常危险。HIV 和 SIV 亚型的研究支持了艾滋病起源于非洲的猜想，但使非洲灵长类动物的病毒感染转变成人类间传播的致死病毒事件中的特异序列仍然不清楚。一些观察者称 HIV 是非洲丛林的报复,因为有证据显示 HIV 是从 SIV 进化而来,这跨过了物种屏障。

首批艾滋病病例发现后不久,对该病千奇百怪的推测就开始出现。在试图解释艾滋病流行的起源的过程中,产生了很多非常奇特的有争议的理论,包括一些与病毒学和流行病学无关的理论。虔诚的狂热者声称,因为抗生素使治愈梅毒和淋病成为可能,HIV 是作为一种对不道德性行为的新惩罚而被创造出来的。阴谋理论家把 HIV 的出现归因于一个秘密的基因工程或生物战争项目,认为是企图通过制造一种疾病来杀死同性恋者和吸毒者。美国阴谋理论家称 HIV 是由苏联科学家们制造的生物武器;苏联也流传着类似的理论,把 HIV 的制造归咎于美国科学家。这些理论清晰地暴露了充斥在国际关系中的怀疑和恐惧,但却未能解释一个具有长期潜伏期和不同进程的疾病是如何发挥生物武器功能的,也没有解释 HIV 在 20 世纪 50 年代是如何被创造出来的(当时的知识和技术明显还不能实现基因工程)。生物武器理论的另一个版本——设计病毒理论认为,HIV 是由两个逆转录病毒(T 细胞白血病病毒和绵羊髓鞘脱落病毒)重组而来。虽然这两种病毒都能够引起致死性、进展性疾病,但是 HIV 基因序列与它们的序列不匹配。即使被序列数据所否定,这一理论的拥护者们坚持认为这种情况是基因工程制造的原始艾滋病病毒基因不稳定,因而从亲代菌株快速进化所致。

艾滋病在非洲高发引起了一种说法:HIV 是由西方世界创造的一种种族灭绝工具。在非洲灵长类发现 SIV 后,一些新闻工作者将 HIV 的传播归因于 20 世纪 50 年代在非洲实施的脊髓灰质炎疫苗检验。1992 年,一篇名为《脊髓灰质炎疫苗丑闻》的报道进入公众视野,首先在汤姆·柯蒂斯(Tom Curtis)发表于《滚石》的一篇文章中提出。英国新闻记者爱德华·胡珀(Edward Hooper)也在其《进程:艾滋病病毒和艾滋病的来源》(1999 年)一书中阐释了脊髓灰质炎与艾滋病关系的猜想。据柯蒂斯和胡珀称,用来制作希拉里·科普罗夫斯基(Hilary Koprowski)脊髓灰质炎疫苗的绿长尾猴组织带有 SIV,如果一些口服疫苗接受者口腔有溃疡或伤口,SIV 可以直接进入血液。脊髓灰质炎疫苗故事的更早版本是由一个英国动物维权组织——国家反动物解剖协会在 20 世纪 80 年代提出。病毒学家们因种种原因质疑这个理论,包括对口服疫苗能和注射一样有效传播 SIV 或 HIV 的质疑。科普罗夫斯基疫苗也在波兰、南斯拉夫、瑞士等其他国家使用,但未见任何导致艾滋病类似疾病的报道。此外,用于科普罗夫斯基疫苗的脊髓灰质炎病毒来源于亚洲猕猴,而不是黑猩猩或非洲绿长尾猴(SIV 不感染亚洲猕猴)。科学家们分析以前的科普罗夫斯基疫苗样品,也没有发现存在 HIV 或 SIV 的证据。

20 世纪 50 年代,不同的脊髓灰质炎疫苗被检测时,人们对猴子和其他灵长类动物所携带的病毒了解很少,也不知晓逆转录病毒。20 世纪 60 年代,科学家们在脊髓灰质炎疫苗中发现猴组织中带有一种猿猴病毒 SV40,于是创造了制备活脊髓灰质炎疫苗的新技术。然而,SV40 与 SIV 和 HIV 很不同,不能引起艾滋病的流行。造成艾滋病流行的病毒是我们目前所知道的 HIV-1。这个亚型发现于非洲中部,与据称污染科普罗夫斯基脊髓灰质炎疫苗的猴病毒没有多少关系。从非洲白眉猴身上分离的 SIV 和 HIV-2 密切相关,但白眉猴从未被用于脊髓灰质炎疫苗的制备。HIV-2 一般仅在西非发现,与 1957 年科普罗夫斯基疫苗开始被检测的中非国家相距四千多公里。如果在非洲的科普罗夫斯基脊髓灰质炎疫苗实验引起了艾滋病的流行,那么不可能有艾滋病案例发生在 1957 年以前。但是,有研究者发现:20 世纪 40 年代和 50 年代,有曾在非洲待过的欧洲人死于类似艾滋病的疾病。因为缺少血液和组织样品,许多证据是旁证,但在一些来自 20 世纪 60 年代保存完好的死者的血清样品中,检测到了艾滋病阳性;考虑到艾滋病的潜伏期,其中一些人很可能是在疫苗实验开始前就感染上艾滋病病毒了。另一个医学相关理论认为,疟疾研究者将来自非洲黑猩猩、白眉猴、猕猴的血液注射给人类志愿者。虽然在医学史上存在很多这种案例(科学家们在自己和其他人身上做实验以试图验证感染性疾病的致病病原体),但是,如果这种实验能引起 SIV 转变成 HIV,那么这些研究项目应该会有很多艾滋病类似案例的发生。

关于艾滋病起源的一个可能性较大的猜想是:人类通过狩猎、屠杀和食用不同的猿类和猴子而感染了原始病毒。当猎人在捕捉或屠杀猴子而被咬或受伤,使病毒传播给猎人时,SIV 向 HIV 的转变也许就此开始了。HIV-2 和白眉猴的 SIV 非常相近,西非 HIV-2 感染的原发地就位于白眉猴生活、被杀害和食用处。从中非黑猩猩体内分离出了与 HIV-1 相似的病毒,提示黑猩猩可能是与艾滋病流行相关病毒的自然宿主。虽然没有证据证明 HIV 在 20 世纪 60 年代以前感染过人类,但有可能是因为非洲艾滋病的早期案例极少,死于艾滋病并发症的案例可能被归因于一般难以分辨的"发热"。而那些因感染 HIV 和其他病原体而变得极其病重者都不可能存活太久,不足以将病毒传染给其他更多人。的确,直到在加利福尼亚出现大量健康美国人的异常死亡时,艾滋病才被作为一个诊断分类。在 HIV/AIDS 被鉴定之前,与病毒有关的偶发死亡都归因于常见的机会性感染,尤其是发热和腹泻性疾病。艾滋病研究者认为,虽然该病直至 20 世纪 80 年代才被发现,但致病病毒可能已经在非洲传播了几十年,因为死于未知发热和腹泻疾病的情况在西方国家很不寻常,但在非洲却很常见。在乡村地区或被隔离的村庄,由艾滋病并发症引起的散发死亡并没有被注意到,但是社会经济发展及现代化可能使艾滋病的影响力扩大,包括城市化、砍伐森林、乡村人群移民至城镇和城市、道路建设贯穿以往被隔离区域、长途货运、旅游、卖淫等。因此,住在城市中的人们仍然有可能通过丛林肉食贸易,即购买、制备、食用猿猴肉等接触到 SIV(在非洲不同丛林肉交易市场上出售的灵长类动物肉中曾检测到高比例的 SIV 感染)。这表明,丛林肉和外国宠物国际市场的扩大可能会导致其他以往不知名的动物病毒传播至人类。

2008 年,对一个死于 1960 年的现刚果民主共和国女性的淋巴结组织样品的研究证实了以前的猜想:HIV 在 20 世纪早期出现。曾经有科学家从一个 1959 年的组织样品中鉴定出 HIV,因而他们猜想,不同医院实验室保存的各种人类组织样品或许能够为艾滋病流行的早期历史提供更完整的信息。将 1959 年、1960 年和 20 世纪 70 年代组织样品的 HIV 基因序列进行比对,为病毒出现和分子进化提供了重要思路。虽然 HIV/AIDS 流行的生物学背景还不清楚,但是研究者猜测,最初的病毒是从黑猩猩偶然转移到人类的。研究 19 世纪末 20 世纪初那些首次出现 HIV 地区的城市发展、殖民、贸易的历史,可能是锁定使罕见病毒快速传播至大量新受害者的因素的关键。

例如,基金和资源短缺使现代医学实践受到限制,或许加速了 HIV 在非洲和世界其他地方的传播。尤其医院和诊所可能因重复使用医用器材来注射、输血、接种疫苗和实施外科手术,为病毒传播提供机会。那些照顾发热、腹泻和其他艾滋病相关并发症患者的医务工作者、传教士或其他工作人员也可能会感染病毒,并将其传播至世界其他地方。一些欧洲人在健康状况不佳、患上非特异性非洲热的情况下返回他们的原住国是很常见的事情。通常,不佳的健康状况和传染性疾病(包括疟疾)的高负担,会使 HIV 更容易传播。研究者认为,HIV 阳性个体患疟疾风险增加,疟疾感染促进 HIV 复制。因此,艾滋病和疟疾的共同感染促使艾滋病大流行在非洲的迅速蔓延。一旦 HIV 传播至人类,在诊所、医院和全世界的免疫活动中,不充分的消毒灭菌技术则会传播 HIV。20 世纪 80 年代,人类行为的改变,如旅游增加、性行为改变、静脉药物滥用、输血、使用储存血生产某些特殊产品(如用于血友病的凝血因子),也加速了 HIV 的传播。

中国艾滋病的流行病学研究中有一个引人注目的例子:关于医药市场是如何促进 HIV 传播,以及试图忽视和隐瞒问题会带来更大悲剧的研究。2001 年,艾滋病摧毁中国偏远村庄的报道传到国际公共卫生专家范围内,但是 HIV 的流行状况和严重性却被低估,仅在河南省的一个血产品项目中,就有超过数万人感染 HIV;在一些村庄,许多成年人患有 HIV/AIDS。还有很多这类案例:出售 γ 球蛋白、凝血因子等生物产品的公司在中国乡村建立了血浆收集中心,他们从血液中分离出血浆后,会将剩下的血液再次回输给供者,以便他们能够更频繁地供应血浆。在这种情况下,如果一个供者感染了 HIV 或肝炎病毒,将会使许多其他人感染这些疾病。2006 年,收集血液时不卫生的操作、使用污染的血液和血产品被确定为导致中国艾滋病流行的主要因素。

流行病学家在研究陌生文化群体中的流行病起源时,有时会忽略一些可能使病原体传播至婴儿、儿童和成人的习俗或传统。例如,传统的悼念仪式,如清洗亲人的身体(即使他们死于非常严重的疾病)或吃库鲁病受害者的脑子,分别可以传播埃博拉病毒和朊粒。在成人礼、治疗仪式和分娩等活动中,许多地方的传统医治者可能会使用未灭菌的刀片实施划痕、割礼、阴部封锁或切断脐带。当这些仪式涉及人群,而不是个体时,相同的刀片通常会用于所有参与者。这样的操作必然会涉及交叉污染,促进病原体的传播。毫不惊讶,在非洲部分地区,许多传统的医治者是 HIV 阳性,因为他们经常接触血液和体液。在非洲,HIV 阳性的母亲在被迫参加的公共庆典中被要求母乳喂养她们的婴儿。在一些小乡村或一夫多妻制家庭,哺乳期女性可能分担着照护婴儿们的任务。这些操作在有大比例人群感染 HIV 的区域是非常危险的。在一些文化中,婴儿可能通过被感染的父母或照顾者咀嚼的食物而暴露于 HIV。发生在 20 世纪 90 年代美国的三起案例都涉及这种传播形式,但是这种形式此前在发展中国家很常见。病毒学家通常认为,唾液中的 HIV 浓度很低,不会传播,但若咀嚼食物的人口腔有开放的伤口或刮伤,唾液就能与足够的血液混合,从而导致病毒传播。确认了 HIV 传播能够通过咀嚼的食物从照顾者传播至婴儿后,研究者提醒,这个以前被忽视的习惯也许还能传播其他病原体,包括乙肝病毒和幽门螺杆菌。

流行病学研究提示,一些传统的习俗(如男性割礼)可能会降低感染艾滋病的风险。统计学研究提示,艾滋病的发生率在那些男性不接受割礼的非洲地区较高,而在普遍接受割礼的地区较低,但是许多科学家对这一关联的显著性持怀疑态度。2006 年,在肯尼亚、南非、乌干达开展的对照研究所提供的充分证据显示:男性割礼使 HIV 感染的风险降低 50%—60%。艾滋病专家提示,能提供超过 50%保护作用的疫苗便是非常令人兴奋的。2007 年,世界卫生组织支持男性割礼作为非洲抗艾滋病项目的一部分。

尽管已有 HIV 是艾滋病病原体的证据,但否定论群体(一些科学家和记者)仍认为 HIV 不引起艾滋病,或者认为艾滋病是一个诊断神话,而不是一个真实的疾病。著名的分子生物学家彼得·杜尔伯格(Peter Duerberg)是这一说法的主要倡导者之一。1987 年,杜尔伯格在《肿瘤研究》上发表了一篇论文,否认艾滋病和 HIV 之间的因果关系。他认为,HIV 是在人体内复制的众多重要但无害的逆转录病毒的一员,艾滋病不是一种由病毒引起的感染性疾病,而是由生活方式问题引起的各种症状的集合,比如使用消遣性药物和医疗药物,如叠氮胸苷(AZT)。杜尔伯格的这一论据忽视了这样一个事实:在 HIV 被发现之前,疾病控制和预防中心已有证据显示,艾滋病供者的血液可将疾病传播给没有药物滥用史的受血者(无论性别或年龄)。杜尔伯格还提出了另一项论据:美国发生的与男同性恋有关的艾滋病在非洲并不存在,因为最初在美国被定义为艾滋病的机会性感染与在非洲被定义为艾滋病的感染不相同。

但是,杜尔伯格声称他的观点经过了出版商和科学界的审查,而且被一些重要杂志分析和出版,包括《肿瘤研究》《科学》《自然》和《柳叶刀》。他在一些书籍,如《发明艾滋病病毒》(1995)和《创造艾滋病流行》(1994)中阐释了他的想法,抨击了他的批评者。为重新科学评估 HIV-AIDS 猜想,他还组建一个团队,成员包括 1993 年诺贝尔奖获奖者凯利·穆利斯(Kary Mullis)。穆利斯是聚合酶链式反应(PCR)的发明者,他给不同的科学杂志寄去信件,表示反对艾滋病是由 HIV 引起的观点。除了艾滋病否定论者,科学家们确信,在世界各地区的各群体中,HIV 和艾滋病间的关系已被明确证明:HIV 能引起艾滋病。一些曾经的艾滋病否定论者和怀疑者也公开承认 HIV 能引起艾滋病,并认为抗逆转录病毒治疗能拯救生命是无可争论的。不幸的是,一些杰出科学家在 HIV 被发现之前提出的关于艾滋病起因的疑问仍然被艾滋病否定论者引用作为 HIV 不引起艾滋病的证据。

1985 年,首个艾滋病会议在乔治亚州亚特兰大市举行,吸引了约两千位科学家。2002 年,在第 14 届国际艾滋病会议举行时,已有超过 2 亿人死于艾滋病。自从艾滋病被视为全球性大灾难,国际艾滋病会议成为科学家、HIV 携带者、艾滋病防治积极分子、社会工作者、经济学家、律师、政策制定者,以及制药公司间信息交换的平台。因缺乏有效的救治方法和保护性疫苗,会议也为被挫败的艾滋病防治积极分子提供了一个抗议政治家、药企和生物医学界的渠道。国际艾滋病会议有时举办在那些艾滋病特别流行、卫生设施有限、几乎不存在研究实验室的国家。2006 年,在第 16 届国际艾滋病会议上,联合国艾滋病项目和世界卫生组织报道,艾滋病携带者数量几乎升至 4 亿。20 世纪 90 年代至 2006 年间,艾滋病每年引起约 280 万人死亡。流行病学家推测,如果不极大地扩展预防项目,至 2020 年,艾滋病患者数可能会多出 700 万,超过艾滋病流行的前 20 年死亡人数的 3 倍。基于 100 多个国家数据的分析,人口统计学家估计,2006—2030 年间,约有 1.2 亿人将死于艾滋病。

2000 年,艾滋病专家普遍同意药物联合治疗(也称“鸡尾酒疗法”)改革了 HIV/AIDS 的治疗。国际公共卫生倡导者力促所有国家支持抗病毒药物治疗和推广综合预防项目。在艾滋病刚开始流行时,不同于抗菌药物,抗病毒药物事实上并不存在,是艾滋病的出现刺激了抗病毒药物的发展。1987 年,首个能减缓艾滋病进程的药物——叠氮胸苷(AZT)被广泛应用,AZT 能靶向作用于 HIV 用来制造基因组 DNA 拷贝的逆转录酶。但是,AZT 也伴随诸多不良反应,并且对疾病晚期无效。在 1996 年的国际艾滋病会议上,有研究者报道了一个新的抗病毒药物复合物和昂贵的新方案,称为蛋白酶抑制剂,其与老药联合应用可增加艾滋病患者的预期寿命。抗病毒鸡尾酒疗法的有效性帮助说服了一些怀疑论者:HIV 是艾滋病的病原体。随着患者伴随着慢性艾滋病、艾滋病药物和衰老继续存活数十年,HIV/AIDS 从一个宣判死刑的疾病转变成一个非常昂贵的慢性疾病,并产生了新的问题和挑战。

尽管有证据显示,抗病毒药物能够促进和延长携带 HIV/AIDS 人群的生命,然而需要抗病毒治疗的人中仅有一小部分能得到合适的治疗。联合国提倡,至 2010 年,艾滋病治疗能得到普及,但这个目标被普遍认为太过乐观。HIV/AIDS 人群预期寿命的增加降低了人们对治疗和预防项目推广的投资兴趣。在发达国家,抗病毒药物在很大程度上将 HIV/AIDS 转变成一种被抗逆转录病毒疗法管理的慢性状态,使艾滋病治疗不再被最初的紧迫感驱使。不幸的是,HIV/AIDS 治疗方案的成功并没有伴随安全有效的保护性疫苗的成功研发。

2006 年,联合国艾滋病规划署的一篇报道显示,艾滋病流行形势仍在继续增长,甚至在那些曾经被证明在现有疾病中已获得极大成功的国家也同样如此。明确艾滋病导致的死亡数量是非常困难的,因为在一些国家,如南非,HIV/AIDS 是导致疟疾、结核病和其他疾病死亡的主要因素。1997—2005 年,南非成人死亡率急剧增加,HIV/AIDS 流行浪潮汹涌,但是艾滋病却普遍不被医生认作死因。2002 年,第十三届国际艾滋病会议在南非德班举行,南非政府认为:传统的非洲治疗方法(如使用柠檬、甜菜根、大蒜)比用来防治疾病的抗病毒药物更有效,故南非 HIV 阳性孕妇未接受能够阻止病毒传播至新生儿的抗病毒药物。两年后,名为"治疗行动运动"的艾滋病倡导团队和南非法院促使政府转变了这项政策。2006 年,为回应全球关注,南非政府同意增加抗病毒药物的分发。

2007 年,联合国发布一个报告,HIV/AIDS 携带者的预估人数从 4 000 万降至 3 300 万。然而,每年约 250 万人感染 HIV,超过 200 万人死于艾滋病,艾滋病成为全球第四大死亡原因。抗逆转录病毒药物变得越来越有效和容易得到,但因没有保护性疫苗,感染 HIV/AIDS 的人数将会继续增加。

1987 年,当 HIV 被发现,联邦卫生官员乐观地预测疫苗将会在 3 年内产生。超过 20 年以后,研制艾滋病疫苗的想法被认为是失败的,许多科学家怀疑是否是病毒的自身特性使得保护性疫苗不可能被创造出来。24年后，在2008年美国科学促进协会会议上，戴维·巴尔的摩（David Baltimore）在他的致辞中承认，相较于20世纪80年代早期HIV流行伊始时，科学家们并没有距离HIV/AIDS保护性疫苗更近一步。自HIV被发现以来，因巴尔的摩在这一领域的先导地位（曾担任国立卫生研究院艾滋病疫苗研究委员会首任主席），HIV疫苗研究拥护者和批评者们都认为他对于疫苗成功和失败的评价意义重大。因为发现逆转录酶，他和霍华德·特明（Howard Temin）共享了1975年诺贝尔医学或生理学奖，这是鉴定和分析HIV工作的基础。

1986年，为提供应对新兴流行病的国家策略，医学研究所和美国国家科学院资助了一项针对病毒、疾病及相关历史的研究。研究报告中的一个重要提议是找到一种合适的疫苗，题为《对抗艾滋病：公共卫生、卫生保健和研究的方向》。20世纪80年代，科学家们并没有意识到研制HIV保护性疫苗会是如此困难的目标。《对抗艾滋病》出版10年后，巴尔的摩成为国立卫生研究院赞助委员会主席，并试图鼓励为期10年的艾滋病疫苗的探索。而再一次研制安全有效的艾滋病疫苗可能仍至少需要十年。

在艾滋病疫苗研究之初，科学家们曾尝试用传统技术制造灭活疫苗和减毒活疫苗。分子生物学的进展促使人们试图研制亚单位疫苗，即仅包含部分病毒的疫苗，通常是利用病毒表面蛋白来刺激免疫系统。这种方法对乙肝病毒有效，但并不适用于HIV（HIV是一种狡猾的隐形病毒，它潜藏在许多不同类型的细胞和组织中时，具有伪装和隐藏鉴定性抗原以逃避免疫系统的能力）。即使免疫系统检测到病毒抗原，HIV的高突变率也超出了机体防御机制。尽管HIV逃避和破坏免疫系统的能力以及它的高突变率迫使保护性疫苗的研发加快了，但是研制出安全有效的艾滋病疫苗的努力仍受到挫败。

公共卫生专家和病毒学家通常赞同疫苗是控制和根除流行性病毒疾病的唯一或至少是最有效的方法。2007年，当又一个艾滋病疫苗实验被终止时，对研发艾滋病疫苗前景持悲观态度者增多。至少在某些受试者身上，一个艾滋病疫苗可能会潜在地增加机体对HIV的易感性。另外，在非人类灵长类动物身上进行的一些SIV疫苗实验比相似的HIV疫苗的初步实验更成功。在研制有效的艾滋病疫苗实验多次失败后，一些科学家呼吁平衡应用研究和基础研究，即使相较于其他病原体而言，HIV可能是更多科学研究的目标。虽然治疗艾滋病的抗病毒药物发展空前，但基础研究的益处仍是很明显的。尽管艾滋病患者的预期寿命因抗逆转录病毒药物而得以增加，但是HIV/AIDS的流行依然没有平息。

正在进行的HIV/AIDS研究的批评者，如艾滋病保健基金会（AHF）认为，太多证据显示寻找艾滋病疫苗是失败的，艾滋病疫苗研究的资金应该转向艾滋病的预防和治疗，以及治愈其他疾病等项目。为了照顾临终的艾滋病患者，1987年成立于加利福尼亚州的艾滋病保健基金会逐步演化成致力于艾滋病治疗、预防和倡导预防的国际性组织。

国际艾滋病疫苗促进协会称，尽管有失望和失败，研制艾滋病疫苗的兴趣依然高涨，因为尚存在尽管暴露于HIV却不发展成艾滋病的若干类别个体。一方面，有极少个体（被称为精英控制者或长期无进展者）在被感染多年后依然保持健康；另一方面，一些被称为通常性工作者的个体反复暴露于HIV但并未被感染。此外，一些感染HIV的个体产生的抗体能够大范围地中和HIV病毒株。因此，研究者希望找出这些不寻常个体的免疫系统是如何抵制或控制病毒的。通过研究他们的免疫系统，科学家们可能理解如何设计出一个有效的艾滋病疫苗，或找出更有效的抗体通路。然而，不同于某些病毒（如天花、麻疹和流感）可能被感染者偶然根除的情况，没有证据显示HIV能够被根除。

和巴尔的摩一样，圣安东尼·福西（Anthony Fauci）自检测到第一个艾滋病病例后，一直处于HIV/AIDS工作的前线。自1984年，他同意任职美国国家过敏和传染病研究所主任后，福西因他的研究和向公众揭示感染性疾病和生物恐怖主义的危险而变得众所周知。除了鼓励国立卫生研究院扩展艾滋病的研究外，福西也与艾滋病防治积极分子以及倡导者一起工作，以促进交流、治疗和实验项目。虽然福西对支持艾滋病疫苗的研发较为谨慎，但是他对研制预防性疫苗的必要性是持坚定不移的肯定态度的。一些艾滋病防治激进分子认为，研究资金应该致力于实验和治疗，而不是进一步的疫苗研制。福西提醒批评者们：对一些相对简单的病毒性疾病（如麻疹、百日咳），我们也曾经用了数十年时间才研制出安全有效的疫苗。

从HIV/AIDS的流行历史来看，福西认为，或许有必要接受部分有效的艾滋病疫苗。即使许多现存的疫苗并非百分之百地有效,但是若大部分人被免疫,其相应病原体的传播就会被抑制。因此,一个不够完美的疫苗也可能成为预防策略中一个有价值的部分,能够缓解被艾滋病摧毁的贫穷国家的疾病重担。因作用于不同国家和团体的社会和经济因素较为复杂,没有简单的解决办法能控制全球艾滋病的流行,但是公共卫生倡导者们坚持,从长远来看,预防性疫苗是控制艾滋病和其他威胁生命的病毒性疾病的最有效和最经济的方法。

病毒性出血热

随着新病毒发现速度的加快,新发疾病方面的专家们认为,学会处理不熟悉的疾病可能会成为新境况。并不是所有的新发病原体都能发展成全球性威胁,而那些促使局部暴发转变成潜在大流行的因素也并不总是那么明显。许多自 20 世纪 60 年代起被检测到的新发疾病是由以前局限在非洲丛林、南非雨林和其他以前隔绝区域中的病原体引起的。最具致命性的新发疾病,通常被称为病毒性出血热,可能会传播至新的区域,仅以症状为基础很难诊断出这一特异性疾病。在缺乏特异性诊断检测方法的情况下,这类疾病经常会被误诊为疟疾等其他发热性疾病,尤其在疾病早期阶段和轻微病例中。

1967 年,一种不明致死性疾病侵袭了德国马尔堡和南斯拉夫贝尔格莱德的两所研究机构中的 30 余人,其中有 7 人死亡。那些感染者均经历了高热、腹泻、呕血、便血,某些病例还伴有各种体腔出血。包括制造脊髓灰质炎疫苗的技术人员在内的所有初始受害者都曾直接接触过猴子或它们的血液、器官、组织培养物。后来,该疾病还传播至曾经接触过首批患者的 6 个人。最后,该病原体(被称为马尔堡病毒)被鉴定出是由出自乌干达的猴子携带的。马尔堡病毒是丝状病毒科(由具有丝状结构 RNA 病毒组成)的一员,是 20 世纪末若干致死性丝状病毒中被首个鉴定出来的,但因病例太过分散而使死亡率很难统计。

马尔堡病毒被鉴定出来后,发生在南非、肯尼亚、刚果民主共和国和安哥拉的马尔堡病毒大暴发也相继被鉴定出来。在刚果共和国 1998—2000 年间被记录的 154 个病例中,有 128 例死亡。2004 年,出现在安哥拉某医院的一例未被鉴定出的出血热可能是一场最终导致 3 000 人死亡的马尔堡病毒大暴发的起源。虽然猴子被认为是马尔堡病毒的一般宿主,但在 2007 年,有研究者在洞栖性果蝠身上也发现了这一病毒。所有感染的蝙蝠都是健康的,这说明乌干达西部的蝙蝠和金矿为病毒提供了自然宿主。

1976 年,刚果共和国和苏丹出现了疾病大暴发后,埃博拉出血热首次被鉴定出来。该病毒因刚果的埃博拉河流域而命名。自 20 世纪 90 年代起,埃博拉出血热大暴发也曾于加蓬、乌干达和象牙海岸发生。1995 年,基奎特和刚果共和国的埃博拉大暴发导致了 250 人死亡。截至 2007 年,在世界卫生组织记录的自埃博拉病毒被发现以来的 1 850 个病例中,死亡病例超过 1 200 例。此外,埃博拉病毒也杀死了非洲野生动物保护区和国家公园中成千上万的黑猩猩和大猩猩。在一些大暴发中,大猩猩的致死率甚至高达 90%—95%。与在人群中类似,这一疾病可能通过污染的食物和猿类的群体活动等途径,从自然宿主物种传播出去。

与马尔堡病毒类似,埃博拉病毒也是丝状病毒科家族的一员,这两种病毒均通过血液和体液传播。自第一个埃博拉病毒被发现后,几个不同的亚型被鉴定,基因组被测序,这些帮助解释了病毒毒力和传播特点上的差异。明确埃博拉病毒出血热的致死率很困难,在不同的大暴发期间,病例死亡率范围为 50%—90%。最初,患者会经历发热、头痛、呕吐、腹泻、体内外出血,再进展至口、鼻、肛门出血,最终可能死于休克或器官衰竭。首个已知的埃博拉出血热疾病暴发可追溯到一个最初被误认为患疟疾的住院患者,病毒而后传播至那些照顾该患者的医护人员和使用污染器械的其他住院患者。第二波感染病例发生在那些参加过传统葬礼仪式(包括清洗和触摸死亡亲人的身体)的人群中。在多数大暴发中,诊所和医院因缺少消毒的针头、注射器和严密感染控制程序所需的一次性手套、口罩、长外衣,充当了病毒的孵育器和增殖器。

埃博拉病毒的一些亚型在猴子和猿中被发现,说明了人们可能通过处理被感染的黑猩猩、大猩猩、猴子、羚羊和豪猪的肉、血液和组织而感染上病毒。在隔绝的区域,被感染的个体可能因死亡太快,以至于不能将病毒传播至众多其他人。该疾病的潜伏期很短,严重症状的发作很突然,以至于受害者在死亡前不太可能去旅行或直接接触许多人。然而,照顾患者和为埋葬尸体做准备的家庭成员有一定的风险。在人口稠密的地区,埃博拉患者可能会住院,病毒有很多机会能感染其他人,比如,那些接触患者血液和体液的医院职员以及使用污染的医疗和手术器械的其他患者。

1989年,一个被称为埃博拉·雷斯顿(Ebola Reston)的病毒株被发现。当时,从菲律宾被运往弗吉尼亚州雷斯顿的黑泽尔顿研究所灵长类动物检疫部门的猴子开始死于一种未知的疾病。兽医猜测死亡可能是由猴出血热引起的,但美国陆军传染病医学研究所检测的组织样品揭示了埃博拉病毒的存在。在电子显微镜下,埃博拉·雷斯顿和引起人类疾病的病毒亚型在本质上完全相同。虽然埃博拉·雷斯顿对猴子是非常致命的,但是不会引起人类患病。然而,在一些因工作而接触被感染的猴子或动物组织的人身上能够检测出病毒抗体。到目前为止,好像仅埃博拉·雷斯顿病毒株能够通过空气传播,而对人致死的埃博拉病毒株尚无经空气传播的能力。理查德·普莱斯顿(Richard Preston)的《高危地带》一书中描述了雷斯顿大暴发,1995年的电影《大暴发》(类似埃博拉病毒的小说化版本)激起了人们对埃博拉和其他新发疾病的强烈兴趣。

尽管已检测过非洲感染区域的不同哺乳动物、鸟类、爬行动物、两栖动物和节肢动物,但埃博拉病毒的自然宿主仍未明确。在弗吉尼亚州雷斯顿从菲律宾输入的猴子间发生大暴发时,因猴子的最初收集地(菲律宾)正在内战,故研究者们无法在菲律宾实施实地研究。类似于马尔堡病毒的病例,果蝠也被认为是埃博拉病毒最可能的宿主,因为在埃博拉暴发的区域,人们也吃蝙蝠,并且即便通过实验方法被感染了埃博拉病毒时,一些种类的蝙蝠仍未患病。此外,蝙蝠可能也是尼帕病毒、亨德拉病毒、丽莎病毒属的天然宿主。其他啮齿类(如典型的老鼠)也充当着拉沙热病毒和汉坦病毒等许多新发疾病病原体的自然宿主。

当接触老鼠的粪便、食入被污染的食物时,人们通常会接触到拉沙热病毒。该病毒能够通过空气、血液和体液在人群中传播。1969年,拉沙热病毒在尼日利亚的拉沙被发现后,研究者发现该疾病为西非一些国家所特有。大部分的感染是温和或无症状的,但约20%的患者因患病较严重而住院甚至死亡。

中国古书记载,出血热的存在可能是由汉坦病毒引起,而西方医生直到20世纪50年代才知晓该疾病家族。汉坦病毒热相继在韩国、日本、俄罗斯和欧洲暴发后,至少有 20 个汉坦病毒家族成员被发现。

汉坦病毒因韩国的汉坦河而得名,这种曾经被称为韩国出血热病毒的疾病在朝鲜战争期间被鉴定出来。目前已知,汉坦病毒引起的疾病是合并肾病综合征(HFRS)的出血热。汉坦病毒引起的肾病综合征出现在中国、韩国、俄罗斯、欧洲、北美洲和南美洲。1993 年,一个新的汉坦病毒被鉴定出来,作为汉坦病毒心肺综合征(HCPS 或 HPS)暴发的起因,造成新墨西哥、科罗拉多州、犹他州和亚利桑那州四边交界处至少 30 人死亡。该病毒被称为无名(sinnombre)病毒。疾病的受害者通过吸入带有鹿鼠排出的病毒的尘粒而接触病毒,那年鹿鼠异常地多。自该疾病被发现,从加利佛利亚到东海岸和佛罗里达州有成百上千的病例被报道,致死率约 50%。

果蝠地理分布的改变可能促进了对人类而言新病毒的大量出现和传播,如亨德拉病毒、尼帕病毒、罗斯河病毒、巴马森林病毒、基孔肯亚病毒。亨德拉病毒(因澳大利亚布里斯班的一个郊区得名)和尼帕病毒(因马来西亚的一个村庄得名)于 20 世纪 90 年代首次被发现。20 世纪 90 年代间,亨德拉病毒突然出现在澳大利亚的猪、马、人群中。亨德拉病毒是一个与尼帕病毒比较相近的单链 RNA 病毒,最初被认为是马的麻疹病毒。感染亨德拉病毒会导致脑炎、抽搐、昏迷和死亡。流行病学研究发现,人们通过直接接触那些生病且后来死掉的马的组织或分泌物而获得感染。澳大利亚的果蝠明显为亨德拉病毒提供了天然宿主。

当有人在接触感染的马来西亚猪后出现一种严重的脑炎时,曾经已知为类亨德拉病毒的尼帕病毒被鉴定出来。病猪表现出的症状包括咳嗽、癫痫和高热。在猪身上,该病好像更具有传染性,经常是致命的。接触过感染的猪,人会生病并伴有发热、头痛、困倦、定向障碍、癫痫、呼吸问题和昏迷。暴发期间住院患者的致死率约 40%。该疾病好像不易人传人,因为照顾患者的医护人员没有患病。从被感染的人和猪的组织中发现的未知病毒和亨德拉病毒非常相似。科学家们认为,因热带雨林被破坏,携带该病毒的果蝠被迫离开了他们平时的栖息地,无家可归的蝙蝠将病毒传播至猪,同时感染马、狗、猫和人。

马来西亚当局通过处理 120 万头猪结束了这场暴发,这些措施对工人和农民造成了毁灭性的影响。虽然尼帕病毒在马来西亚、新加坡以外还未发现,科学家们认为其很可能成为侵袭新地区的新发疾病。作为动物饲养模式和商业关系改变的结果,尼帕病毒和它的自然宿主一旦被确定,科学家们便能够鉴定其他地区的大暴发,如孟加拉国。果蝠广泛分布在澳大利亚、马来西亚、印度尼西亚、菲律宾和一些太平洋岛屿。如果突变的尼帕或亨德拉病毒株变得高感染性并且从所在的地理区域传出,可能会引起灾难性的流行,而且会威胁到家养动物。

里夫特裂谷热由一个从奶牛和其他有蹄哺乳动物中发现的病毒引起,首先出现在非洲撒哈拉以南地区和埃及。该病毒通过蚊子叮咬,暴露于血液、生牛奶和感染动物的体液,或者通过挤奶、屠宰感染动物,可以传播至人。该病毒能够引起人的出血热、脑部感染和死亡。该疾病对怀孕的动物和怀孕三个月的女性特别危险。20 世纪早期,该疾病在肯尼亚的牲畜中被发现,20 世纪 30 年代被鉴定。里夫特裂谷热暴发通常发生在非洲撒哈拉南部,但也发生在埃及、沙特阿拉伯、也门、肯尼亚、索马里、南毛里塔尼亚和马达加斯加等地。虽然从牲畜、野生动物、蝙蝠、沙蝇和蚊子中分离出病毒,但病毒的自然宿主和引起大暴发的因素仍不清楚。携带里夫特裂谷热病毒的蚊子广泛分布,并且会吸食奶牛、绵羊、山羊、马、鸡和人的血液。

预测里夫特裂谷热和其他罕见的新发疾病的新暴发较难实现,跟踪昆虫载体的流行和饲养行为成为疾病监控和早期报警系统的一个重要部分。此外,试图确定一个新发病原体的自然宿主和载体也能够帮助发现其他病毒。例如,20 世纪 60 年代,在一项针对马来西亚和印度尼西亚登革热的研究中,研究者采集来自不同栖息地的蚊子、动物和人的血样,调查了携带登革热病毒的蚊子的生态学特征。除了追踪登革热病毒的分布,病毒学家们还收集其他病毒信息,包括寨卡病毒、日本脑炎、基孔肯雅病毒和一些仍未被鉴定出的节肢动物病毒(虫媒病毒)。已知至少 80 种不同的虫媒病毒能导致人类疾病。

登革热被认为是蚊子传播的最危险的流行疾病之一。登革热反复发作中的免疫反应的诸多方面仍不清楚,该疾病和其他虫媒病毒引起的罕见疾病之间的混淆还会导致一些问题。例如,和登革热病毒一样由蚊子传播的寨卡病毒引起的疾病像是登革热轻微发作。虽然对寨卡病毒了解还不充分,但是它分布区域很广并出现在不同环境里。20 世纪 40 年代,寨卡病毒在乌干达寨卡森林的猴子身上首次被发现,该病毒仅与非洲和南亚少量偶发的人类病例有关,直至 2007 年密克罗尼西亚发生大暴发并且传播至关岛。

基孔肯雅热，另一个新发病毒性疾病，也类似轻微的登革热发作。基孔肯雅病毒于20世纪50年代在坦桑尼亚被鉴定，但是它的自然宿主并不清楚。2006年，大暴发袭击了印度、马达加斯加和留尼旺岛，基孔肯雅热被认为是一种少见的热带疾病。虽然亚洲和非洲曾检测到散在暴发，但2006年的流行引起印度超过一百万病例和很多死亡。流行病学家称，疾病在从肯尼亚传播至留尼旺岛和其他非洲东岸的岛屿的两年内，感染人数超过了1万。携带基孔肯雅病毒的游客将病毒从印度和留尼旺带到欧洲和北美，但是公共卫生机构没有预料到病毒能够在原始区域外找到合适宿主。2007年的意大利基孔肯雅热大暴发打破了这一认识，证实了热带虫媒病毒能够传播至新的区域并且找到合适的宿主。许多感染病专家坚信这个模式将会被全球变暖和国际贸易及旅游加速。虽然基孔肯雅病毒通常由埃及伊蚊和白纹伊蚊传播，但虎蚊也能充当载体。20世纪90年代，虎蚊随着轮胎的船舶运输到达意大利南部，波及范围随着气温的升高也明显向北扩张。

流行病学家认为，基孔肯雅热在欧洲的出现可能是气候变化和全球化传染病新模式出现的前兆。如果是这样，那么其他新发的热带疾病很可能成为北方国家的潜在威胁。1999年西尼罗河热第一次出现在纽约，这说明从一个洲传播至另一个洲和在新地区建立感染是多么容易。在纽约至少有60人感染西尼罗河热，并且有7人死于脑炎。至2001年，西尼罗河病毒出现在美国不同种类的蚊子、鸟类和哺乳动物中。北美西尼罗河热的分散使得科学家们很难统计这一现象。西尼罗河热说明了新发疾病相较于所谓的普通疾病，会引起更多注意并产生更多不安。例如，虽然圣路易脑炎较西尼罗河热有更高的致死率，但是它很少被媒体关注。西尼罗河热于1937年在乌干达的西尼罗河区域被首次鉴定。20世纪50年代，埃及西尼罗河热大暴发期间，科学家们在鸟类和蚊子上检测到该病毒。在北美首次出现之前，该病毒也曾出现在非洲、中东、欧洲部分地区、俄罗斯北部、东南亚和澳大利亚。

研究者认为，西尼罗河热可能仅是人类活动影响了帮助传播感染的蚊子、鸟类、啮齿动物和其他动物，从而扩大发生率和地理范围的感染性疾病的一个例子。冬季温暖多雨和夏季干旱有利于加速西尼罗河病毒传播至相关蚊子和蚊子中病毒的成熟。荒地和其他壁龛的破坏,助推了本土生物的灭绝和机会性生物的增加,如老鼠、乌鸦。乌鸦对西尼罗河病毒非常重要,因为它们能够将其传播至会叮咬人类的蚊子。

国际旅游和 SARS

外来动物(通常来自隔离区域内的野生动物)国际贸易的扩大,无论是作为食物还是动物,都为新疾病的出现创造了很多机会。一旦微生物从动物传播到人类,现代生活的许多因素能够促进其进一步传播。经呼吸道直接传播的疾病尤其可能经国际空运传播,2003 年鉴定的严重急性呼吸综合征(SARS)的快速传播便验证了这一点。2002 年,首个病例出现于中国南部。疾病传至中国香港和新加坡后,航运乘客将 SARS 病毒带至五大洲的 30 个国家。2003 年年中,SARS 感染了8 000 多人,造成约 900 人死亡。最初,科学家们猜测 SARS 病毒可能和麻疹病毒有关,但在电子显微镜下,病毒像引起普通感冒的冠状病毒。进一步研究证实,SARS是由以前未知的一种冠状病毒引起的。寻找该病毒的自然宿主时,研究者发现,中国城市活物市场售卖的猫样动物喜马拉雅果子狸带有 SARS 病毒。虽然 SARS 病毒也能感染老鼠、白鼬、猫、狐狸和猴子,但是中国菊头蝠可能是天然动物宿主。

SARS 事件表明,未知疾病的少量输入性病例即能引起迅速、广泛的流行。一项针对加拿大多伦多 SARS 暴发的研究谴责了医院感染控制不良使来自香港的一个病例转变成大暴发,造成超过 40 人死亡,其中包括一名医生和两名护士,并且引起安大略省大约 400 起 SARS 病例。患者几乎都是健康照护工作者。公共卫生机构认为,在受影响的国家进行强制性隔离有助于阻止潜在的灾难性流行。

流感:持续的大瘟疫

在艾滋病、SARS 和其他新发感染性疾病出现以前,许多科学家称流感为"持续的大瘟疫"。流感是具有高感染性的病毒性疾病,经常作为司空见惯的一年一度的麻烦事警报,当病毒的异常形式出现时能引起致死性的流行。病毒会引起许多外来的、威胁生命的疾病,在美国,每年发生的急性疾病约80%是由感冒和流感病毒引起的呼吸道感染。在普通年份,世界范围内流感病毒感染人数约为3 000万人至1.2亿人。流感及其并发症每年约造成100万人死亡,其中美国约36 000人,主要是老年人和免疫系统低下者。一方面,由于呼吸系统疾病易被误诊,许多归因于流感及其并发症的死亡病例也可能是由其他病原体引起的。另一方面,儿童流感经常被误诊为哮喘和肺炎(见图7.2)。

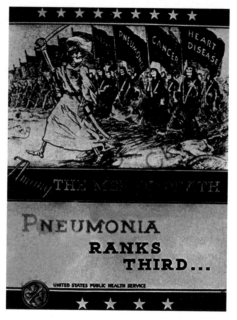

图7.2　20世纪30年代,一张美国卫生和公共服务部用来宣传感染性呼吸系统疾病(如在当时是常见死因之一的肺炎)危险的海报
资料来源:美国卫生和公共服务部,国立卫生研究院,国家医学图书馆

关于流感大暴发的描述曾出现在文学作品中,虽然该术语在15世纪才在意大利出现,但是与之相关的疾病却非常古老。流感似乎起源于亚洲,而后传播至非洲和欧洲。流感通常发生于温带每年最寒冷的月份,而在热带并不常见,且非季节性。在确定导致流感季节性暴发因素的过程中,科学家们发现,流感病毒传播随着空气温度和湿度而改变。流感病毒最有效的传播不是通过直接接触,而是通过呼吸道飞沫(其在干冷空气中非常稳定)。感冒病毒则相反,通常通过直接接触感染

的人或污染的表面而传播。

20 世纪的三次流感大流行中最严重的是 1918 年的一次流行,并伴随着第一次世界大战。一些研究者认为,病毒在 1916 年就已经出现,而战时保密工作可能掩盖了初始暴发的证据和其他流行情况。流感流行一般起源于中国,但 1918 年的流行可能开始于美国堪萨斯哈斯基尔县的猪场,已知最早的受害者是堪萨斯军营的军人。该病毒在美国和欧洲的军人中迅速传播。最终,高感染性和致死性病毒几乎传播至世界各个角落,加剧了战争的混乱。1918 年的流感传播如此之快可能因为全世界人对病毒几乎没有免疫力。不管起源于何处,流感病毒传播至欧洲后,成为了广为人知的西班牙流感。

1918 年,英国研究者试图鉴定流感的病原体,发现白鼬是很好的实验动物,因为感染的白鼬可以传播疾病而感染的老鼠不可以。人类受害者的无菌滤液能够使健康的白鼬生病,并且疾病能够从生病的白鼬传播至健康的白鼬。因此,流感病毒最初被分类为可滤过的、不可见的病毒病原体之一。然而,在那时,医学团体还不清楚年度的区域性流感暴发和临床类流感疾病的灾难性全球暴发之间的关系。许多无效的方案被提出,例如应用治疗其他疾病的疫苗、奎宁、可待因、吗啡、海洛因,甚至输血,以及试图通过使用纱布口罩、禁止握手、杀死被认为会传播疾病的流浪狗来预防疾病。

流行病学家认为,1918—1919 年的流感流行是人类历史上单一的最致死的感染性疾病大流行之一。人口统计学家估计,至少 20% 的全球人口感染上流感,所有病例的致死率约为 2.5%(普通流感暴发期间的病例致死率通常约为 0.1%)。虽然世界各地受害者的总数仍不确定,早期估计流感流行导致全球 2 000 万—4 000 万人死亡。最近的计算认为,死亡人数可能高至 5 000 万人至 1 亿人。美国有超过 2 500 万人被感染,约为人口的 1/4,其中死亡人数约为 67.5 万人。在阿拉斯加部分地区和太平洋岛屿,有超过一半的人口死亡。学者们继续修订流行的范围、影响和引起的死亡人数。因为存在不报道及误诊的情况,存活记录可能保守地估计了流行范围。许多国家缺少能力和意愿去检测和记录流行的影响。虽然不能保证精确,但不容怀疑的是,1918 流感流行是历史上有文字记录的最致死的流行事件之一。

在许多方面,1918 年大流行和其他流感流行的模式一样,但该病毒具有非常高的传染性,发病率和致死率也很高。在许多社区,25%—30%人口感染该疾病,许多病例迅速发展成致死性肺炎。15—45 岁健康人群的致死率异常高,这是该流行最惊人的特点之一。死亡通常是严重的呼吸道并发性感染的结果。许多以前健康的成人,无论曾是军人还是市民,都会在 24 小时生病甚至死亡,包括因肺里产生的液体而窒息。1918 年大流行期间,老年患者的死亡率相对较低。

一些流感病毒能侵袭深部肺组织细胞以及普通季节性流感病毒侵袭的上呼吸道细胞,所以特别危险,这是 1918 年流感病毒最明确的致死性特征之一。在检测流感受害者的肺部时,病理学家发现了严重的异常损伤,包括大量出血和积液、深部肺组织的破坏。除了能侵犯肺部组织,病毒似乎还引起了免疫系统大规模的抑制反应。虽然病理学家未能解释为什么病毒在健康的年轻人中毒力更强,但现在科学家们认为,年轻人活跃的免疫反应加剧了他们肺部组织纤弱结构受到的破坏。

直至 20 世纪 30 年代,科学家们才确定引起流感的病原体。自此以后,流感病毒的研究便非常详尽。1933 年,病毒学家们分离和培养出了人流感病毒:一种球形病毒,带有血细胞凝集素(H)和神经氨酸酶(N)蛋白组成的刺突。病毒的遗传物质是由八个单链的 RNA 片段组成。流感病毒的异构体是,作为表面抗原的血细胞凝集素和神经氨酸酶的不同组合。血细胞凝集素黏附到宿主细胞表面受体(几乎都在呼吸道),以至于病毒能够进入细胞并且增殖。神经氨酸酶是一种能够通过破坏细胞膜帮助新的病毒颗粒从宿主细胞释放出来的酶(新释放出来的病毒能够在其他宿主细胞重复相同的进程)。血细胞凝集素是病毒抗原,能刺激宿主免疫系统产生抗体,从而干扰病毒与宿主细胞受体的结合,并防止再次感染同一种病毒。血细胞凝集素的这一重要作用使得流感的流行与血细胞凝集素基因的重大改变有关。编码血细胞凝集素和神经氨酸酶的基因的重配能够产生许多不同的流感病毒亚型。流感病毒表面蛋白的逐渐改变是每年流感流行再发的原因。基因改变使得新毒株能逃避针对以前流行病毒的抗体。20 世纪 50 年代早期,杰出的病毒学家和疫苗学家希勒曼(Maurice R. Hilleman)用一个遗传渐变模式来描述流感病毒进化的特征:随着时间发生的小改变,被称为 drift;流行的病毒亚型的大改变,被称为 shifts,可能伴随有异常的广泛流行,甚或是全国大流行。流感病毒流行毒株的微小改变几乎每年都会出现,而每十年左右,会出现产生重要毒株的大改变。当大改变发生时,全人类都是易感的,若新病毒是高传染性的,则会引起严重的大流行。一个大流行的发生,很可能伴随着带有重要血细胞凝集素蛋白和人群间传播能力的流感病毒的出现。

大流行流感病毒的起源尚不清楚,科学家们怀疑是突变事件的组合以及病毒与不同宿主物种(包括驯养的动物和迁移的鸟类)之间遗传物质的交换。因此,流行病学家们试图通过监控全世界的动物流感病毒,从而提前预测潜在的灾难性大流行。大流行的严重性取决于病毒的毒力和传染性以及人群的免疫水平(即所有人类产生的针对曾经所感染病毒抗原的抗体水平)。虽然科学家们知道,新病毒株是通过重配和突变出现的,但他们至今还不能预测新的流行流感株出现的时间、方式以及重要毒株的毒力。

如果 1918 年流感病毒的基因组能够被分析出来,科学家们或许能够回答历史上大部分灾难性大流行中的许多问题。随着分子生物学技术的发展,科学家们意识到,将可能性的推测转换成现实是可能的。通过将保存的人类组织中的 1918 年流感病毒片段再生,分析其遗传物质,科学家们逐渐逼近了其高致死性的决定性因素。20 世纪 90 年代,科学家从保存的两个死于流感的美国军人的组织样品和埋葬在阿拉斯加州遥远乡村的因纽特女性的肺组织中拼凑出了 1918 年流感病毒的片段。根据这些零碎的材料,杰弗里·陶本伯杰(Jeffery Taubenberger)和他在军事病理研究所(AFIP)的同事复制、增殖和测序了 1918 年流感病毒基因组。这些研究使重构病毒和验证病毒起源与异常毒力的猜想成为可能。

陶本伯杰和他分子病理系的同事们首创了用高灵敏度技术来还原各机构收集的可追溯到内战的重要的生物样品中的遗传物质。基于这些研究的成功,陶本伯杰决定从保存的肺组织样品中寻找 1918 年病毒。陶本伯杰团队还原了病毒基因组的一个小片段,并使用 PCR 技术扩增他们的材料。1997 年的《自然》杂志首次报道了这项工作。尽管病毒组装进展显著,陶本伯杰仍需要更多的材料去完成病毒基因组测序。病理学家约翰·哈尔丁(Johan Hultin)发现了其他病毒材料来源。20 世纪 50 年代,哈尔丁未能从埋葬在阿拉斯加永久冻土墓穴里的大量尸体成功还原不同流感病毒。学习了陶本伯杰的工作后,哈尔丁返回阿拉斯加,那时他能得到保存得很好的肺组织样品。

陶本伯杰团队花费近十年的时间去还原 1918 流感病毒的完整基因组。2005 年,致死的 1918 流感病毒鉴定的遗传序列发表,并且上传至迅速增长的基因组数据库,用于科学家们的分析。一旦知道全遗传序列,科学家们就能够重建 1918 年流感病毒。再生 1918 年病毒、检测其在小鼠身上的毒力等相关实验在高生物安全实验室开展。疾病控制和预防中心流感分支的微生物学家托伦斯·坦培(Terrence Tumpey)赞成再生 1918 年流感病毒,他认为明确导致病毒具有如此异常的致死性和感染性的因素是基本的一步。的确,破解 1918 年流感病毒基因组而后再生病毒堪比建造一个虚拟时间机器,1918 年病毒基因组和新近毒株基因组的比较为大流行流感病毒的起源和毒力提供了重要参考。

快速传播和严重疾病的结合提示,新发于 1918 年秋的流感株抗原性是异常的,并能够在人肺组织内快速增殖。基因组学分析认为,1918 年病毒的原始形式是禽流感,但病毒从鸟类转移到人类的方式还不清楚。科学家们希望通过寻找 20 世纪初的禽流感病毒样品来解开这个疑惑。为了确定 1918 年病毒是如何从鸟类转到人类的,陶本伯杰希望从自然历史博物馆保存的样品中寻找流感病毒的痕迹。

流感病毒不同株基因序列比对能够为以下提供参考:这些病毒如何适应新的宿主物种、在不同物种宿主上毒力的决定因素,以及流行株是如何出现的?了解影响毒力和传染性的遗传改变对预测潜伏流行株和设计阻止大流行的策略有重要价值。1918 年流感病毒的基因分析提示,不同通路参与了异常病毒引起的严重流行。其他流感病毒研究提示,1957 年和 1968 年大流行是由从禽流感病毒获得基因的人流感病毒引起的。然而,1918 年病毒不是通过结合禽流感和哺乳动物基因而获得毒力,其序列显示,禽流感病毒获得若干突变使得其在人群中具有高毒力和高传染性。这说明:普通禽流感病毒不需要与人流感病毒结合,能够通过一些突变变得对人类非常危险。然而,预测突变和遗传重配的后果非常困难,因为异常病毒的潜在毒力是宿主和病毒复杂相互作用的产物。

猪流感的困境

为流感大流行做计划是非常困难的,这在 1976 年得以验证。当时,流行病学家们看到了新的流感强毒株带来的令人不安的迹象。发生在新泽西州迪克斯堡军人间的几例毒力较强的流感病例引起了大范围疫苗接种运动。病毒学家们从一个死于流感并发肺炎的军人身上分离出新的流感病毒，后被称为猪流感。这些前期发现立即引起了人们对可能发生另一个1918年大流行的担心。流行病学家、公共卫生专家和记者提醒，猪流感可能具有与引起1918年流感大流行的病毒一样的传染性和致死性。媒体报道引起了大范围的恐惧，人们处于歇斯底里的边缘。

为应对不断增长的恐惧，杰拉尔德·鲁道夫·福特（Gerald R.Ford）总统支持了一项针对所有美国人的免疫运动。一些医学专家则敦促实施更多的保护措施，即储存疫苗和开始大范围免疫（若流行可能即将来临）。为新病毒制造安全有效的疫苗被证明比预期中更困难。为鼓励药厂生产和出售猪流感疫苗，联邦政府同意为疫苗副作用承担责任。但是，当在同一个诊所接种的3个老年人死亡后，许多州决定终止他们的免疫运动，即使调查事实显示死亡和疫苗并没有关系。又因媒体对一种出现在接种人群的极少见的被称为吉兰-巴雷（Guillain-Barre）综合征的麻痹病的报道，人们对疫苗的恐惧不久便超过了对疾病本身的恐惧。在接种的4 800万美国人中，出现约500例吉兰-巴雷综合征。统计学家们对是不是疫苗导致了部分或全部病例存在疑问，但免疫运动的公信力已经被完全破坏。随着猪流感的惨败，制止致死性大流行的雄心勃勃的计划逐渐转变为媒体所关注的内容。

流感专家埃德温·D.基尔伯恩（Edwin D.Kilbourne）称，没有流行但拥有疫苗总好过没有疫苗的流行，但接种项目的失败对处理传染性疾病和保护性疫苗的公共卫生项目产生了严重影响。猪流感疫苗项目展现了疫苗相关并发症和意外死亡事故是如何引起媒体的狂热，使得关于风险和收益的理性讨论黯然失色。公共卫生官员指出，所有的医疗介入永远伴随着一定程度的风险。此外，当大量人群接种时，一些不相关的死亡和疾病会不可避免地发生在该人群。在诉讼流行的现代社会，这样的事件不可避免地会导致诉讼。除了因没有成真的猪流感大流行而大量诉讼政府，提起诉讼的那些人声称疫苗引起了吉兰-巴雷综合征、多发性硬化、心脏病、中风、风湿性关节炎、阳痿、昏厥和其他副作用。后来研究显示，吉兰-巴雷综合征和疫苗之间的关系也是不存在的。

即使像1918年流感病毒一样具有高致病性和传染性的病毒出现在21世纪，

其影响也可能会因保护性疫苗、抗病毒药物和症状并发症管理的发展而被削弱。然而，专家们预测，在不远的将来，流感大流行将会导致数百万人死亡。疾病控制和预防中心最坏的预测认为，堪比1918年的大流行到时会感染1/3的人口，丧失40％的劳动力，并导致200万美国人死亡。没有保护性疫苗，医院将被照顾大量重症患者的重担压倒。然而，相比1918年的医药水平，抗病毒药、用于继发性细菌性肺炎的抗生素和呼吸机则有利于疾病的治疗。现代治疗方法和支持性技术在理论上能够降低死亡数，但许多专家认为，即便最富有的国家也不能为严重的大流行做好充足的准备。尽管有国际流感监控系统，疫苗生产依旧会太少和太迟。虽然医疗介入能够削弱致死性流感病毒在有合适资源区域的影响，但在被感染个体意识到他们生病之前，现代交通为病毒散播到全世界提供了前所未有的机会。空运对流感传播有重大促进作用，但建立和执行航空管制和国际检疫措施将明显产生重大的经济和社会影响，会和古老的检疫规则一样不受欢迎，可能会是无用的。

21世纪的禽流感

当2003年出现一个新的致死性禽流感毒株A（H5N1）时，流行病学家提出对该病毒可能引起下一次流感大流行的担心。尽管试图通过杀死鸡、鸭、火鸡和野生鸟类来控制病毒，但是H5N1流感大暴发相继发生于中国、越南、柬埔寨、印度尼西亚、泰国、埃及、尼日利亚、土耳其。基因检测提示，H5N1禽流感起源于中国南部的广东省，以前流行的流感株和SARS的发源地。流行病学家认为，中国南部的鱼类养殖系统在异常流感病毒的出现中承担着重要角色。水鸟是流感病毒的自然宿主，传统中国鱼类养殖将鸭、鱼、猪、人和各种微生物群聚集在一起。如果若干病毒株能够感染一种动物，遗传重组的机会便大大增加。侵袭传统鱼池的野鸭和其他水鸟可视为流感病毒的"伤寒玛丽"，当病毒在它们肠内增殖，感染的鸟类仍然健康并能飞很长距离。正如流行病学家们经常指出的，死鸟不飞。当野鸟迁移时，它们排泄流感病毒至其他鸟类同样需要的湖泊和湿地。禽流感病毒也通过鸡的国际贸易传播，成功地将家养鸡转变成一种国际候鸟。

H5N1禽流感病毒明确对人类有高致死性，但几乎所有的病例都涉及持久、亲密接触感染的鸡,该病极少在人与人之间传播。大部分人类死亡病例发生在越南、埃及、中国和泰国。约60%被诊断为禽流感的人死亡。尸检显示,他们的肺组织像1918年流感病毒受害者一样严重受损。据世界卫生组织报道,2003年至2008年间,世界范围内至少有357人感染禽流感,其中224人死亡,但因为报道不充分,真正的数量可能更大。在检测到H5N1大暴发的国家,公共卫生官员提倡杀死家禽、对人群接种和使用抗病毒药物。这个策略的目标是阻止可能会发生在带有混合感染的人群中的人类和禽流感病毒基因间的交换。H5N1流感病毒能够通过一系列突变和人流感病毒重组发展出一个新感染株。高感染性人流感病毒感染上呼吸道细胞,并通过咳嗽和喷嚏有效传播,但禽流感H5N1可结合至人呼吸道深部分支的细胞受体。考虑流感病毒经常发生突变和重组,病毒学家和公共卫生官员认为监控H5N1和其他流感病毒的流行非常重要。

2005年,世界卫生组织称禽流感为世界最大的公共卫生威胁。禽流感大流行死亡总数的预测范围从最低200万人到高达2.6亿人,但流行病学家们通常认为,如果病毒获得人传人的能力,很难想象禽流感大流行的致死性会有多高。虽然公共卫生机构和医生可能对控制和治疗1918年的流感无能为力,但在20世纪末,医学技术和抗病毒药物的发展为削弱潜在灾难性大流行的影响提供了可能性。然而,控制主要的大流行需要国际合作,并调动贫穷国家没有而富裕国家通常忽略的资源。

第八章　　生物武器与生物恐怖主义

在 19 世纪晚期微生物学发展之前很久，人类已经尝试着用致死性疾病和毒素作为战争和征服敌人的武器。这时候使用的手段，或者针对性不是很强，或者也许是无效的，手段从祈求神灵降临瘟疫，用动物尸体污染水井，到引诱敌人的军队进入充满毒气的沼泽。很多人相信欧洲人是故意用天花作为武器对抗印第安人的。科学和技术的进步使得危险的病原体和毒素的辨认成为可能，并使得这些病原体和毒素能够被大量生产，甚至这些病原体和毒素被用于武器和传播的生物制剂中。生物战争的叫嚣是宣传战中非常有力的组成部分，至少部分是由于直到最近，辨认疾病的暴发是战争和社会混乱的自然后果还是有目的的生物攻击的结果是困难的。经常被考虑当作潜在的生物武器的是传染病病原体，包括那些致死率高的传染病，如炭疽病、天花、瘟疫、兔热病、出血热、肉毒杆菌以及一些使人感觉无力但不至于死亡的病原体。

第一次世界大战化学武器的使用产生的恐怖，导致了 1925 年《禁止在战争中使用窒息性、有毒性或其他气体和细菌作战方法的日内瓦议定书》，然而，许多议定书签署国仍然在进行生物武器的研究项目。1969 年，国际社会对于生物武器危险性的恐惧再次复苏，使得联合国通过了一个决议，禁止发展、生产和储存生物武器。对于生物战争潜在后果的分析使得联合国大会在 1972 年通过了《禁止发展、生产、储存细菌（生物）及毒气武器和销毁此种武器公约》。虽然该《公约》得到许多国家的签署，然而在很大程度上它对于秘密研究和发展生物武器的国家没有太大的强制力。

在美国，从 1942 年到 1969 年，主要的生物武器项目的发展，很大程度上是对在第二次世界大战中德国会对英国使用生物武器的反应。20 世纪 40 和 50 年代，生产各种病原体的设施，包括炭疽和布鲁氏菌病，在一些州建立起来，如阿肯色州、印第安纳州、密西西比州、马里兰州、犹他州。其中马里兰州的底特里克营（后来是底特里克堡）以研究和发展生物武器而著名。底特里克堡的研究人员在潜在的细菌武器研究方面有了开创性的发现，他们确定了大约 50 种可以被用来作为细菌战的病原体和毒素。生物武器的研究人员选择了那些可以杀死人与牲畜，或者使人与牲畜丧失能力的细菌和毒素，包括炭疽病、脑炎、黄热病、肉毒杆菌进行研究，也挑选仅仅可以毁坏庄稼如土豆、小麦和水稻的真菌或者枯萎病进行研究。军方的官员争辩说，这类工作主要是防御性质的，因为这可以促进疫苗的发展，从而保护军队免受美国敌人的生物武器的危害。然而，可以被用作炸弹的重要的生物武器的发展也同样令人感兴趣。截至 1970 年，美国军队拥有的生物武器库里致死性的或者失能性的微生物有炭疽、兔热病、布鲁氏菌、昆士兰热、委内瑞拉马脑炎，以及致死性的和失能性的毒素包括肉毒杆菌和葡萄球菌肠毒素 B。这些病菌和毒素被保存在派恩布拉夫武器库中冷藏的地堡和箱体内。在理想状态下，作为武器的病原体应该以惰性的粉末状存储，然而干燥的过程通常是十分困难和危险的。因此，大多数微生物需要冷藏保存，因为它们在干燥的过程中不能存活，而且在研究生物武器的过程中，观察者对可以冷藏的地堡最为青睐。

除了收集病原体与毒素外，生物武器的研究者对能够使大量人群遭受生物病原体攻击的最有效的手段也感兴趣。从 1949 年到 1969 年，作为实验项目的一部分，生物武器的研究人员在美国境内人口稠密地区进行了数百次实验。一般而言，被认为是无害的枯草杆菌或者灵杆菌通常被用来进行这些地方的病原体实验，然而，最近的研究却显示了灵杆菌对易感人群可能引起致命的感染。枯草杆菌或者灵杆菌从汽车、轮船或者飞机中被抛洒，在被选中的建筑物中通过通风管道扩散，或者被抛洒在地铁站内。1950 年加州旧金山市的实验报告显示，人们遭受了由灵杆菌引起的不明感染。这些报告直到 20 世纪 70 年代才公之于众，当时一些调查记者对 50 年代的细菌试验中的人们可能遭受的损害提出了质疑。

美国细菌战的研究人员同样也收集了日本科学家研究生物病原体方面的应用

与发展等信息,这些科学家服务于20世纪30年代日本帝国的军队。美国历史学家、《死亡工厂:日本的生物战(1932—1945)和美国的遮掩》(1994)一书的作者谢尔登·哈里斯(Sheldon H. Harris)指出:日本生物武器项目的领导者在对华战争中进行了人体实验,并使用了生物武器。根据中国官方统计,日本军国主义在华占领期间,从1932年到二战结束,生物武器的使用导致了超过250 000人死亡。2002年之前,日本政府一直否认使用过生物武器,而在2002年日本法庭承认日本军队曾经使用过生物武器来对待平民与囚犯,包括在中国有意扩散感染了瘟疫的跳蚤和老鼠。证据显示了存在代号为731的部队,这是最大的和最臭名昭著的日本生物武器研究中心。

日本法庭承认了731部队对中国原告造成了极大的损害,但是拒绝通过法律途径进行赔偿。731部队大约有3 000名科学家和技术人员,受北野政次和石井四郎的直接领导。囚犯被用于炭疽、霍乱、腹股沟腺炎、鼻疽病、痢疾、天花、伤寒、斑疹伤寒症以及其他疾病的病原体实验。所有的实验对象,多达10 000至12 000的囚犯死于或者在实验过程中被杀害。北野政次、石井四郎和其他参与者在1946年受到美军羁押,他们掌握的研究信息被当作了免于战犯起诉的条件。美国科学家于1943年在马里兰州弗雷德里克开始研究自己的生物武器,这些科学家对石井四郎和其他日本科学家的研究成果非常感兴趣。

按照官方说法,当尼克松总统宣布军队进攻性的生物武器项目被行政命令废止时,美国在1969年宣布放弃使用生物武器去杀害或者致残民众。尼克松作出这一决定的动机是不清楚的和引起争论的,可能是总统和他的顾问们被说服,认为常规性武器的先进性使得化学和生物武器变得不那么必需了,而且后者会引起道德和伦理的谴责。一个更为讽刺的解释是,尼克松是为了向其他国家传递一个欺骗性的信息,即对于军队来说,使用化学和生物武器的后果是不可预测和不可靠的。放弃进攻性的生物武器实际上不意味着终止此类武器的研究,因为在所谓进攻性和防御性的生物武器之间的区别是很小的,研究潜在的生物武器和发展防御性医学措施是美国陆军传染病医学研究所(USAMRIID)的任务,在弗雷德里克的陆军生物实验室于20世纪70年代成为官方的研究机构。

生物武器一向被叫作不幸人类的"原子弹",但是即使是拥有核武器的国家,也在第二次世界大战后建立起生物武器的研究项目。尽管在第二次世界大战期间及之后,大量的细菌武器被研究和开发,然而大多数军事专家还是青睐于常规武器,而对细菌武器抱着怀疑态度。特别是与大规模毁灭性武器相比较,生物体——细菌、病毒以及毒素是非常难于控制的。包括在炸弹、喷雾器、气雾器等中的生物病原体在使用过程中不能够识别国境线,有可能会伤到自己人。生物病原体会伤到使用者一方,这就使控制它们变得非常困难,那些研究、发展和部署生物武器的人会冒着很大的风险。虽然这些问题可能会阻止生物武器进入常规武器行列,然而,它们不太可能会阻止那些进行自杀式袭击的恐怖主义者。一个活着的武器是天然的、不可靠的、不可预测以及不可控制的,但是在生物恐怖主义者的目标中仍然是一个极好的使用者。

军事规划专家普遍认为军队高层对使用生化武器不感兴趣,如果他们拥有了核武器的话,相比之下,无国籍的恐怖分子和流氓国家可能认为生物武器是一种可行的、廉价的可替代常规武器的武器。退一步讲,即使生物武器在一次军事冲突中没有发挥出效果也没关系,因为一种致命的、外来的疾病的暴发可能会导致平民的恐慌。潜在的生物恐怖分子可以获得多种病原体,并用这些病原体直接对付民众,或者污染食物和水的供应、破坏环境,以及扰乱工业各个领域。许多病原体可以在自然界中发现,也可以从学校实验室、医药公司或农业公司轻易获得,这些微生物可能引起对于现代医生来说也不熟悉的疾病,从而延误对第一批感染这类疾病的受害者进行正确地诊断。随着更多的病例出现,卫生保健系统将不堪重负,隔离和照顾病人的任务会拖垮卫生保健系统;净化被生物病原体感染的地区;如果可能的话,使用疫苗;处理恐慌、混乱和错误的信息,所有这些措施都曾经被应用于历史上意外和蓄意使用炭疽孢子的实例。

生物武器专家通常认为炭疽是理想的生物武器。美国在 2001 年发生了一起通过发送含有炭疽信封的简单的运送病毒的事件,在此危机之前,生物武器被普遍认为必须要借助于气雾弹、炸弹以及其他传统的军事设施才能使用。与军事规划者不同,恐怖主义集团试图利用非常简单的方法传播生物病原体,因为他们的目标是制造恐慌,而不是赢得一场军事胜利。例如,1984 年,拉杰尼希邪教成员用沙门氏菌污染了俄勒冈餐厅的沙拉。据这些人宣称,他们的目标是要在俄勒冈的安蒂洛影响地方选举,此事件结果造成大约 800 人生病,有些人严重到需要住院治疗,但无死亡病例。后来的报道把这个事件称作在美国本土发生的第一次生物恐怖主义袭击,但是这一事件并没有被媒体大量关注。相比之下,炭疽信件引发了媒体广泛的关注和报道,并引起了恐慌,这表明在"9·11"世贸中心和五角大楼发生恐怖袭击之后,在紧张的气氛中恐怖主义的威胁显示了力量。在对新兴疾病的研究中,2001 年的炭疽袭击提供了一个可以被称为"故意出现的疾病"的例子,也就是说,作为生物武器的病原体可以引起疾病暴发。这个类别包括众所周知的病原体,如炭疽菌以及实验室中早先未知的微生物或病原体,人们可以通过控制基因因素或药物的抗药性来操控这些病原体。

第一批包含着炭疽的信件在"9·11"恐怖袭击之后的仅仅一周就被寄出了,由于这批信件寄给了几家报纸、电视记者和两名美国参议员,这些炭疽感染发生在佛罗里达州、纽约、华盛顿特区和新泽西,至少 22 人被感染,11 人吸入致命性的炭疽,5 人死亡。除了那些打开包含炭疽孢子的信件的人的危险之外,还有其他信件、邮局设备、邮箱的交叉污染,以及由此产生的不可预测的炭疽袍子扩散的模式,邮局中的这些机械装置能使炭疽孢子互相交叉污染,而气流则以不可预测的方式将袍子分散开来。

在努力应对 2001 年的炭疽热袭击后,美国疾病控制与预防中心建议加强联邦、州和地区的公共卫生基础设施,对不常见的疾病暴发进行监控和交流。这些政策将加强国家的应对自然传播的疾病的能力,如流感和 SARS,以及潜在的生物恐怖袭击,然而,流行病学家发现很难说服政府官员将生物恐怖主义视为一个公共健康问题,而不是类似于爆炸或火灾一样的灾难。

在炭疽信件危机暴发的时候,美国医学界对炭疽热,尤其是吸入性炭疽病的经验非常少,而炭疽病通常被认为是致命的。许多被认为有感染危险的人服用了环丙沙星、广谱口服氟喹诺酮,或多西环素,一种属于四环素类型的药物。然而,传染病专家担心,对大量不太可能感染炭疽的人进行这类治疗,会提高人们对环丙沙星的耐药性。炭疽热引发的恐慌使美国邮政系统瘫痪了好几个月,并对肇事者进行了深入调查。

首先,调查人员推测,这个寄送包含炭疽信件的人可能偷了旧实验室的炭疽粉样本。然而,科学家们很快就断定,这些信件中的炭疽粉可能是在过去两年内制造出来的。这表明,行凶者可能正在一个现代微生物实验室里工作,或者有机会进入这样一个现代微生物实验室。不幸的是,这类人有数百甚至数千人之多,包括与联邦调查局(FBI)合作的生物防御专家。这些信件中使用的炭疽杆菌被鉴定为埃姆斯类菌株,在许多美国生物防御研究实验室中都可以找到。成功测序的炭疽杆菌,以及对基因不同亚型的鉴定,对于确定炭疽热信中所用材料的来源至关重要。这些研究还提供了基因因素的线索,这些基因因素决定了芽孢杆菌不同菌株的毒力。

在排除了外国恐怖分子之后,联邦调查局的调查人员将他们的注意力转移到了在美国进行生物防御设施的科学家身上。斯特芬·哈特菲尔博士(Steven J.Hatfill)是美国联邦调查局调查的焦点,他曾在美国生物防御计划基地工作过,但尽管调查人员四年来一直密切关注着他的一举一动,他却并未被指控犯有任何罪行。尽管哈特菲尔博士坚称他没有参与炭疽的袭击,但媒体还是广泛报道了他的背景信息。哈特菲尔博士起诉了几位记者,包括纽约时报的专栏作家尼古拉斯·克里斯托弗(Nicholas D.Kristof),指控《纽约时报》和司法部诽谤他的名誉。2006年12月,《纽约时报》向一名联邦法官提交了一项动议,要求驳回哈特菲尔的诉讼,因哈特菲尔在他的公开评论中提到了有关炭疽热的调查,因此,哈特菲尔无法证明他曾被克里斯托弗所诽谤,也无法证明在克里斯托弗的专栏中所展示的是"真实的恶意",即适用于诽谤公众人物的法律标准。尽管哈特菲尔对克里斯托弗和《纽约时报》的诉讼被驳回,但是,当一个新的嫌疑犯出现时,克里斯托弗公开向哈特菲尔进行了道歉。2008年,美国司法部还了哈特菲尔的清白,并且批准了哈特菲尔的诉求,为他向政府提起诉讼,最终哈特菲尔获得了460万美元的和解金。

2008年7月29日,一位名叫布鲁斯·埃文斯(Bruce E.Ivins)的微生物学家帮助开发了一种有争议的炭疽疫苗,用于美国士兵接种疫苗,他在得知联邦检察官准备起诉他是2001年炭疽热袭击案主要嫌疑人后自杀身亡。美国司法部和联邦调查局宣布,他们的主要嫌疑人已经死亡,他们认为该案件基本上已经结束了。埃文斯是美国陆军传染病医学研究所的一名研究员,并且在那里工作了20多年,尤其是埃文斯被认为是研究炭疽热的专家,而联邦调查局已经向他提交了2001年炭疽热制剂的样本进行分析。尽管美国联邦调查局(FBI)官员们认为这些证据证明了埃文斯是唯一要对炭疽攻击负责的嫌疑犯,但怀疑论者认为这些证据是间接的,并要求进行更详细和客观的调查。埃文斯的朋友们和同事们以为,政府的特工们为了结束长期的、令人尴尬的、毫无结果的调查而寻找埃文斯做替罪羊,这导致了埃文斯的自杀。参议员帕特里克·莱希(Patrick J.Leahy)是参议院司法委员会的主席,也是炭疽信件的目标之一,他是持怀疑态度的人们其中的一个,他们不相信,即使埃文斯参与了炭疽袭击,他也不会是单独行动的。

因此,到 2008 年 9 月许多关于炭疽病毒攻击者的身份和动机的问题仍未得到解决,联邦调查局同意允许美国国家科学院(NAS)独立开展对炭疽热袭击的所有可以得到的科学证据的调查,享有声望的美国国家科学院是联邦政府关于科学和技术问题的官方顾问。根据美国国家科学院官方的说法,调查将非常昂贵和耗时。

炭疽孢子作为生物恐怖主义的一种媒介,导致了对炭疽杆菌的生物学和病理学的兴趣,以及限制对致命微生物接触的法律。2003 年,科学家们对炭疽杆菌的基因组进行了测序,尽管微生物学家们希望对炭疽杆菌基因组的研究能够带来更有效的治疗药物和研制预防疫苗,但这些信息同样也可以用来制造更致命的、耐抗生素的、转基因的炭疽杆菌。

在分析炭疽孢子、把它武器化或有意释放炭疽孢子的地方有着持续的污染,这表明要找到储存和保护生物武器的实际方法是很困难的。在第二次世界大战期间,在苏格兰海岸附近的一个岛屿上进行了生物武器的试验,其中就有用来把炭疽孢子武器化的实验,严重污染了格鲁伊纳岛,当测试结束时,工人们试图去净化海岛失败后,放火烧掉了小岛。1990 年,在这一污染地区被甲醛浸透 4 年后,英国的"炭疽海岛"终于被宣布为是安全的。另一个臭名昭著的试验炭疽武器的基地是在咸海的复兴岛,这个岛是生化武器的实验基地,是苏联大规模生物武器研究计划的基地。

细菌战实验室发生的事故报告,通常涉及由于人为失误和疏忽而被感染的工人,但生物战的研究设施使周围地区都处于危险之中,天花和炭疽病的暴发与在苏联运行的生物战的设施有关。历史上最糟糕的吸入炭疽的事件,也被称为"生物切尔诺贝利"(1986 年发生在乌克兰的核电站事故),其最终原因是维修工人未能在位于俄罗斯的斯维德洛夫斯克附近的细菌战设施中成功地更换一个关键的空气过滤器所导致的。为了掩盖疫情的源头,苏联当局声称,那些感染了炭疽菌的人们,是由于食用了未经检验的黑市上的肉引起的。自 20 世纪初以来,人们就知道了炭疽病存在于牲畜中,然而毫无疑问,1979 年斯维德洛夫斯克炭疽热暴发的源头,是一个正在进行生物武器研究的军事设施。尽管苏联官员试图掩盖这场灾难的严重程度,但在苏联国境以外的报纸上有关于数百人甚至数千人死亡的流言。

详细的流行病学调查最终显示,此次事件人们在吸入炭疽后,造成至少 66 人死亡,11 人幸存。幸存者显然皮肤上沾有炭疽。医院记录显示,感染炭疽的患者被给予了抗生素、支持性治疗和人工呼吸机。死亡通常发生在家中或住院几天内,然而幸存者通常也要接受至少 3 周的治疗。据报道,在斯维德洛夫斯克地区附近的绵羊和牛中也发现有炭疽热,许多农民给羊接种了疫苗。最初当地的一个紧急状态委员会对公共卫生措施进行了指导,包括对家庭的消毒、对狗和牲畜的灭杀、对病人的隔离,以及一个自愿的免疫计划。据当地公共卫生官员称,大约 80% 的高危人群接种了疫苗。

1991 年年底,苏联解体后,俄罗斯领导人承认,斯维德洛夫斯克疫情是在研制炭疽武器时发生意外,导致炭疽病毒扩散引起的。由俄国和美国科学家组成的团队对斯维德洛夫斯克疫情进行了研究,结果表明最重要的是,如何定义和鉴别最致命的炭疽,也就是说,吸入炭疽和胃肠炭疽的临床表现方面很重要。与普遍认为人类炭疽病不具有传染性的观点一致,在疫情暴发期间没有证据显示人与人之间的传染。在研究 1979 年炭疽病暴发时所获得的信息,对科学家应对 2001 年炭疽病危机是有价值的,因为在医学文献中,发生在人类中的炭疽病,尤其是关于吸入性炭疽的数据是非常有限的。医生通常认为炭疽病的潜伏期为 2 天至 6 天;然而,斯维德洛夫斯克疫情的数据显示,致命病例的潜伏期通常为 9 天到 10 天,也有可能长达 43 天。科学家通过对非人类灵长类动物的实验表明,炭疽孢子可以在肺中存活数周,然后随着孢子数量的增加,潜伏期缩短。

20 世纪 90 年代的几个因素引起了人们对生物武器和生物恐怖主义潜在威胁的关注。在一般公众、流行书籍,例如肯·阿利伯克(Ken Alibek)的自传《生物危害》(1999)和理查德·普雷斯顿(Richard Preston)的小说《眼镜蛇事件》(1997)中描述的事情,提高了人们对生物武器的警惕性,尤其是利用分子生物学工具创造出更多致命药剂可能性的认识。1992年,苏联生物武器计划生物修复第一副主任肯·阿利贝克叛逃到美国,阿利贝克是一名内科医生和微生物学家,他为苏联发展大规模的生物武器提供了很多有见地的设想。

对于美国军方和政治领袖来说,情报机构的有关伊拉克生物武器计划的报告,是发动第一次波斯湾战争(1990—1991)的主要忧虑。调查人员调查了伊拉克政府对潜在的生物武器病原体的研究,包括炭疽杆菌、伤寒沙门氏菌和肉毒杆菌毒素。战争结束后,调查人员确定在伊拉克的实验室中发现的病原体是从弗吉尼亚的美国模式培养物集存库(ATCC)和巴黎的巴斯德研究所获得的。ATCC和巴斯德研究所的发言人说,他们所有的货物出口都是合法的,因为买方声称这些生物制剂将被用于研究和医疗目的。战争结束后,美国、法国和其他西方国家对生物材料的运输实行了严格的限制,并且世界各国的政府都试图控制各种各样的生物制品,也就是说,一切对人类、粮食作物和驯养动物有威胁的细菌或者毒素,都要在政府的控制之下。这时在科学家和情报官员之间就产生了很深的分歧,到底应不应该在国家安全的名义下隐藏科学研究的信息。科学家认为过度的限制会抑制研究,而且并不一定会阻止生物恐怖分子获得危险的病原体,在天然水库中也存在着致死的病原体,如埃博拉病毒、炭疽孢子和鼠疫杆菌。

1999年,约翰·霍普金斯大学民间生物防御中心联合美国卫生和公共服务部、美国传染病协会和美国微生物学会主办了一场会议,敦促人们做好准备应对可能发生的生物恐怖主义袭击。科学家们承认,分子生物学和生物技术的进步增加了制造更多危险病原体的可能性,因为用于研究致病基因和抗生素耐药性的方法,也可能被用来制造更致命的微生物,这种方法正变得越来越强大。例如,在2002年完成的脊髓灰质炎病毒的合成花了3年时间,在之后的一年时间里,科学家们仅在3周时间就研制出一种类似的病毒。科学家们越来越能够识别、分离和合成在大多数微生物中存在的毒素,作为一个证明,就是科学家们重组了引起1918年流感病毒的基因。许多致病性病毒和细菌的基因测定都可以通过互联网和科学期刊获得,正如2001年包含着炭疽的信所显示的那样,一个致力于生物防御研究项目的科学家,可以使用简单甚至粗糙的方法来分散致命的病原体。如果这样的科学家加入恐怖分子的阵营,那么病原体就可能被转化为大规模杀伤性武器。可以进入现代实验室的生物恐怖分子,也许可以利用关于疾病和细菌的分子生物学的信息,制造出新的更加耐药的基因、毒素,以及现有微生物的毒素基因。当然,基因操作的结果并不总是可以预测的。例如,在2001年修改了鼠痘病毒的科学家们正在调查可能使用传染性微生物来控制害虫的方法,但是这种改良的病毒导致了小鼠免疫系统的彻底崩溃。

对生物武器未来发展的预测也变得复杂起来,因为人们越来越认识到,已知的致病因子只是复杂微生物世界的一个很小的组成部分,对新出现的疾病的研究表明,破坏自然生态系统,可能会导致诸如猿获得性免疫缺陷综合征和羊痒疫的朊粒转化为致命的人类病原体。

第九章　　传染媒介与新观念：从慢性病到微生物群

微生物与慢性疾病

　　早在19世纪，科学家们就在科赫假说的基础上建立了病原微生物和传染病之间的关系，但因为科学家们找不到实验动物，并且疾病的发生通常涉及长时间内多种因素的交互作用，所以它们之间的因果关系很难得到证明。例如在疾病的发生过程中，复杂的遗传、饮食和环境因素可能与初始传染一样重要。因此，猜想微生物与慢性疾病之间存在一定关系的科学家们通常会发现他们很难甚至不可能提供一个缜密的证据。

　　和慢性疾病的发生有关的微生物可能在病人从疾病的急性期恢复后就被消灭，但最初的感染可能会引发一系列的后果，造成永久性的伤害，如链球菌感染诱发的风湿性心脏病。一些研究者猜测，一些精神类疾病也和某些传染源之间存在关联，例如精神分裂症、双相情感障碍和强迫症。曾被链球菌感染（如患链球菌咽喉炎）的孩子可能会突发强迫症。如果微生物仍在体内，但处于潜伏状态时，它们可能会逃脱检测。鉴定和确认慢性疾病的传染性病因是复杂的，它一方面受若干因素影响，如环境条件、遗传易感性和存活率的差异，另一方面又与多重感染引起的并发症有关。

　　流行病学研究表明，患有多种不同传染病的人可能会出现慢性病，例如同时患有疟疾和艾滋病，或丙型肝炎和血吸虫病。最近的医学研究表明，微生物感染和人类健康之间存在着微妙而复杂的关系，而这是之前的技术水平无法探测的。尽管慢性病与微生物存在关联的可能性普遍受到怀疑，但证明这种关系存在的证据仍在日益积累。随着检测和诊断技术的进步，人们发现甚至一些与微生物并没有典型关联的病症也可能受到传染源的影响。有关证据表明，传染源在溃疡、癌症和其他一直被认为与生活方式、衰老或遗传有关的慢性疾病的发展中发挥着作用。这创造了一个新的疾病种类，从某种意义上可以被看作一类新发现的传染病。然而，这些研究结果的广泛影响必须谨慎地解释，因为微生物是如此普遍，发现它们与各种慢性疾病有关可能只是巧合。例如常见的 EB 病毒在某些人身上似乎能引起慢性病，但在其他人身上却没有明显的急性或慢性症状。这样的结果可能意味着该病毒不会造成问题，所谓的关联可能是巧合，或是在感染中遗传因素、环境因素或年龄决定了疾病进程。

自从巴斯德和科赫建立了疾病的现代微生物理论，科学家们已经证明，微生物能够引起急性疾病、流行性疾病、伤口感染，但现在发现造成感染的微生物与某些慢性疾病有显著的关联，如胃肠溃疡和各种癌症。一些病原体可能会引发免疫反应，最终导致慢性炎症或自身免疫性疾病。在其他情况下，急性的、慢性的、潜伏的、复发性感染或混合感染可能会导致严重的慢性疾病。许多关于传染源和慢性疾病之间联系的理论仍然纯粹是推测的或饱受争议的，但是在先前被归咎于生活方式、基因和环境因素的疾病现在被怀疑是微生物所致。虽然没有证实，但微生物可能与一些慢性病和自身免疫性疾病的发病有关，如哮喘、溃疡、肾结石、Ⅰ型糖尿病、多发性硬化症、炎症性肠病、动脉粥样硬化和心脑血管疾病。一些研究人员认为，某些病毒上的抗原可能与宿主细胞的正常成分相似。这种所谓的分子拟态可能造成免疫系统攻击自身组织，导致慢性病和自身免疫性疾病。

证明微生物是慢性病发展的诱因，将对临床和公众健康产生重大影响。慢性病，如心脏病、癌症、中风、慢性阻塞性肺病、糖尿病和老年痴呆症，是当今美国疾病和死亡的主要原因。如果确实是微生物导致或诱发上述的某些疾病，那么发现任何一个防止或缓解疾病进程的手段都将会产生深远的影响，以往那些难治疗的慢性疾病可能被抗生素、抗病毒药物或疫苗所治愈。如果微生物正处于潜伏期，或者如果一种疾病是由新的或罕见的病原体引起的，那么传统的检测和分离微生物的方法可能是不奏效的。

新的技术使科学家们研究传染源与人类疾病之间的关系从原来的不可能变为可能。传统医学微生物学无法建立微生物与慢性疾病之间的关系，因为一些证据的获得可能要依赖于分子生物学、基因组学和生物技术产生的新的分析工具与方法。基因组学、蛋白质组学和基因芯片技术等一些新的方法学让科学家可以根据核糖体 RNA 序列其他分子特性对细菌进行分类。这样的研究已经揭示先前未知的微生物多样性，包括那些使用传统的培养方法不能培养或分离的病原体。科学家们不再是通过培养微生物来判断病原体，而是寻找分子标记，即以序列为基础的分子生物学方法，它可以检测到病原体或受害者的免疫反应。

自 20 世纪 80 年代以来，出现了许多严格的证明，证实了传染源和一些特殊的慢性疾病之间的关系，例如幽门螺杆菌与胃溃疡、人类乳头瘤病毒与宫颈癌、肝炎病毒和肝癌等等。幽门螺杆菌已经被发现与许多疾病有关联，包括胃炎、胃溃疡、胃及十二指肠恶性肿瘤（胃癌）和某些类型的淋巴瘤。人们怀疑传染和慢性病之间还存在着其他联系，但还没有得到证实。例如，人们接触到病原体的年龄可能决定从感染到发病的时间长短和疾病的严重程度，如乙型肝炎病毒和慢性并发症的案例。当能够寻找到证据证明特定微生物可能导致某种慢性疾病时，应该取缔那些无效的治疗并鼓励适当的使用抗生素或预防疫苗。然而，如果对慢性病的恐惧导致抗生素和其他药物的大量滥用，耐药性微生物菌株出现的风险可能会超过预防所带来的收益，而这个收益我们目前仍旧是不确定的。

传染源、慢性疾病与癌症

研究人员猜测，一些病毒可能与人类细胞的细微变化有关，而这些变化则导致了慢性疾病。疱疹病毒是臭名昭著的疱疹病毒科的成员，它已被发现可以造成急性和慢性传染。疱疹病毒家族中各种成员能引起唇疱疹、生殖器疱疹、红疹和其他疾病。20 世纪 70 年代，发现艾滋病之前不久，生殖器疱疹引起了公众对持续、反复发作的病毒感染的关注。人疱疹病毒 6 型和 7 型与多种慢性疾病有关，包括霍奇金淋巴瘤、白血病和慢性疲劳综合征。在历史上，已经有一些报道关于被医生称指为"虚"（asthenia）的症状，它是指一些虚弱、模糊的、非特异性的症状的汇总。"虚"

的病例也被称为忧郁症、疑病、良性肌痛性脑脊髓炎、慢性 EB 病毒综合征、群体性癔症、病毒感染后虚弱综合征或慢性疲劳综合征。遇到这种情况的患者群的临床医生推测,慢性疲劳可能是由未确诊的病毒感染造成的,病毒感染会导致炎症感染或自身免疫反应。当免疫系统受到艾滋病毒、癌症化疗或骨髓、器官移植中免疫抑制剂的刺激时,病人体内潜伏的疱疹病毒可能被激活。

1926 年诺贝尔生理学或医学奖授予丹麦内科医生约翰尼斯·菲比格(Johannes Andreas Grib Fibiger),他发现一种被他称为肿瘤螺旋体的寄生虫可以引起大鼠胃癌。但是由于实验工作比较粗浅,他的发现和结论后来被驳倒,这个奖也让在瑞典罗林斯卡研究院的诺贝尔大会觉得颜面尽失。此后一直没有诺贝尔奖被授予癌症研究,直到 1966 年 87 岁的弗朗西斯·佩顿·劳斯(Francis Peyton Rous)获得了诺贝尔生理学或医学奖,他在 1911 年发现一种滤过性病毒能引起鸡患癌症。当其他研究人员驳斥了菲比格的工作时,他关于寄生虫和癌症之间关联的想法也被嘲笑或忽视,但最终人们把促进癌症诱导研究这一重要实验工作归功于他。作为一位微生物学家,菲比格对白喉、结核病也进行了一些有益的探索,例如证明了患牛结核病的奶牛产的奶能传染人类,这与科赫的结论是截然相反的。

在菲比格的诺贝尔奖获奖演讲《肿瘤螺旋体和实验诱导瘤的研究》中,他回顾了自己从 1907 年第一次在 3 只野生大鼠的腹部观察到大块肿瘤以来开展的实验研究,那 3 只大鼠后来也被用于研究结核病。在之前的报告中,寄生虫已经在大鼠和小鼠都被发现和肿瘤有关联,菲比格并没有宣称他的研究是完全原创的。尽管如此,他强调了他的实验的规模比他的前辈要大得多。当菲比格测试肿瘤样本时,在显微镜下发现了的寄生线虫和卵的痕迹,他开始寻找癌症起始的病因。他认为被他称为肿瘤螺旋体的寄生虫引起了肿瘤。然而,当他检查了数百只其他野生大鼠时,他却找不到类似的胃癌。于是他怀疑那种寄生虫是通过一个中间宿主传播的,并发现大鼠能够从蟑螂身上获得寄生虫。生物学家们都知道寄生虫通常会在蟑螂上度过其生命周期的一部分。在自然界中,线虫卵被蟑螂吞食后会发育成幼虫。幼虫从中间宿主的肠道进入肌肉,形成囊肿。当大鼠吃了被感染的蟑螂也会被感染。囊肿中的幼虫在大鼠胃中被释放出来并发育为性成熟的成虫。菲比格研究了生活在糖厂经常吃蟑螂的老鼠,他发现这些啮齿类动物中超过一半的胃中有寄生虫,还有几个在胃部有肿瘤。在一系列新的实验中,菲比格发现给圈养的大鼠喂食被线虫幼虫感染的蟑螂,大鼠会在胃部发生肿瘤,但大鼠吞食成年线虫或它们的卵则没有发生肿瘤。

尽管诺贝尔奖授予了菲比格的肿瘤螺旋体理论,仍有怀疑者提出他并没有提供明确的证据表明寄生虫是肿瘤形成的直接原因,即所谓的寄生虫和肿瘤之间的关联可能只是巧合,或者可能是寄生虫在由于肿瘤变得虚弱的动物中二次发育。其他研究人员认为,肿瘤可能是动物由于缺乏维生素 A 或被寄生虫或蟑螂携带的病毒感染而变得虚弱,而又被寄生虫所刺激引起的。

菲比格的致癌线虫肿瘤螺旋体理论已被彻底抛弃,但是他在实验动物上建立起了癌症的实验研究,这使他的声望有所恢复。其他的研究人员在此基础上成功地建立起癌症的实验系统,由此发现了癌症尤其是皮肤癌是易感组织被化学或机械的慢性刺激而诱导发生的。虽然菲比格的工作并没有证明肿瘤螺旋体引起癌症,但他提出了一个关键的问题:感染源是否可能诱发某些癌症。此后,许多研究成果都为 1926 年菲比格诺贝尔奖包含的这种思想提供了有力的证明,例如,劳斯在劳斯肉瘤上的实验,关于某些慢性寄生虫感染和癌症之间关系的流行病学研究,可以预防由人乳头瘤病毒引起的癌症的疫苗的发展,幽门螺杆菌对胃癌的诱导作用。现在,科学家们正在积极研究病毒与癌症之间的关系,许多人也开始相信感染源极大程度地导致了全人类的癌症负担。

幽门螺杆菌与胃溃疡

之前未被怀疑过的慢性疾病和传染源之间的关系,是被一个令人惊讶但经过良好验证的事例所证明的:幽门螺杆菌能够引起胃溃疡。慢性幽门螺杆菌感染也被认为与胃癌和某些类型的淋巴瘤有关。巴里·马歇尔(Barry J. Marshall)和罗宾·沃伦(J. Robin Warren)由于他们在研究幽门螺杆菌方面所做的工作共同获得了 2005 年的诺贝尔生理学或医学奖。胃溃疡是由胃或十二指肠(与胃相连的小肠的部分)内表面被侵蚀而引起的严重腹痛和胃肠出血。当慢性胃溃疡穿孔肠壁,来自胃肠道的微生物可以进入腹腔,引起腹膜炎甚至致死。许多年来,医生们认为胃溃疡是由精神压力和饮食因素引起的。传统的治疗方法包括清淡的饮食、精神压力管理、使用各种形式含有铋的药剂或外科手术切除严重受损的胃部。尽管有几篇报告说溃疡患者的胃中发现了不寻常的细菌,但大家通常认为胃和十二指肠溃疡不可能是由细菌感染引起的。1940 年,斯通·弗里德伯格(A.Stone Freedberg)在为患有溃疡和其他疾病的患者做手术时从切除的胃黏膜组织中发现了曲菌,即现在所说的幽门螺杆菌。虽然弗里德伯格发表了他的发现,但他无法在实验室里培养出这个细菌。其他一些研究人员报道了类似的结果,都提示溃疡可能是由感染引起的,但在 20 世纪 50 年代进行的研究中,在 1 000 多份胃标本中并没有发现细菌。这个问题似乎直到 20 世纪 80 年代才得以解决,当时马歇尔和沃伦在溃疡患者中发现了幽门螺杆菌。马歇尔为了证明他和罗宾·怀特(Robin Wright)关于胃溃疡的理论,在检查过体内没有幽门螺杆菌和胃溃疡后,服用了幽门螺杆菌的培养物。当马歇尔被诊断为溃疡的第一阶段胃炎时,从他的胃中分离出了幽门螺杆菌。最后,他通过抗生素治疗恢复了健康。

不幸的是,马歇尔的研究并没有立即带来溃疡治疗的改变。持怀疑态度的人很难相信所谓的病原菌能在胃的酸性环境下建立慢性感染,并且细菌学家指出,幽门螺杆菌培养时更倾向于在中性 pH 下生长。但后来发现,胃黏膜表面覆盖的黏液能保护幽门螺旋杆菌不被胃酸分解使其可以在胃黏膜中存活,这些证据解决了这些异议。白细胞是不能到达幽门螺杆菌所处的位置的,它们通常会提前死亡并将其内含物释放到胃黏膜中。慢性、无效的炎症应答是慢性胃炎和胃溃疡发生的一个主要因素。在一些病人中,细菌感染显然会导致慢性炎症、细胞增殖增加和胃癌。

随着医学界逐渐接受幽门螺杆菌感染与胃炎和胃溃疡的关系,治疗也随之发生了一场革命。关于幽门螺杆菌感染的起源和传播的若干问题仍然没有找到答案,但清楚的是幽门螺杆菌可以通过污染的食物和水传播。在发展中国家中,大约有 80％的成年人口被幽门螺杆菌感染。在美国,幽门螺杆菌感染率约为 50％,但影响感染流行的因素很多。一些科学家认为,幽门螺杆菌感染在古人类身上已经存在。因此,对世界各地不同地区幽门螺杆菌突变体的研究可以为从非洲走出的人类的进化和迁徙模式提供证据。使人易患与幽门螺杆菌感染有关的慢性疾病的基因被鉴定出来,这可能与人类与这些细菌相互作用的古老印记有关。然而,一些最新研究表明,幽门螺杆菌是从其他动物获得的。在狗、羊、猫、马、牛、猪和一些灵长类动物中也发现了类似的细菌。当在其他动物的胃和胃肠道中筛选出相似的细菌时,可能会发现新的物种。

尽管世界各地幽门螺杆菌的感染率很高,但溃疡的发病率普遍很低。在寻找影响溃疡发展的因素时,研究人员期望人类基因组学可以解释为什么这么多人长期感染幽门螺旋杆菌,但只有少数人患溃疡和癌症。了解影响溃疡发展的因素可能有助于易感人群的鉴别及预防和治疗方法的发展。正如福兮祸所伏,一些研究人员认为消除幽门螺杆菌感染可能会产生负面影响。当幽门螺杆菌感染被抗生素治愈后,胃的环境可能变得更偏酸性,这可能会产生其他问题,如胃反流和食管腺癌。

卫 生 假 说

至少自 20 世纪 50 年代以来在工业化国家中幽门螺杆菌的感染率是下降的,但在不远的过去,基本上所有的人都可能被幽门螺杆菌所感染。一些研究者认为幽门螺杆菌感染率的下降与儿童哮喘和过敏的患病率上升之间可能存在关系。传染病的流行率普遍下降,特别是在婴儿期和幼儿期,与哮喘、过敏、自身免疫性疾病和慢性炎症性疾病的发病率增加有关,这被称为"卫生假说"。

1989 年,戴维·斯特拉坎(David P. Strachan)在《英国医学杂志》上发表了"卫生假说"最早的一种版本,观察发现哮喘和过敏性疾病,如花粉热和湿疹,在来自大家庭的孩子中的发病率低于独生子女,卫生假说为此提供了一种可能的解释。类似的,被日托照料的儿童和在农场或卫生条件相对较差的地区长大的孩子据说不太容易患过敏和哮喘。一些研究人员得出结论,幼时患过许多儿童疾病可以防止过敏和哮喘。卫生假说在大众报刊、新闻媒体和一些医学期刊上广为流传。不少评论家都得出结论,卫生假说表明"污垢"可能对孩子是有益的。对儿童期疾病与预防哮喘、过敏和炎症紊乱之间关系的研究却很少受到公众的关注。

根据卫生假说的倡导者所说的,在富裕的工业化国家,随着传染病的减少,过敏、哮喘和自身免疫性疾病的患病率在增加,这是因为在卫生、家庭清洁和个人卫生的改善保护了婴儿和儿童免受曾经普遍存在的寄生虫和微生物病菌的危害。早期的"卫生假说"支持者普遍认为,在幼儿期经历一系列小疾病是免疫系统正常发育所必需的。也许正是通过面对各种各样的挑战,不成熟的免疫系统才能学会如何区分无害的物质和真正的威胁。在人类进化过程中,婴儿和幼儿一直接触并适应由寄生虫、细菌和其他有害实体引起的一系列感染。孩子的成长中如果没有人类祖先世代面对感染的负担可能会倾向于对小的、通常无害的实体的过度反应,这可能会导致过敏、哮喘和自身免疫性疾病。后来的"卫生假说"提出,儿童不需要真的去经历感染和疾病,但需要接受普通微生物的定植来发展一种平衡的、有效的免疫系统。因此,除了非自然的、现代清洁造成的问题,幼儿期广泛使用抗生素治疗轻微疾病会杀死那些对免疫系统发育有益的微生物,扰乱人体的正常菌群的建立。

现在,富裕的工业化国家的居民对寄生虫引起的疾病几乎一无所知,但是当诺尔曼·斯托尔(Norman R.Stoll)1946年在美国寄生虫学家学会发表了他著名的演说《寄生虫的世界》,其中提到了寄生虫仍然是无处不在的,是人类永久的敌人。在斯托尔居住的新西泽州的普林斯顿,23%的儿童都感染了一种寄生虫。斯托尔的很多演讲都致力于旋毛虫病的问题,这在那时几乎影响了大约1/6的美国人。旋毛虫是在1835年由英国病理学家詹姆斯·佩吉特(James Paget)首次鉴定的。后来发现与旋毛虫病有关,旋毛虫病是由存在于许多野生和驯养动物中的寄生虫引起的一种潜在的致命性疾病。寄生虫对营养良好的人类宿主不存在致命的威胁,但它们仍然是世界上许多贫困地区的沉重负担。

卫生假说有时也被称为"老朋友假说",这个学说的拥护者认为,消除常见的肠道寄生虫是哮喘、过敏以及克罗恩氏病、溃疡性结肠炎等肠易激性疾病发病率增加的一个重要因素。肠易激性疾病常发生于免疫系统攻击肠道引起慢性炎症时。溃疡性结肠炎通常发生于大肠,引起肠内膜表面的炎症。然而在某些情况下,肠壁会发生更广泛的损伤。克罗恩氏病则会对小肠和大肠的内表面造成广泛的损伤,导致抽筋、腹泻和直肠出血。除了肠道问题外,克罗恩氏病还与痛苦的皮肤溃疡、眼部疾病、肝脏炎症、关节炎和其他并发症有关。在20世纪30年代,胃肠病学家伯里尔·伯纳德·克罗恩(Burrill Bernard Crohn)描述了一种被他称作终端或区域性回肠炎的疾病,即现在的克罗恩氏病。克罗恩认为这种病是由结核分枝杆菌引起的,这种病原体在牛和羊身上引起的肠道疾病被称为约翰尼氏病。人们提出了克罗恩氏病的各种病因,包括细菌病原体、饮食、环境因素、免疫系统紊乱以及遗传和环境的共同作用。

肠易激性疾病在 20 世纪 30 年代以前是很少见的,但到了 70 年代,这在富裕国家变得相当普遍。在富裕的工业化国家中肠易激性疾病急剧增加,卫生假说的拥护者们没有去寻求遗传学解释或某些未知的有毒因素致病的可能,而是认为,现代生活方式使得之前抑制慢性肠道疾病发展的某个或某些因素已经消失了。这些证据表明,炎症性肠道疾病在孩子们不再经常接触到寄生虫的国家越来越普遍。从理论上讲,普遍存在于我们的祖先和现在生活在不发达的热带国家的人中的寄生虫可能会提供一些化学物质来抑制某些有害的免疫系统反应。成功的寄生虫已经掌握了生活的艺术,作为"慢食肉动物"长期居住在它们的猎物体内。当宿主有些虚弱时,寄生虫不会杀死宿主,相反它们已经进化出逃避甚至调节宿主免疫反应的策略,使它们能够不断地从宿主摄取养分。对这一理论进行的小型临床试验在2005 年被大众媒体广泛报道。患有溃疡性结肠炎或克罗恩氏病的志愿者服用安慰剂或猪鞭虫卵,猪鞭虫是一种无害的肠道寄生虫,并不引起人类疾病。猪鞭虫在人体内仅生存很短的时间且不能传染给其他人。虽然参与实验的人数很少,但结果是令人鼓舞的。许多服用猪鞭虫卵的患者病情出现显著的改善。科学家还研究了钩虫感染和血吸虫病抑制或防止过敏和自身免疫性疾病的可能性。

"卫生假说"的反对者对其有效性和伦理问题存有疑问,使世界各地的人们遭受如此多痛苦的寄生虫,竟被大众媒体描述为无害的甚至非常好的治疗剂。20 世纪美国所进行的主要运动是消除钩虫感染,而在贫穷的热带国家,这些寄生虫每年就能造成 65 000 人死亡,数十万人虚弱贫血。与此同时,肠易激性疾病的钩虫治疗初步的人体试验作为理论支持,被广泛报道。如果进一步的研究证明了寄生虫治疗的有效性,由寄生虫产生的能够抑制免疫系统的特定化学信号将会被鉴定、分离和改良。我们将使用由寄生虫产生的化学信号的衍生物预防或控制过敏和自身免疫性疾病,而免受钩虫病或免疫系统受损的威胁。

毫不奇怪的是,"卫生假说"已成为父母拒绝为他们的孩子预防接种的原因之一。反对种痘运动的领导人声称:传染病,如感冒、流感、麻疹、水痘,是童年中正常的一部分,而自然暴露在那些疾病下对免疫系统的正常发育是重要的。然而,许多研究表明,童年频发疾病将导致终生健康状况差,甚至增加过早死亡的几率。医学专家发出警告:儿童期感染并保持永久性寄生虫种群对免疫系统有益的观点是非常危险的。此外,儿童疾病通常是预防性疫苗的目标,儿童疾病只是人类在进化中所经历的一小部分疾病。高传染性疾病,如麻疹和天花,并不是人类免疫系统形成的长期进化史的一部分。这种疾病只能在人口众多而稠密的人类社会中成为儿童时代不可避免的疾病。人类刚开始是以打猎为生,直到大约 8 000 到 1 万年前,才开始种植庄稼和饲养动物。大多数被疫苗靶向的传染病在我们的祖先生活并没有多大影响,直到 5 000 年前他们开始饲养动物,在大的聚居地聚集生活,传染病的影响才渐渐凸显。有足够多人口的城市才会有流行病出现,这样的城市首次出现在约 4 000 年前。因此说尽管有流行性疾病,人类仍然生存下来是合理的,但将天花和麻疹看作人类进化的重要力量是不合理的。

倡导卫生假说的人认为,一点点污垢是对婴儿有益的,他们想要探讨婴儿肉毒杆菌中毒和肉毒杆菌孢子分布的关系。婴儿肉毒杆菌中毒在 20 世纪 70 年代第一次被鉴定,是一种公认的潜在致命性疾病。肉毒杆菌孢子存在于蜂蜜中,但它们也广泛存在于环境中,特别是在土壤中。婴儿肉毒中毒是由梭状芽孢杆菌孢了在婴儿稚嫩的胃肠道中萌发造成的。此外,即使在一个非常干净、现代化的环境中,也不可能有任何人能够真正逃脱细菌的世界。

也许,发展中国家哮喘、过敏和自身免疫性疾病相对较少最合理的解释就是,那里有如此多的婴儿和儿童死于腹泻、发烧和其他一些发达国家的孩子们从未经历过的传染病。

人类微生物组计划

自从疾病的细菌理论建立,微生物一般被认为是引起疾病的实体。医学微生物学通常鼓励人们把微生物看作侵入人体以引起疾病的外来病原体。然而,微生物世界是极其复杂的,它在地球上生命的生存和地球的生态健康方面扮演着许多重要的角色。事实上，人类的生命依赖于我们体内的细胞和我们体内的微生物之间的平衡以及我们与环境微生物的相互作用。细菌是不可避免的，除了一些特殊的病原体，微生物通常对具有正常免疫系统和带有完善的共生微生物的人是无害的，数百种以前未被确认的细菌生活在人的体表和体内，特别是在肠道内，甚至在以前被认为没有微生物的组织中。肠道微生物具有许多基本功能，包括消化复杂的植物体、合成维生素、产生胆固醇代谢所需的酶和胆汁酸。当广谱抗生素被用来杀死特定病原体时，整个微生物群落都会受到严重破坏，这可能为危险病原体创造一个有利的环境。

梅契尼柯夫是早期的免疫学家，他最出名的工作是发现了吞噬细胞（吞噬入侵微生物的白细胞），他坚信胃肠道内细菌引起的腐败会导致衰老、脉粥样硬化、头发花白和过早死亡。虽然这在今天看来是个错误的预测，但梅契尼柯夫曾宣称，最终专业医生会定期移除整个人体内的肠道菌群，来预防这些菌群产生毒素使人慢性中毒。其他科学家则认为，我们应该把人体看作一个由人类和微生物组成的复杂、相互依赖的群落。具体来说，人类细胞只占这个群落的 10%。其余占据 90% 的绝大多数的微生物构成了一个存在于胃肠道的复杂的细菌生态系统。

2005 年，美国国家人类基因组研究所的科学家代表和世界各国的研究人员启动了人体肠道菌群元基因组研究。菌群这一术语一般是指生活在一个正常、健康的人体内和体表所有的微生物。人体肠道菌群元基因组研究通常被称为第二人类基因组计划、更具挑战性的人类基因组计划，致力于描述一个生活在正常人体的消化系统中细菌的群落分布。在人类基因组计划中开发的技术正在被开始用来执行一个巨大的任务，即识别和测序人类肠道菌群的所有基因。然而，人体肠道菌群元基因组研究只是人类微生物组计划的一部分，人类微生物组计划最终将创建生活在人体的每一处的所有的微生物物种目录。人类微生物组计划的目标是整个人类微生物鉴定以及研究这些微生物群落对人的生长、生理、免疫、营养和健康方面的影响。以人类基因组计划为先例，研究者期望人体肠道微生物元基因组研究也能产生新的技术和新的想法。人类微生物组计划已成为美国国立卫生研究院医学研究的新途径及其路线图的一部分。在人类微生物群落计划中目标和方法反映了我们对微生物认识的一个根本性转变，并可能对我们预想人体健康和生理的方式产生深远的影响。

　　微生物研究者们认为,人体和体内的微生物的基因集合应该被认为是一个复杂的宏基因组,其中的微生物的基因总数可能超过人体基因组中基因总数几个数量级。人类可以被称为超有机体,其代谢过程是微生物和人体细胞代谢过程的总和。因此,我们的生理状态是人类和微生物基因组相互作用的结果。科学家们的终极目标是分离、测序和分析微生物群落所有成员的基因组,但人类微生物组计划第一阶段的要求是研究约 100 种具有代表性的微生物。尽管表征肠道内数万亿微生物的任务才刚刚开始,科学家们预测微生物种群作为一个整体可能会分成成百上千个物种。

　　巴斯德、科赫和其他先驱们在 19 世纪建立了微生物学,微生物学是以单个物种为单位的研究。为了证明特定的微生物能引起某种特定的疾病,传统的微生物学家不得不进行所谓的病原菌的纯化培养。然而,经典方法不能进行多种微生物的实验室培养,也不能探索复杂群落中不同种微生物之间的关系。分析微生物群落中总 DNA 的新技术消除了培养微生物群落每个成员的必要性。DNA 测序的优点是它可以分析来自整个微生物群落的遗传物质,这开创了被称为宏基因组学研究的新领域。人类体表和体内生活的微生物群落的全部基因组构成了人类宏基因组。科学家们正在试图通过这种方法分析微生物组中所有细菌的代表性基因,描述微生物群落的变化和人类健康之间可能的关系。了解复杂的微生物生态系统起作用的方式,也许有助于最终找到通常无害的微生物转化为致命病原体的原因。

译后记

  传染病是由各种病原体（如细菌、真菌、病毒或者寄生虫）引起的能在人与人、动物与动物或人与动物之间相互传播的一类疾病。传染病不仅游荡在人类历史上的任何时期，而且早在人类出现很久之前就普遍存在了。在人类文明进程中，传染病自始至终扮演着一个挥之不去的角色。一方面，传染病对人类生活产生着多维度的影响，作为一种生物学事件，导致病人生理问题；作为一种心身事件，导致病人心理问题；作为一种社会性事件，小到影响家族繁衍，大至改变人类文明进程；另一方面，所有决定人们生活态度和生活方式的东西（如哲学、宗教、道德、科学、技术、教育、社会、政治和经济状况），也都影响着人们对传染病的看法和处理方式。

  在某种意义上，一部人类发展史，同时也就是一部人类与传染病进行艰苦卓绝斗争的抗争史。现在越来越多的医学史家在研究传染病史的时候，不只是专注传染病认识、诊断和治疗的历程，而且将其放在社会背景和历史长河中，考察传染病的社会文化意义。传染病文化史的研究正如本书作者所言："除了解释人类传染病的自然历史外，也给人类进化早期的移民路径、动植物的驯化，以及现在和未来的人类和微生物的关系提供了新的视角。"

  本书注重从社会文化角度，在总体上考察传染病的起源与发展、对人类造成的影响以及人类与之抗争的历史。作者用详实的史料、生动的文笔叙述了困扰人类的主要传染病（如天花、霍乱、疟疾、结核病、脊髓灰质炎、黑死病等）的历史，剖析了传染病如何以复杂而微妙的方式影响人类演化和历史发展。作者言简意赅的精辟分析,涵盖了科学与技术因素以及社会与文化因素,而这些因素影响了人类对传染病的认识以及为战胜传染病所付出的努力。

20世纪上半叶,医学微生物学大大促进了药物、抗毒素、抗生素和疫苗的发展,这使得防治许多重大传染病成为可能,并取得了举世瞩目的成功。但是到了20世纪后期,正当许多人满怀信心地预测人类将攻克传染病的时候,一些旧的传染病死灰复燃,一些新的传染病肆虐流行,一些不明疾病侵袭新的地区,一些致命病原体开始对一度强大的抗生素产生耐药性。传染病学家一致认为,新发传染病和耐药病原体已成为全世界的主要威胁。

医学在进步,科技在发展,社会在前进,人类与传染病的抗争仍在继续。传染病如何影响了人类世界,社会采取了哪些应对措施,我们今天又如何对待传染病,对这些问题《传染病的文化史》提供了有益的启示。

本书清晰地勾勒出疾病理论、微生物学以及抗击传染病药物、疫苗和公共卫生措施发展的历史线索。全书共九章,分别论述了传染病的历史,瘴气、传染和疾病的细菌理论,微生物学、现代手术及治疗基础,病毒和病毒性疾病,卫生革命、公共卫生、清洁运动与流行病防治,传染病防控的艺术与科学,新发传染病,生物武器与生物恐怖主义,传染媒介与新观念——从慢性病到微生物群。这些丰富的内容不仅能引起历史学家和卫生专业人员的兴趣,而且也适合非专业读者阅读。

本书作者玛格纳·N.玛格纳是美国普渡大学荣休教授,1963年在纽约布鲁克林学院获得理学学士学位,1968年在威斯康星大学麦迪逊分校获得博士学位。她主讲医学史、生命科学史和女性研究课程,曾是普渡大学人文学院、社会科学院和教育学院的副院长。她是许多报刊、图书评论和书籍的作者,她撰写的《生命科学史》第三版(刘学礼主译)和《医学史》第二版(刘学礼主译)早已被译成中文,由上海人民出版社出版。

本书中文翻译工作由刘学礼主持。绪论、第一章由刘学礼译,第二章由张斯文译,第三章由田鹏翔译,第四章由陈黎曼译,第五章由陈小兰译,第六章由刘晔琳译,第七章由万春蕾译,第八章由朱晓慧译,第九章由杜鑫雨译。最后由刘学礼对全书作了通校。

在本译著出版之际,衷心感谢上海人民出版社张晓玲女士为本书的编辑出版所付出的辛勤劳动。

　　本书虽说是一本关于医学史的著作，但其涉及的知识面甚广，专业性也强，而我们的水平又相当有限，不足之处在所难免，敬希读者批评指正。

刘学礼

2019 年 8 月于复旦大学光华楼

图书在版编目(CIP)数据

传染病的文化史/(美)洛伊斯·N.玛格纳
(Lois N.Magner)著;刘学礼主译.—上海:上海人
民出版社,2019
(历史·文化经典译丛)
书名原文:A History of Infectious Diseases and
the Microbial World
ISBN 978 - 7 - 208 - 15692 - 0

Ⅰ.①传… Ⅱ.①洛… ②刘… Ⅲ.①传染病-医学
史-世界 Ⅳ.①R51-091

中国版本图书馆 CIP 数据核字(2019)第 168366 号

责任编辑 张晓玲 刘华鱼
封面设计 小阳工作室

传染病的文化史
[美]洛伊斯·N.玛格纳 著
刘学礼 主译

出　　版　上海人&出版社
　　　　　(200001 上海福建中路 193 号)
发　　行　上海人民出版社发行中心
印　　刷　常熟市新骅印刷有限公司
开　　本　720×1000 1/16
印　　张　14
插　　页　4
字　　数　209,000
版　　次　2019 年 9 月第 1 版
印　　次　2020 年 3 月第 2 次印刷
ISBN 978 - 7 - 208 - 15692 - 0/R·64
定　　价　68.00 元